最新モデル規定とQ&A付

介護事業所の就業規則
運用と留意点

社会保険労務士
三塚 浩二 著

経営書院

はじめに

社会保険労務士　三塚浩二

人を活かす管理活動を見直す

　労務管理とは「収益を上げる事」「介護サービスを提供し社会に還元する事」等、事業所としての目標を達成するために、職員にやる気を出して働いてもらうことを目的とした人材の活用を意味します。

■

　労務管理は様々な法律（労働基準法・男女雇用機会均等法・育児介護休業法・パートタイム労働法等）の規制下にあり、そのなかで最も基本であり重要となるルールが「労働条件の最低基準」を定めた労働基準法（強行法規）です。しかし、残念なことに多くの事業所が労働条件の最低基準すら遵守できていない現実があります。

　その理由として、使用者（経営者）が労働法規を知らないか、あるいは関心が薄いといった事があるようです。また、職員も労働法規を学ぶ機会に恵まれないために、自分自身の労働条件や待遇が適法なのか、それとも違法なのかを判断できないケースも数多く見受けられます。

　企業理念として「企業は人なり」とよく言われますが、いくら経営者や管理者が優秀でも職員の旺盛な意欲と行動が企業の発展の為には必要不可欠です。そもそも企業とは「ヒト」「モノ」「カネ」の３つの経営要素から成り立っています。言うまでもなく「ヒト」は人材を意味し、「モノ」は設備、「カネ」は資金、最近では「情報」も重要な経営資源に加えられています。そのなかで、最も重要な「ヒト」を活かすための

管理活動が「労務管理」です。

　今、時代の転換期を迎え、事業所・職員という立場にかかわらず、各々が正しい労働法規の知識を基に、適正な対応・行動を行う事、すなわち法令遵守（コンプライアンス）を重視し、事業所の信頼を高める事を目的とした労務管理を行うことが求められているのです。

介護業界特有の労務管理の問題点とは

　介護現場では労務問題が多発しています。

　私がこれまで訪れた全国の事業所で、労務問題がまったくないという事業所はひとつもありません。「ない」と言い切る方もおられますが、それは単に「現場」が見えていないにすぎません。危惧すべきは、労務問題が経営に与えるダメージの大きさを認識されている経営陣が非常に少ないという点です。

　事業所の中で最も注目すべきは介護職員ですので、介護職員を例に挙げてみましょう。

　介護職員不足、これはどこの事業所でも深刻な問題です。多くの事業所が、介護職員を集めるにはどうしたらよいか考えています。求人広告の予算増額。人材紹介のエージェント活用。子育てが落ち着いた主婦層の活用や新卒確保のため、専門学校、大学に足を運び積極的に自事業所のPRを行う。あの手この手の採用活動を展開し、介護職員を獲得しようとします。ところが、必死で獲得した新人介護職員の多くが早

期退職してしまうのです。

　このような昨今の採用難・早期退職の問題を、ある事業所長は「このご時世、しょうがない問題ですね」と言って苦笑しておられました。果たしてそうでしょうか？「介護職員＝早期退職」という一般的な問題として捉えてしまい、根本的な問題を見誤ってはいないでしょうか。

介護職員が早期退職する理由は？

　介護職員に限らず、早期退職の主な理由は以下の３つに集約されます。

１．人間関係（上長・同僚と合わない）

２．環境面の相違（職場の文化に馴染めない）

３．条件の相違（待遇面はじめ説明と現実の不一致）

　私が確認する限り、１と２が７〜８割以上を占めています。この問題に関して、先程の事業所長は何ら策を講じていませんでした。

　介護業界で働いている方々の年齢層は幅広く、異業種から様々な経歴を持った方々が集まっているため、人間関係の問題は絶えません。また、新人教育を、「現場の問題は現場で」という一言で管理者やリーダーへ一任されます。

　しかし、管理者やリーダーも「人を育てる」ということについて学んでいないため自己流になったり、現場問題にどのように対応してよいかわからない、というのが現状なのです。

　この「介護職員の早期退職」という問題を、どのように捉

えるでしょうか。

　新人介護職員の意識の低下や自事業所の文化にあわなかったという解決不可能な問題として捉えるか、あるいは事業所全体の問題として、何らかの策を講じることで解決または問題の軽減が可能と捉えるか。ここがまさに、これから生き残っていける事業所であるかどうかの分かれ道なのです。

管理者、リーダーが犯す２つの過ち

　先にあげた早期退職を例に、管理者、リーダーがよく犯す過ちを紹介します。

１．経験則や誤った知識による行為

　例えば、新人教育の際に「私が新人の頃は～」と根拠のない経験談や持論を強要し、新人職員の考え方（人格）を否定する。

２．知識不足により問題と認識できない

　例えば、新人職員が「先輩職員からいやがらせにあっている」と相談にきても、「新人のうちは事業所のやり方に慣れる事も重要だ」と問題にしない。あるいは、現状を確認することなく新人職員の適応能力不足という判断をする。

　この２つの例は、事業所側に過失があると判断される典型的なケースです。どちらも新人職員の離職のみで済めば、それで済んで良かったとしなければいけない事例です。仮に、

この職員が事業所の対応を問題にした場合、1は誤った対応（パワハラに該当）に対して、2は適切な対応を行わなかったこと（パワハラ防止に対する管理責任）に対して、事業所側の過失が問われる可能性があります。

「自事業所では何ら問題がない」、「他事業所に比べればうちの事業所は良い方だ」。このような意見を述べる方には少なからず、自事業所の現状把握が出来ていない方がおられます。潜在的にどの程度の問題を抱えているか、全く把握できていないのです。問題が表面化した時に処置をするようでは遅いのです。

ある事業所で、管理職向けに就業規則の説明会を行った時のことですが、自分の待遇面ばかりを気にしていた方がおられました。職員としては当然かもしれません。しかし、その方は管理職です。そこには「職員から質問されたときにどう対応すべきか」といった管理職としての視点がまったくありませんでした。

これが事業所の現状です。

勤務年数と人柄が認められ管理職になったものの、役割がわからない。ただ、これまでの経験から何となく自分なりの管理職像をイメージしている。しかし、管理職に求められるスキルが、これまで培った現場スキルとは全く異なるということが分かっていない。

職員の採用から退職、就業中に何かあった際に、自事業所の対応方針を説明できるようにしなければ、管理職としての役割は果たせていないという自覚がないのです。

そこには、管理職をはじめとした職員全体に、現状に対する危機意識が全く醸成されていないという組織的欠陥が見えてきます。

介護業界に共通している労務管理トラブル

次に事業所特有の労務管理の問題点について解説します。

ここでは事業所ごとにそれぞれの労務管理トラブルの発生について、介護業界全体に共通している問題点、施設の形態に応じた問題点でまとめてみました。

形態に応じた問題点については、職種ごとに変化する部分もありますが、最も重視すべき介護職員を主に作成してみました。

労務管理の視点で見る事業所全体に共通している問題点

・管理監督者の労務管理知識が欠如している
・過重労働が常態化している
・残業手当の支払いがされていない
・代休の消化ができない
・有給休暇の使用ができない
・キャリア設計のフォローが行われていない

—— はじめに ——

労務管理の視点で見る形態別課題（主に介護職員を想定）

（×深刻な問題　△問題点となっているケースが多い　○それほど問題にはなっていない　―対象外）

項目	内容	施設系	在宅系	通所系
採用	人材不足（採用難と高い離職率）が深刻	×	×	×
	労働契約を書面で締結していない	△	△	×
	雇用契約書の明示事項が適切でない	△	△	×
	労働契約の条件と実際の待遇が一致していない	△	△	×
	内定取り消しを行っている	○	○	○
	入職時の健康診断が行われていない	△	×	×
労働時間	労働時間の適正管理を行っていない	△	△	△
	三六協定を締結していない	○	△	×
	サービス残業が行われている	△	△	△
賃金	強制参加の研修を労働時間とせず、賃金を支払っていない	△	△	△
	夜勤職員に適正な割増賃金を支払っていない ※在宅は24時間、通所はお泊りがある場合のみ	△	△	△
	残業単価に所定の手当を含めていない	○	△	△
	残業時間の上限を設け、労働しても支払っていない	△	○	○
	規定にはない手当を経営者の判断で支給している	○	×	×
休業手当	要件に該当しても支給していない	△	×	△
休日・休暇	適正な休日を与えていない	△	○	○
	法定休日を定めていない	×	×	×
	夜勤明けの休日のカウント方法が適正でない	○	○	△
	規定通りの休憩時間を与えていない	×	×	△
	代休・振替を区別せずに活用している	×	×	×

有給休暇	年次で適正に付与していない	○	○	×
	申請を拒否し続けている	△	△	△
	パート職員に有給休暇を与えていない	△	×	△
	人材不足から有給休暇を取得できていない	×	△	○
退職・解雇	解雇予告手当の支払いなしに即時解雇を行っている	○	△	×
	施設都合を本人都合で退職させている	△	△	×
勤怠	適切な勤怠管理を行っていない	△	△	×
管理監督者	労働基準法の管理監督者の範囲と一致していない	×	×	×
	管理者教育の不徹底（労務管理知識の欠如）	△	×	×
人材育成	入職時の教育体制が整備されていない	△	△	×
	階層・職別の人材育成が継続的に実施できていない	△	×	×
	人事評価制度が適正に運用されていない	△	×	×
評価・処遇	評価をもとに適正な処遇が行われていない	△	×	×
労働環境	過重労働が日常化している	△	△	△
	労働災害の予防策が講じられていない	×	×	×
	ハラスメントの予防策が講じられていない	×	×	×
就業規則	職員が10人以上でも作成・届け出していない	○	△	△
	サンプル規程を利用しており、実態と全くあっていない	△	△	×
	法改正に関する変更を行っていない	△	×	×
	独自ルールを設定している	△	△	×
	職員が就業規則を理解していない	△	×	×
	パートタイマーの規程がない	○	○	
経営者	労務管理に対する知識がない	△	×	×
	不利益変更を一方的に進めてしまう	△	△	×
その他	社会保険等の加入が適正に行われていない	△	△	△

　この表については、著者が全国の現場を観察した結果をもとに客観的にデータ化したものですので、異なる意見を持つ方もおられるかもしれません。あくまで参考値ということでご確認頂き、自事業所はこのデータと比べてどうか？という比較対象にして頂ければと思います。

はじめに

就業規則の意義—公平で信頼と活力を育む

　介護業界はトラブルが多いにも関わらず、傾向として規則やマニュアルに対する意識が希薄な印象を受けます。

　開設時に、就業規則を整備するのは時間がかかるので、とりあえずサンプル規程をそのまま活用している事業所があります。しかしサンプルは所詮サンプルです。自事業所用にアレンジを行い、定期的に見直しを行っていかなければなりません。

　また、就業規則を細かい部分まで整備することは、事業所側に不利になると考えている人がいますが、現在ではトラブルを未然に防いだり、その被害を最小限に抑えるためにも、就業規則の他に別則などを設けることにより、具体的に規定することが望ましいとされています。

　問題職員に対して、就業規則を無視し独断で解雇し後に不当解雇で訴えられる。また、問題あることを認識していたにも関わらず、そのまま放置したところ他の職員のモチベーションが低下し離職してしまったり、その問題職員の影響で精神不調を訴えたりする。いずれも事業所でよく見られるケースです。このような場合、様々なアプローチが考えられますが、その根拠となるのが就業規則なのです。

　本書では、既にある就業規則の見直しという視点からサンプル規程を充実させ、また問題になりやすい部分については解説やQ&Aを作成しています。本書が貴事業所の労務管理向上を通じて、職員の方々の就労環境改善に貢献できれば幸甚です。

CONTENTS

はじめに　　社会保険労務士　三塚浩二

第1章　総則部分で留意すべき規程／1

1　「管理者」の範囲を明確に決めていますか‥‥‥‥‥‥‥‥ 2
2　採用戦略を抜本的に見直してみる‥‥‥‥‥‥‥‥‥‥‥‥ 4
3　募集・内定時に多いトラブルとは‥‥‥‥‥‥‥‥‥‥‥‥ 6
4　採用時に留意しておくべき事柄‥‥‥‥‥‥‥‥‥‥‥‥‥ 8
5　労働契約上で留意しておくべきこと‥‥‥‥‥‥‥‥‥‥ 14
6　外国人の介護職員の採用と採用後の対応‥‥‥‥‥‥‥‥ 22
●モデル規程／30
●総則に関するＱ＆Ａ／44

第2章　服務規律、懲戒処分で　　留意すべき規程／55

1　組織の拡大に伴い秩序維持のルールを‥‥‥‥‥‥‥‥‥ 56
2　服務規律の主な項目‥‥‥‥‥‥‥‥‥‥‥‥‥‥‥‥‥ 58
3　増大するハラスメント件数とその対策‥‥‥‥‥‥‥‥‥ 63
4　参考にしたい人事院の「懲戒処分の指針」‥‥‥‥‥‥‥ 68
5　過失による職員の事故など損害賠償の対応‥‥‥‥‥‥‥ 78
6　出勤、退勤管理はしっかりと‥‥‥‥‥‥‥‥‥‥‥‥‥ 80
●モデル規程／82
●服務規律に関するＱ＆Ａ／96

CONTENTS

第3章　賃金、処遇改善加算で　留意すべき規程／105

1　処遇改善加算と支給方法 ······················· 106

2　賃金改善に含まれるもの、含まれないもの ············ 109

3　固定残業手当の導入と対応 ······················ 112

4　通勤手当の支給目的を明確にしておこう ·············· 116

5　時間外手当の計算方法と留意点 ··················· 119

6　管理職の割増賃金に対する取扱い ················· 124

●モデル規程／128

●賃金・処遇に関するＱ＆Ａ／140

第4章　労働時間、休日、宿直等で　留意すべき規程／153

1　「時間管理」できている事業所、できていない事業所 ·· 154

2　変形労働時間制の活用と割増賃金 ················ 156

3　１カ月単位の変形労働時間制の具体的な運用方法 ······ 158

4　三六協定についてしっかり把握しておきましょう ······ 161

5　時間外労働―特に休憩時間管理の周知と指導 ·········· 164

6　休日規定など適切な勤怠管理を ·················· 166

7　代休の意味合いを把握しておきましょう ·············· 168

8　夜勤と宿直とでは大きな違いがある ················ 170

9　自宅待機を命じた際の休業手当 ··················· 173

●モデル規程／176

xi

CONTENTS

●労働得時間、休日、割増賃金に関するＱ＆Ａ／182

第5章　休職、休暇で留意すべき規程／189

1　休職命令措置とその取扱い ……………………………… 190

2　同一理由による欠勤・休職の取扱い …………………… 192

3　休職中の労働条件は？ …………………………………… 193

4　職場復帰システムには明確な支援体制を ……………… 194

5　休日と休暇の違いを整理しておこう ………………… 196

●モデル規程／200

●休職、休暇に関するＱ＆Ａ／206

第6章　退職、解雇で留意すべき規程／211

1　法制化による定年退職年齢の措置義務 ………………… 212

2　自己都合退職と事業所都合退職の違い ………………… 214

3　介護現場で起こるトラブルと規定類の整備 ………… 216

4　不当解雇にならないための5つのチェック項目 …… 218

●モデル規程／224

●退職・解雇に関するＱ＆Ａ／230

第7章　健康診断、ストレスチェックで
　　　　留意すべき規程／233

1　雇入れ時の健診と定期健診―その正しい理解を ……… 234

2　健康診断の結果に対しては適切な措置が必要 ………… 236

CONTENTS

3 腰痛に関する事業所側のリスク管理 ･･･････････････ 238

4 感染症に対する労災認定の可否 ･･････････････････････ 239

5 利用者の暴行対応と労災隠し ･････････････････････････ 241

6 ストレスチェックの対象者と実施頻度 ･･･････････････ 244

7 ストレスチェックの内容と実施する際の留意点 ･･･････ 245

8 ストレスチェックの実施事務担当者 ････････････････ 247

9 ストレスチェックの結果とその通知方法 ･･････････ 248

●モデル規程／250

●健康診断、ストレスチェックに関するＱ＆Ａ／274

第8章 パート、ホームヘルパー職員管理で 留意すべき規程／279

1 法律改正に伴う雇用契約書の見直しを ･･････････････ 280

2 ホームヘルパーの労働時間及び移動と休憩 ････････ 282

3 登録ヘルパーの有給休暇の取扱い ･･････････････････ 286

4 非正規職員の有給休暇付与に関わる問題点 ･･･････ 288

5 ホームヘルパーの賃金支払いに関する留意点 ･･･････ 290

6 キャンセルによる登録ヘルパーの臨時休業 ････････ 292

7 最低賃金の文言明記と時間外手当の扱い ････････ 294

8 退職、雇止め及び解雇に関する扱い ･･･････････････ 296

●モデル規程／298

●パート、ホームヘルパー職員に関するＱ＆Ａ／326

xiii

CONTENTS

モデル就業規則（付帯）

福利厚生規程／330　育児介護休業規程／333　車両管理規程／345　能力開発規程／348　正職員転換規程／350

知っておきたい基礎知識　労基法に関する運用Q＆A

1. 給与水準が高いので今後のことを考えて下げてもよいか？／354
2. 外国人労働者に対して、日本人より低額な賃金に設定して問題ないか？／354
3. 長期雇用をしていた契約職員を契約満了で退職させてよいか？／355
4. 雇用条件は口頭で明示してもよいか？／355
5. 1日で退職した職員に賃金は支払わなくてもよいか？／356
6. 時間外手当の単価の基礎額に手当を含めなくてもよいか？／357
7. 時間外労働を自己申告制で管理しているが、注意すべき点は？／358
8. 強制参加の研修や委員会活動を労働時間とせず、賃金を支払っていないが？／358
9. 労働時間は何分刻みで計算するのか？／358
10. 代休と振替はどう違うのか？／359
11. 管理職の定義と労働時間とは？／359
12. 退職時に有給の買い取りを求められているが？／360
13. パート職員に有給休暇を与えていないが大丈夫か？／361

xiv

CONTENTS

14. 退職勧奨をする場合の注意点は？／361

15. 正しい解雇の方法とは？／361

16. 就業規則の周知方法とは／362

17. 職員に不利益となる就業規則の変更はいかなる場合でも認められないのか？／362

18. 問題を起こした職員に対しどこまで規定上の制裁を行うことができるか？／363

19. 問題を起こした職員に対しあらかじめ違約金を定めたり賠償額を予定することはできるか？／363

20. 採用面談で何を聞いてもよいか？／363

21. 採用内定の取り消しはできるか？／364

22. 職員採用にあたって健康調査は認められるか？／364

23. 労働組合とは？／365

24. 労働組合は法律上、様々な特権を受けているが、どのような労働組合であればそのような特権を受けることができるのか？／365

25. ストレスチェックの実施等の義務化について／366

26. 具体的なストレスチェックの方法はどのように行うのか？／366

27. 現状行っている健康診断と同じタイミングでの実施は問題ないか？／367

28. 女性職員の採用面接で「子どもが生まれたらどうするのか」を聞くのは性差別か？／367

29. セクハラを受けたので相談窓口に相談したところ、トラブルメーカーとして扱われ、事業所を辞めざるを得ない状況になっているが……。／367

CONTENTS

30. 職場結婚をする夫婦の妻の配転は問題ないか？／367

31. 妊娠による体調不良での休業期間や産前・産後休業期間について、賞与支給額の算定対象外としているが問題ないか？／367

32. 育児休業はいつまでとることができるか？／368

33. 介護休業はどのような場合にとることができるか？／368

34. パートタイム労働法の対象となる「パートタイム労働者」とは？／369

35. 正職員と同じ仕事をしているのに、パートというだけで待遇が大きく違っている。パートタイム労働法上、問題はないのか？／369

36. パートタイム労働法の改正内容とは？／370

37. 業務中の災害であれば、すべて労災の認定になるのか？／371

38. 労災かどうかの判断がつかない場合はどうすればよいのか？／371

39. 精神疾患は労災認定されるか？／371

40. 業務中の交通事故の対応はどのようにすべきか？／371

41. 最低賃金の計算方法とは？／372

42. 事業所が高年齢者雇用確保措置として継続雇用制度を導入する場合、希望者全員を対象としなければならないのか？／373

43. 継続雇用制度を導入していなければ、60歳定年による退職は無効となるのか？／373

44. 本人と事業主の間で賃金と労働時間の条件が合意できず、継続雇用を拒否した場合でも違反になるのか？／374

45. 公益通報者保護法ではすべて保護の対象になるのか？／374
■直近の主な労働法関連改正情報／376

xvi

第 **1** 章

総則部分で
留意すべき規程

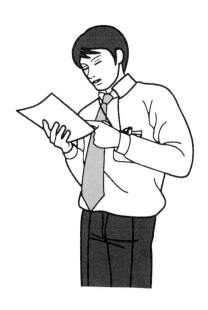

1.「管理者」の範囲を 明確に決めていますか

　労働基準法第41条（労働時間等に関する規定の適用除外）では、事業の種類にかかわらず、監督もしくは管理の地位にある者（「管理監督者」）は、深夜業を除く労働時間に関する規定が適用されないと定めています。労働基準法上の「管理監督者」とは、職場内の、いわゆる「管理職」の定義とは異なり、経営上の責任を負う一方で、相応の高い処遇を受け、自分自身の労務管理に大幅な自由裁量があることなどが判断基準とされています。

　「管理監督者」に該当するかどうかは、具体的に次の要件で判断します。

①人事を含む経営への参加があるか（単に部下の評価を行う・勤怠管理をするだけでは不十分）
②自分自身の勤務時間について自由裁量が認められているか
③十分な報酬を得ているか（非役職者であったときと比較してどうか）

　「管理監督者」に該当しない労働者については、休日労働・時間外労働について割増賃金の支払いが必要になります。役職手当に時間外勤務手当が含まれている場合は、就業規則や賃金規定でその金額の内

訳を明記しなければなりません。

　また、賃金支払い方法が「年俸制」であっても、割増賃金の支払いは必要です。

　それでは、事業所の場合はどこまでの範囲を管理者というのでしょうか？

　理事長、事業所長、事務長くらいまでが、一般的には管理監督者になります。

　（介護保険法上の）管理者、生活相談員、主任等については、労働基準法の定めによって休日・時間外労働の規制を受けない「管理監督者」に相当するかどうかを、具体的な権限や処遇、勤務状況に即して判断する必要があります。

　小規模な事業所の場合、事業所長あるいは管理者以外に経営者がいる場合があります。権限の状況次第では、事業所長といえども、「管理監督者」に該当しないケースも見受けられますので、組織の実態での判断が必要となります。

　とくに、介護現場に共通して、「現場の管理者」＝労基法上の「管理監督者」と捉えている事業所が多いという傾向があります。名称・肩書ではなく、あくまで実態で判断するという部分を理解しておくことが必要です。

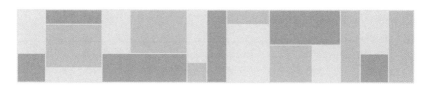

2.採用戦略を抜本的に見直してみる

　今後の採用活動には新しい発想が必要です。

　介護職員等では、現場スタッフが慢性的な人材不足となっており、事業拡大はおろか、大きな経営課題になっているのが現状です。

　一方で、この課題に対して、どのような策が講じられているかといえば、求人広告費の増額を検討する等、ごく限られた対応に留まり、受け身になっている事業所がほとんどです。

　しかしこの手法では、業界全体が人材不足となっている現状では、期待効果は極めて低くなりますので、抜本的な採用戦略を講じる必要があります。

採用戦略の考え方

コンセプト	考え方と検討項目
1. 現状分析	・現在の離職率は？ ・離職の主な理由は？ ・在職者のモチベーションの高さ、要望は？
2. 人材像の明確化	・どのような人材を採用したいか？ 　ヒューマンスキル 　優先すべき業務スキル、資格 　その他
3. 業務改善	・1の現状分析から講じる必要性のある項目をピックアップし改善策を講じる

4. PR	・事業所のPRポイントの明確化
5. 告知方法	・求人媒体以外の告知方法の検討

　離職率が高ければ、採用してもすぐにやめてしまう可能性が高いわけですから、離職率を下げる取り組みが優先されます。離職率が高い原因として多いのは、経営陣や管理者と一般職員とのコミュニケーション不足や、管理者層に何らかの問題があり、職員が定着しないケースです。

　この場合は、ベテラン層と新人という2極化状態になり、中堅クラスの職員が少ない状態になります。したがって、どのような方法でもかまわないので、離職理由を確認し、改善策を講じなければなりません。

　その上で、事業所が採用したい人材を様々な視点から明確にしていきます。

　もちろん完璧な人間はいませんが、人材を育成していくうえでも、期待する人材像が非常に重要になってきます。また、採用しにくい職種（例えば看護師やケアマネージャー）と、採用しやすい職種（事務系）がある場合は業務の見直しを行い、看護師やケアマネージャーにコア業務のみを担当させ、事務系職員を雇用し、サポート的な業務を行わせるという取り組みをしている事業所もあります。

　このような考え方を推進していくためにも、これまでの考え方から脱却し、新しい発想のもと採用戦略に取り組む必要があります。

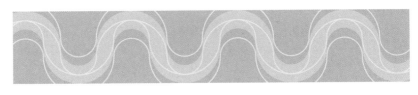

3.募集・内定時に多い トラブルとは

　募集の際に起こるトラブルとして多いのは、給与等の待遇面について、求人広告や求人票等の内容と、実際に提示する内容に違いがあるケースです。この点に関して、実際の求人広告より安い給与設定をすること自体は違法でありません（このような求人広告等の募集行為は、「契約申込みの誘引」と考えられ、逆に求職者の応募行為は「契約の申し込み」となりますが、この時点では、まだ労働契約は締結されていません）。

　したがって、求人広告や求人票等の内容は、あくまで一応の目安と考えることができます。ただし、求人広告や求人票等の内容を、著しく下回る条件での労働契約の内容は、信義則から考えても好ましくないことは明らかですので注意してください。

■

　次に内定取り消しについてふれておきましょう。

　採用の内定は、ほとんどの場合、労働契約が成立したと考えられますが、この時点では、通常の労働契約と異なった「解約権留保付始期付労働契約」と呼ばれています。

　ここでいう、「始期付」とは、勤務を始める日が定めてあること、「解約権留保付」とは、通常の解約権を保留にしていることを意味します。

　採用内定の方法は様々で、どのような内定でも一概に上記契約が成

第1章　総則部分で留意すべき規程

立したとはいえませんが、内定通知に「最終的な採否の決定は追って連絡します」というような記載がないかぎり、労働契約は成立したものと考えられます。

したがって、この保留にされた解約権（解雇する権利）を、どのようにすれば行使できるかがポイントになるのです。

内定取り消しが有効とされる（解雇権行使が認められる）場合

①（新規学卒者が）卒業できなかった場合
②採用後の業務に支障が出るほどの健康異常が発生した場合
③提出書類などに虚偽の記載があったり、虚偽の事実を述べた場合（ただし、虚偽内容が軽微な場合を除く）
④業績悪化について客観的に合理的な理由があり、社会通念上相当であると認められる場合

ただし、この場合の合理的な理由とは、採用内定を出した段階で、業績が悪くなっていくことを予測できなかったのか、取り消しをする以前に、回避するための努力を行ったか、本当にやむを得ないのか、などが判断材料となります。

このようなトラブルを防ぐためには、内定取り消し事由については具体的な内容の明記が必要です。

7

4.採用時に留意しておくべき事柄

　職員の採用時に留意すべきことは以下のとおりです。

　採用面接から採用に至る過程で多いトラブルが、求職者とのコミュニケーション不足による待遇や諸条件の誤認によるものです。

　求職者の主張として多いのは、「採用時に就業とは無関係な質問をされた」、「給与や賞与、残業時間、現場でのポジション、管理職ポストへの登用などが面接時と待遇が異なる」というものです。

　一方、事業所側の主張として多いのは、出勤日数や（夜勤等の）形態、専門スキル不足、精神疾患等の既往歴、過去の犯罪歴、前職でのトラブルを隠していた等です。

　このように頻発している採用トラブルに対し、何ら策を講じないというのは、リスクマネジメントの視点からみても好ましくありません。

　では、どのような策が考えられるでしょうか？

　まず始めに「言った、言わない」を防ぐための、待遇面の書面を取り交すことです。

　雇用契約書の内容以外にも、特記すべき内容があれば書面にすることである程度防ぐことはできます。

　また、求職者が意図する、しないは別として事業所側に伝えていなかったことによるトラブルは、具体的な申告書等の提出を求めることで防ぐことができます。

第1章　総則部分で留意すべき規程

　特に健康状態や犯罪歴等について申告を求めることは、採用後のトラブルを防ぐ意味では重要です。完璧な防止策とは言い難いですが、一定の予防効果は期待できます。
　この点について、従来の手法では「その他特記事項」や「備考欄」などに記載するなど、どの程度まで記載するかは求職者の裁量に委ねられ、おまけのような扱いをされてきました。そのような対応が、日々、一生懸命業務を行っている職員の足を引っ張るようなスタッフを雇い入れてしまう原因となっているのです。
　したがって、申告書は業務に関連する範囲で、具体的な内容を記述するものとします。これは機械的に必要な情報を入手することで、貴重な面接時間をより内容の濃いものにするという効果にもつながります。

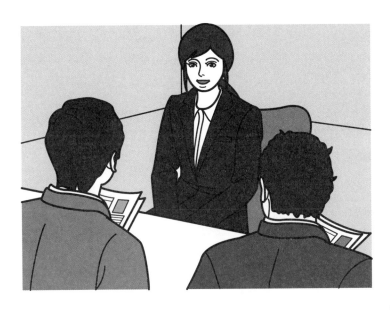

9

採用面談時の確認シートサンプル

氏名		性別		生年月日	
面接日		希望職種			

1. 賃金面
- 採用時の賃金（月給・時給・各種手当の金額）
- 試用期間経過後の昇給の有無
- 具体的な昇給の有無
- 賞与の有無

2. 時間外勤務
- 具体的な時間（月間）
- NG日などの有無

3. 特殊勤務（夜勤や宿日直など）
- 月次の回数
- NG日などの有無

4. 就業時間、休憩、休日

5. シフト制の場合、NG日の有無

6. 今後、労働条件の変更を伴う事業計画の有無（施設増設や新たなサービスの開始など）

7. 事業所として配慮すべき事項

○○年○○月○○日

社会福祉法人○○会
理事長　○○○○　殿

身元保証書

　このたび、貴会において下記の者が採用されるに当たり、下記に基づき、本人の身元の保証をいたします。

記

1．採用者
　　現住所　　○○県○○市○○町1－3－5
　　氏　名　　○○○○
　　生年月日　○○年○○月○○日

2．保証事項
　①　上記採用者が、労働契約に違反し、または故意若しくは重大な過失によって、貴会に損害を与えたときは、本人と連帯して損害額を賠償するものとする。
　②　本書による保証期間は、本日より向こう5年間とする。

　　　身元保証人　現住所　　○○県○○市○○町2－4－6
　　　　　　　　　本人との関係　○○
　　　　　　　　　氏　名　　　　　　　　○○○○　　　㊞
　　　　　　　　　生年月日　○○年○○月○○日

以　上

健康状況自己申告書サンプル

氏名		性別		生年月日	

1．最後に医師の診断を受けた時期及び内容 　　時期： 　　内容：
2．過去3年以内にかかった病気・怪我（あるいは持病）
3．過去3年以内の入院歴 　　入院歴の　有　・　無 　　入院理由：
4．精神的、情緒的または神経性の疾患（不安障害、鬱病、注意欠陥障害（ADD）、注意欠陥多動障害（ADHD）、摂食障害等含む）のための精神科医の診療または治療 　　　　診療または治療歴：　有　　・　　無 （注）有の場合、その内容を自己で説明したものと親展扱いの精神科医または治療師の報告書を後日提出して頂く場合がございます。
5．現在、医師より以下の指示がある場合 　　薬物療法：種類：　　　　　　　疾患名： 　　食事療法：疾患名：
6．就業上、事業所に配慮してほしい点

社会福祉法人○○会　理事長　　○○○○殿

　貴会への入職を希望するにあたり、過去の病歴ならびに現在の健康状態を上記のとおり申告致します。尚、貴会が入職選考に際して、この申告書により健康状態をチェックされることに関し、何ら異議申し立て行わないこと、および万一入職後に事実と異なる虚偽の記載が判明した場合は、採用取消または解雇されても異議申し立てを行わないことを誓約します。

　　　　　　　　　　　　　申請者署名　　　　　　　　　　　印
　　　　　　　　　　　　　　署名年月日　　　年　　　月　　　日

第1章　総則部分で留意すべき規程

中途採用者向け面接シートサンプル

氏名		性別		生年月日	
面接日		希望職種			

1. 仕事観及び職種観（介護士であれば介護観）、プロ意識など
　　※リーダー管理者希望であれば、リーダー・管理者としての考え方

2. 前職の経験のふりかえり（自己分析による強み・弱みの確認）

3. 志望動機

4. これからのビジョン

5. 希望等

カテゴリー	項　目	評　価
外観態度	身だしなみ	5・4・3・2・1
	表情・話し方	5・4・3・2・1
	言葉遣い(敬語・クッション言葉)	5・4・3・2・1
	話の内容・わかりやすさ	5・4・3・2・1
	声の大きさ・抑揚	5・4・3・2・1
特　性	協調性	5・4・3・2・1
	柔軟性	5・4・3・2・1
	論理性	5・4・3・2・1
専門性	知識（　　　　　　　　）	5・4・3・2・1
	経験（　　　　　　　　）	5・4・3・2・1
	プロ意識	5・4・3・2・1
特記事項		
備考	合計　　　　　　　点	
	採用　・　不採用	

※特記事項については、夜勤や時間外、土日出勤のできるできない（回数や時間の限度）や、（事業所側に）配慮してほしい点等あれば確認し、記載して下さい。

5.労働契約上で 留意しておくべきこと

　労働契約を締結するときは、その契約内容（労働条件）を明示することが義務付けられています。

　そのなかでも、就業の場所・従事する業務に関する事項、始業・終業の時刻・休憩時間・休日・休暇・交代制に関する事項、賃金の決定・計算・支払方法、時期・締切日に関する事項、退職、解雇に関する事項、（労働契約に期間を定めた場合）労働契約の期間に関する事項に付いては必ず書面で明示しなければなりません。

　「実際に働き始めたら、契約のときと話が違う！」というような、職員とのトラブルを防ぐために、とても重要になります。

　辞令交付のみで契約書等は一切発行せず、辞令に記載のない項目について就業規則の交付等で補うこともなく、「今まで指摘されたことがないから……」で済ませている事業所もあります。これまでの慣習という言い訳は、何かあったときには一切通用しませんので注意してください。

　また、介護現場特有の夜勤や宿日直業務、オンコールの有無、管理職であればその旨詳しく記載する必要があります。

　また、有期労働契約を締結するには、契約更新の有無を労働者に明示しなければなりません。そして、更新する場合があると明示した場合には、更新するか否かの判断の基準についても明示が必要です。

第1章　総則部分で留意すべき規程

　有期労働契約について注意しておくべき点は、更新時に実態に即した新たな労働契約を締結し直さないと、契約が更新されるものと期待する労働者が保護され、いわゆる雇止めが解雇する場合と同様の扱いになり、使用者は自由に更新拒否できなくなる危険性もあります。

　使用者と労働者間で、更新についての認識のずれが生じトラブルにならないように、更新の際には、新しい労働契約と取り交わすなどの対策を立てておく必要があるでしょう。

■

　試用期間も同様に留意しておきましょう。

　採用後、事業所ごとに試用期間を定めていると思いますが、この試用期間についても、トラブルが増えているので正しく理解しましょう。

　まず、試用期間ですが、職員を採用する際、面接だけではその人物や能力を的確につかむことが難しいため、一定期間実際に職場で働いてもらい、その期間中に職員として適格かどうかを判断する、といった考え方が一般的です。この試用期間については、就業規則等に定めることで、延長や短縮、本採用とは異なる（賃金等の）待遇での契約といった運用が可能となります。

　この期間自体は事業所ごと任意に定めることができますが（通常2ヵ月～6ヵ月程度が一般的）、たとえば1年に設定するなど、不当に長く設定した場合は、無効とされる場合もあります。

　最も注意したいことは、試用期間中は常に「即時解雇が許される」と思い込んでいる事業所が非常に多いということです。一定の場合を除き即時解雇が認められるのは、入職後14日以内に限られます（パートタイマー等非正規職員の場合、出勤の合計が14日という考え方ではありません。たとえば週2日勤務の職員であれば、合計4日間ということになります）。それ以外については、一般の労働者と同様に原則30日前の解雇予告か、それに代わる解雇予告手当の支払いが必要にな

15

ります。

　また、試用期間満了後を理由として、簡単に解雇できるというものでもありません。

　たとえば本採用の拒否（解雇）事由として認められるのは、採用時の面接などでは知ることができなかった事実が、試用期間中に判明したものでなければなりません。つまり、採用時の「面接等では予想できなかった」という事実が必要になります。判例では、次のような事由が本採用拒否の正当な事由とされています。

・出勤率不良として、出勤率が90％に満たない場合
・３回以上無断欠勤した場合
・勤務態度や接遇対応が悪く、上司から注意を受けても改善されなかった場合
・協調性を欠く言動から、職員としての不適格性がうかがえる場合
・経歴を詐称していた場合

　気を付けておきたい点としては、試用期間は職員の教育や指導をする期間でもあるので、上記のような事由が発生したとしても、いきなりの解雇が認められるものではありません。その期間中にどのような教育・指導をしたかが重要なポイントになります。

　なお、試用期間中でも労災・雇用保険、社会保険は、それぞれの加入基準を満たしていれば、最初の採用当初から加入しなければなりませんし、時間外・深夜・休日手当の支給や年次有給休暇の起算日も雇用を開始した日になります。施設長、事務長からは、入職してもすぐに辞めてしまうので「定着するかどうか見極めてから手続きをしたい」という事業所も多いのですが、その際は（有期雇用契約等）最初の雇用契約を、どのような内容にしておくかに注意してください。

労働条件通知書【正規職員】

年　　月　　日

_____殿

施設名称
所在地
代表者氏名

契約期間	期間の定めなし、期間の定め有り（※）（　年　月　日～　年　月　日）
試用期間	有（　ヵ月）．無
就業の場所	
従事すべき業務の内容	
始業、終業の時刻、休憩時間、所定時間外労働の有無に関する事項のうち該当するもの一つに○を付けること。	1　始業・終業の時刻等 　　変形労働時間制等：（　　）単位の変形労働時間制・交替制として、次の勤務時間の組み合わせによる。 　　始業（　時　分）終業（　時　分）（休憩時間　　分） 　　始業（　時　分）終業（　時　分）（休憩時間　　分） 　　始業（　時　分）終業（　時　分）（休憩時間　　分） 2　所定時間外労働の有無 （　有：（1週　時間、1ヵ月　時間、1年　時間），無　） 3　休日労働（　有（1ヵ月　日、1年　日），無　）
休　日 及び 勤　務　日	・定例日：毎週　　曜日、国民の祝日、その他（　　　　　　） ・非定例日：週・月当たり　　日、その他（　　　　　　） ・1年単位の変形労働時間制の場合－年間　　日 　（勤務日） 　毎週（　　　　　）、その他（　　　　　）
休　　暇	1　年次有給休暇　6ヵ月継続勤務した場合→　　　　日 　　継続勤務6ヵ月以内の年次有給休暇（有．無） 　　→　ヵ月経過で　　日 2　その他の休暇　有給（　　　　　） 　　　　　　　　無給（　　　　　）
	1　基本賃金　イ　月給（　　　　円）、ロ　日給（　　　　円） 　　　　　　　ロ　時間給（　　　　円）、 　　　　　　　ハ　出来高給（基本単価　　円、保障給　　円） 　　　　　　　ニ　その他（　　　円） 　　　　　　　ホ　就業規則に規定されている賃金等級等

（次頁に続く）

第1章　総則部分で留意すべき規程

賃　　金	2　諸手当の額または計算方法 　イ（　　　手当　　　円　／計算方法：　　　　　　　） 　ロ（　　　手当　　　円　／計算方法：　　　　　　　） 　ハ（　　　手当　　　円　／計算方法：　　　　　　　） 　ニ（　　　手当　　　円　／計算方法：　　　　　　　） 3　所定時間外、休日または深夜労働に対して支払われる割増賃金率 　イ　所定時間外、法定超（　　　）％、所定超（　　　）％ 　ロ　休日　法定休日（　　　）％、法定外休日（　　　）％ 　ハ　深夜（　　　）％ 4　賃金締切日（　　　）－毎月　　日、（　　　）－毎月　　日 5　賃金支払日（　　　）－毎月　　日、（　　　）－毎月　　日 6　賃金の支払方法（　　　　　　　　　　） ┌─────────────────────────────┐ │ 7　労使協定に基づく賃金支払時の控除（　有　，　無　）│ │ 8　昇給（　有（時期、金額等　　　　　　），　無　）│ │ 9　賞与（　有（時期、金額等　　　　　　），　無　）│ │10　退職金（　有（時期、金額等　　　　　），　無　）│ └─────────────────────────────┘
退職に関する事項	1　定年制　（　有　（　　歳），　無　） 2　継続雇用制度（　有（　　歳まで），　無　） 3　自己都合退職の手続（退職する　　日以上前に届け出ること） 4　解雇の事由及び手続 　（　　　　　　　　　　　　　　　　　　　　） ○詳細は、就業規則による
そ　の　他	・社会保険の加入状況（厚生年金 健康保険 厚生年金基金 その他（　　　）) ・雇用保険の適用（　有　，　無　） ・その他（　　　　　　　　　　　　　　　　　　　　） ・具体的に適用される就業規則名（　　　　　　　）

「契約期間」について「期間の定め有り」とした場合に記入

更新の有無	1　契約更新の有無 　［自動的に更新する・更新する場合があり得る・契約の更新はしない・ 　その他（　　　　　　　　　）］ 2　契約更新は次により判断する。 　（・契約期間満了時の業務量・勤務成績、態度・能力 　　・施設の経営状況・従事している業務の進捗状況 　　・その他（　　　　　　　　　　　　　　　　））

※　以上のほかは、就業規則による。

労働条件通知書【非正規職員】

年　　月　　日

_____殿

施設名称
所在地
代表者氏名

契 約 期 間	期間の定めなし、期間の定め有り（※）（　年　月　日～　年　月　日）
試 用 期 間	有（　カ月）, 無
就業の場所	
従事すべき 業務の内容	
始業、終業の時刻、 休憩時間、所定時 間外労働の有無に 関する事項のうち 該当するもの一つ に〇を付けること。	1　始業・終業の時刻等 　　変形労働時間制等：（　　）単位の変形労働時間制・交替制として、 　　次の勤務時間の組み合わせによる。 ┌　始業（　時　分）終業（　時　分）（休憩時間　　　分） ├　始業（　時　分）終業（　時　分）（休憩時間　　　分） └　始業（　時　分）終業（　時　分）（休憩時間　　　分） 2　所定時間外労働の有無 （　有：（1週　　時間、1ヵ月　　時間、1年　　時間）, 無　） 3　休日労働　（　有　（1ヵ月　　日、1年　　日）, 無　）
休　　日 及び 勤 務 日	・定例日：毎週　　曜日、国民の祝日、その他（　　　　　　　　） ・非定例日：週・月当たり　　日、その他（　　　　　　　　　） ・1年単位の変形労働時間制の場合−年間　　日 　（勤務日） 　毎週（　　　　　　）、その他（　　　　　　）
休　　暇	1　年次有給休暇　6ヵ月継続勤務した場合→　　　　　日 　　継続勤務6ヵ月以内の年次有給休暇　（有, 無） 　　→　　ヵ月経過で　　日 2　その他の休暇　有給（　　　　　　　） 　　　　　　　　　無給（　　　　　　　）
	1　基本賃金　イ　月給（　　　　　円）、ロ　日給（　　　　　円） 　　　　　　　ロ　時間給（　　　　円）、 　　　　　　　ハ　出来高給（基本単価　　円、保障給　　円） 　　　　　　　ニ　その他（　　　　円） 　　　　　　　ホ　就業規則に規定されている賃金等級等

（次頁に続く）

20

第1章　総則部分で留意すべき規程

賃　　金	2　諸手当の額または計算方法 　　イ（　　　手当　　　円　／計算方法：　　　　　　） 　　ロ（　　　手当　　　円　／計算方法：　　　　　　） 　　ハ（　　　手当　　　円　／計算方法：　　　　　　） 　　ニ（　　　手当　　　円　／計算方法：　　　　　　） 3　所定時間外、休日または深夜労働に対して支払われる割増賃金率 　　イ　所定時間外、法定超（　　　）％、所定超（　　　）％ 　　ロ　休日　法定休日（　　　）％、法定外休日（　　　）％ 　　ハ　深夜（　　　）％ 4　賃金締切日（　　　）－毎月　日、（　　　）－毎月　日 5　賃金支払日（　　　）－毎月　日、（　　　）－毎月　日 6　賃金の支払方法（　　　　　　　　　） ---- 7　労使協定に基づく賃金支払時の控除（　有　，　無　） 8　昇給（　有（時期、金額等　　　　　　），　無　） 9　賞与（　有（時期、金額等　　　　　　），　無　） 10　退職金（　有（時期、金額等　　　　　），　無　） ----
退職に関する事項	1　定年制　（　有（　　歳），　無　） 2　継続雇用制度（　有（　　歳まで），　無　） 3　自己都合退職の手続（退職する　　日以上前に届け出ること） 4　解雇の事由及び手続 　　（　　　　　　　　　　　　　　　　　　　　　　） ○詳細は、就業規則による
そ　の　他	・社会保険の加入状況（厚生年金　健康保険　厚生年金基金　その他（　　　）） ・雇用保険の適用（　有　，　無　） ・雇用管理の改善等に関する事項に係る相談窓口 　　部署名　　　　担当者氏名　　　　　　　　　（連絡先　　　　　） ・その他（　　　　　　　　　　　　　　　　　　　　） ・具体的に適用される就業規則名（　　　　　　　　）

「契約期間」について「期間の定め有り」とした場合に記入

更新の有無	1　契約の更新の有無 　［自動的に更新する・更新する場合があり得る・契約の更新はしない・ 　その他（　　　　　　　）］ 2　契約の更新は次により判断する。 　（・契約期間満了時の業務量・勤務成績、態度・能力 　　・施設の経営状況・従事している業務の進捗状況 　　・その他（　　　　　　　　　　　　　　　）　）

※　以上のほかは、就業規則及びパートタイム就業規則よる。

6.外国人の介護職員の採用と 採用後の対応

　少子高齢化社会が進む一方で、高齢者の介護をする介護福祉士や看護師の数は慢性的に足りず、大きな問題となっています。

　このような深刻化を増す介護人材不足を補う策として、外国人労働者の受け入れがあります。その中でも外国人が働きながら日本の技能を学ぶ「技能実習制度」の、介護業界への導入は最も注目されている活用策です。

　外国人労働者の参入が、介護の人材不足を解消するひとつの手段になり得るという点は、とても大きなメリットです。また外国人が事業所に来ることによって、職員のよい刺激となり、地域との交流が活性化した例もあります。

　しかし一方で、問題点も多々指摘されています。

　まずは言葉の壁。介護の仕事は対人コミュニケーションが基本です。現場で意思の疎通が円滑に行われなければ、仕事がはかどらないばかりか、ケアを受ける利用者の不満が募るということも考えられます。

　また、低賃金の労働力が参入することで、日本人の介護職員の賃金も低いままになってしまうという懸念もあります。

　多様な問題を抱えている外国人受け入れ制度ですが、労務管理の視点でみると、どのような留意点が考えられるのでしょうか。

第1章　総則部分で留意すべき規程

第1に採用時です。

採用を決定する前に「在留資格」と「在留期間」を確認する必要があります。

就労が可能な資格

就労目的で在留が認められるもの

身分に基づき在留する者

　　例：永住者、日本人の配偶者など

その他の在留資格

　　例：技能実習、ワーキングホリデー等の特定活動など

就労が認められていない在留資格

　　例：留学、家族滞在など

それぞれに応じて、在留期間が3ヵ月から5年の範囲（一部無期限あり）で決まっています。

在留カードの表面には「在留資格」と「就労制限の有無」、「在留期間」が中央付近に記載されていますので確認しましょう。

また、在留資格が「留学」、「家族滞在」などで就労不可の場合も一部制限（1週間あたり28時間以内の就労など）はありますが、資格外活動として認められている場合があります。

裏面の「資格外活動許可欄」や資格外活動許可証等で活動内容を確認してみてください。その他、パスポートや資格外活動許可証、就労資格証明書等でも就労可否は確認できます。

在留期間を過ぎている、在留資格がない、在留資格があっても資格外活動の許可がない、このような場合は不法就労として本人については「資格外活動罪」や「不法残留罪」、また事業所についても「不法就労助長罪」として厳しく罰せられますので注意が必要です。

書類選考、面接試験等を経て採用を決定した場合、氏名や在留資格

をハローワークへ届け出ることが義務付けられています（在留資格が「特別永住者」の場合を除きます）。これは雇入れ時のみでなく、離職の際も同様です。

　また、平成27年7月9日から導入された在留カードの交付により、外国人は住居地を定めてから14日以内に、住居地を市区町村に届け出ることになりました。受け入れた事業所としては、その外国人労働者が届出をしたことを確認しなければなりません。

■

　第2に採用後です。

　賃金、労働時間等、主要な労働条件について、当該外国人労働者が理解できるよう、その内容を明らかにした書面を交付してください（母国語か英語に翻訳したものを用意する必要があります）。賃金の決定、計算及び支払いの方法や控除するもの（税金、社会保険料など）について明確にし、理解させて下さい。

　労働基準法は、外国人であっても適用されます。賃金や、残業代、労働時間、休日、休暇等の労働条件のほか、安全や衛生に関する事についても同様です。国籍を理由とする労働条件の差別は禁止されています。

　また社会保険・雇用保険の資格要件も日本人と何ら変わりません。要件を満たす労働者であれば、加入が義務付けられます。ただし、「ローマ字氏名届」や、被扶養配偶者等が日本人の場合、住民票の添付が必要な場合がありますので注意が必要です。

　外国人労働者を常時10人以上雇用するときは、雇用労務責任者を選任する必要があります（届出は不要）。雇用労務責任者は「外国人労働者の雇用管理の改善等に関して、事業主が適切に対処するための指針」に則り、適正な労働条件の確保、安全衛生の確保、教育訓練、福利厚生等、外国人の雇用管理をしなければなりません。

なお、外国人労働者のパスポートや在留カードを事業所が保管することは禁止されています。

その他、外国人の文化の違いにより、以下の点などに配慮する必要があります。

・中国文化圏の旧正月は太陰暦のため、年によって日程が2週間ほど前後しますし、日本の年末・年始休暇から1ヵ月後に休暇を取るというものです。
・イスラム教徒の毎日5回のお祈りの時間（それぞれ10分間程度）や、断食月（ラマダン）の対応などにも配慮しなければなりません。

第3に退職時です。

外国人労働者で日本国籍を有しない人が、退職などで国民年金、または厚生年金保険の被保険者資格を喪失し、帰国等、日本を出国した場合には脱退一時金を請求することができます。請求期間は日本に住所を有しなくなった日から2年以内となっています。

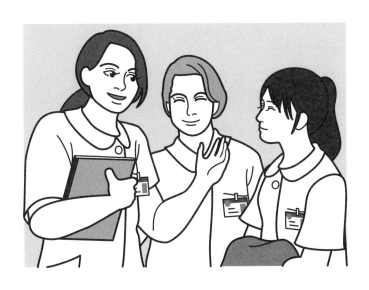

Notice of Employment
労働条件通知書

Date: _____
年月日

To: _____ 殿

Company's name _____
事業場名称（ローマ字で記入）

Company's address _____
所在地（ローマ字で記入）

Telephone number _____
電話番号

Employer's name _____
使用者職氏名（ローマ字で記入）

I. Term of employment
契約期間

Non-fixed,　　　　Fixed　　　　(From　　to　　～　　)
期間の定めなし　　期間の定めあり（※）（　年　月　日　～　年　月　日）

> [If the employee is eligible for an exception under the Act on Special Measures for Fixed-term contract Workers with Specialized Knowledge, etc.]
> 【有期雇用特別措置法による特例の対象者の場合】
>
> Period in which the right to apply for conversion to indefinite term status is not granted: I (highly skilled professional), II (elderly person after retirement age)
> 無期転換申込権が発生しない期間：Ⅰ（高度専門）・Ⅱ（定年後の高齢者）
>
> I. Period from beginning to end of specific fixed-term task (_____ months from _____ [maximum of 10 years])
> Ⅰ 特定有期業務の開始から完了までの期間（　　年　　か月（上限10年）)
>
> II. Period of continuous employment after reaching mandatory retirement age
> Ⅱ 定年後引き続いて雇用されている期間

II. Place of employment
就業の場所

III. Contents of duties
従事すべき業務の内容

> If the employee is eligible for an exception under the Act on Special Measures for Fixed-term contract Workers with Specialized Knowledge, etc. (highly skilled professional)
> 【有期雇用特別措置法による特例の対象者（高度専門）の場合】
>
> • Specific fixed-term task (　　　　Start date:　　　　End date:　　　　)
> ・特定有期業務（　　　　開始日：　　　　完了日：　　　　)

IV. Working hours, etc.
労働時間等

1. Opening and closing time:
始業・終業の時刻等

　(1) Opening time (　　　　)　Closing time (　　　　)
　　始業（　時　分）　　終業（　時　分）

　[If the following systems apply to workers]
　【以下のような制度が労働者に適用される場合】

　(2) Irregular labor system, etc.: Depending on the following combination of duty hours as an irregular (　　) unit work or shift system.
　　変形労働時間制等：（　　）単位の変形労働時間制・交代制として、次の勤務時間の組み合わせによる。

```
┌─ Opening time (      )  Closing time (      )  (Day applied:        )
│    始業（  時   分）    終業（  時   分）     （適用日            ）
├─ Opening time (      )  Closing time (      )  (Day applied:        )
│    始業（  時   分）    終業（  時   分）     （適用日            ）
└─ Opening time (      )  Closing time (      )  (Day applied:        )
     始業（  時   分）    終業（  時   分）     （適用日            ）
```

　(3) Flex time system: Workers determine opening and closing time.
　　フレックスタイム制：始業及び終業の時刻は労働者の決定に委ねる。

```
[However,     flex time:    (opening) from       to         ;
（ただし、フレキシブルタイム （始業）  時   分から   時   分、
                           (closing) from       to         ]
                           （終業）  時   分から   時   分、

Core time:    from (opening)      to (closing)      ]
コアタイム     時   分から   時   分）
```

　(4) System of deemed working hours outside workplace: Opening (　　　　) Closing (　　　　)
　　事業場外みなし労働時間制：始業（　時　分）終業（　時　分）

　(5) Discretionary labor system: As determined by workers based on opening (　　　　) closing (　　　　)
　　裁量労働制：始業（　時　分）終業（　時　分）を基本とし、労働者の決定に委ねる。

　○ Details are stipulated in Article (　　), Article (　　), Article (　　) of the Rules of Employment
　　詳細は、就業規則第　条～第　条、第　条～第　条、第　条～第　条

第1章　総則部分で留意すべき規程

2. Rest period (　) minutes
   休憩時間（　 　）分
3. Presence of overtime work (Yes:　No:　)
   所定時間外労働の有無（　有 ，　無 ）

V. Days off
   休日
   • Regular days off: Every (　), national holidays, others (　 　)
     定例日：毎週　曜日、国民の祝日、その他（ 　 　 ）
   • Additional days off: (　) days per week/month, others (　 　)
     非定例日；週・月当たり　 　日、その他（ 　 　 ）
   • In the case of irregular labor system for each year: (　) days
     1年単位の変形労働時間制の場合－年間　 　日
   o Details are stipulated in Article (　), Article (　), Article (　) of the Rules of Employment
     詳細は、就業規則第　 　条～第　 　条、第　 　条～第　 　条

VI. Leave
    休暇
1. Annual paid leave: 　　Those working continuously for 6 months or more, (　) days
   年次有給休暇　　　　6か月継続勤務した場合→　 　日
   　　　　　　　　　　Those working continuously up to 6 months, (Yes:　No:　)
   　　　　　　　　　　継続勤務6か月以内の年次有給休暇（　有 ，　無 ）
   　　　　　　　　　→　After a lapse of (　) months, (　) days
   　　　　　　　　　　　　か月経過で　 　日
   　　　　　　　　　　Annual paid leave (in hours)　(Yes:　No:　)
   　　　　　　　　　　時間単位年休（　有 ，　無 ）
2. Substitute days off (Yes:　No:　)
   代替休暇（　有 ，　無 ）
3. Other leave:　　　　Paid　(　 　)
   その他の休暇　　　　有給　(　 　)
   　　　　　　　　　　Unpaid　(　 　)
   　　　　　　　　　　無給　(　 　)
   o Details are stipulated in Article (　), Article (　), Article (　) of the Rules of Employment
     詳細は、就業規則　第　 　条～第　 　条、第　 　条～第　 　条

VII. Wages
     賃金
1. Basic pay　(a) Monthly wage (　 yen)　(b) Daily wage (　 yen)
   基本賃金　　月給（ 　 円)　　　　　日給（ 　 円)
   　　　　　　(c) Hourly wage (　 yen)
   　　　　　　時間給（ 　 円)
   　　　　　　(d) Payment by job (Basic pay: 　 yen:　Security pay: 　 yen)
   　　　　　　出来高給（基本単価 　 円、保障給 　 円)
   　　　　　　(e) Others (　 yen)
   　　　　　　その他（ 　 円)
   　　　　　　(f) Wage ranking stipulated in the Rules of Employment
   　　　　　　就業規則に規定されている賃金等級等
2. Amount and calculation method for various allowances
   諸手当の額及び計算方法
   (a) (　) allowance: 　 yen;　Calculation method: 　)
   　（ 　 ）手当 　 円／　計算方法： 　)
   (b) (　) allowance: 　 yen;　Calculation method: 　)
   　（ 　 ）手当 　 円／　計算方法： 　)
   (c) (　) allowance: 　 yen;　Calculation method: 　)
   　（ 　 ）手当 　 円／　計算方法： 　)
   (d) (　) allowance: 　 yen;　Calculation method: 　)
   　（ 　 ）手当 　 円／　計算方法： 　)
3. Additional pay rate for overtime, holiday work or night work
   所定時間外、休日又は深夜労働に対して支払われる割増賃金率
   (a) Overtime work:　Legal overtime 　60 hours or less per month (　) %　over 60 hours per month (　) %　Fixed overtime (　) %
   　　所定時間外　　法定超 　月60時間以内（ 　) %　　月60時間超（ 　) %　　所定超（ 　) %、
   (b) Holiday work:　Legal holiday work (　) %　　　　　　　　Non-legal holiday work (　) %
   　　休日　　　　　法定休日（ 　) %、　　　　　　　　　　　法定外休日（ 　) %、
   (c) Night work (　) %
   　　深夜（ 　) %
4. Closing day of pay roll :　(　) of every month;　(　) of every month
   賃金締切日　　　　　　　(　) － 毎月　 　日、　(　) － 毎月　 　日
5. Pay day :　　　　　　　(　) of every month;　(　) of every month
   賃金支払日　　　　　　　(　) － 毎月　 　日、　(　) － 毎月　 　日
6. Method of wage payment　(　 　)
   賃金の支払方法（ 　 　)

27

7. Deduction from wages in accordance with labor-management agreement: [No: Yes: (   )]
　　労使協定に基づく賃金支払時の控除 （ 　無 ， 有 （ 　　　　　　　 ））
8. Wage raise: (Time, etc.   )
　　昇給 　　　　　　　（時期等 　　　　　 ）
9. Bonus: [Yes: (Time and amount, etc.   ); No:]
　　賞与 　　　　　　（ 有 （時期、金額等 　　　 ）， 無 ）
10. Retirement allowance: [Yes: (Time and amount, etc.   ) ; No:]
　　退職金 　　　　　　（ 有 （時期、金額等 　　　 ）， 無 ）

VIII. Items concerning retirement
退職に関する事項

1. Retirement age system   [Yes: (   ) years old ;   No:]
　 定年制 　　　　　　　　　（ 有 （ 　　　 歳）， 無 ）
2. Continued employment scheme   [Yes: (Up to   years of age); No:]
　 継続雇用制度 　　　　　　 （有 （ 　　 歳まで）， 無 ）
3. Procedure for retirement for personal reasons [Notification should be made no less than (   ) days before the retirement.]
　 自己都合退職の手続 〔退職する 　　 日以上前に届け出ること〕
4. Reasons and procedure for the dismissal:
　 解雇の事由及び手続

　　⚬ Details are stipulated in Article (   ), Article (   ), Article (   ) of the Rules of Employment
　　 詳細は、就業規則第 　 条～第 　 条、第 　 条～第 　 条

IX. Others
その他

- Joining social insurance [Employees' pension insurance; Health insurance; Employees' pension fund; other: (   )]
　 社会保険の加入状況 （ 厚生年金　健康保険　厚生年金基金　その他 （ 　　　　　 ））
- Application of employment insurance: (Yes: No:)
　 雇用保険の適用 （ 有 ， 無 ）
- Consultation office for items concerning improvement of employment management, etc.
　 雇用管理の改善等に関する事項に係る相談窓口

　　Name of office   Person in charge   (Tel. No.   )
　　部署名 　　　　　　　　 担当者職氏名 　　　　　　 （連絡先 　　　　　 ）
- Others
　 その他

*To be entered in case where, with regard to "Period of contract," you answered: "There is a provision for a certain period."
「契約期間」について「期間の定めあり」とした場合に記入

Renewal 更新の有無	1. Renewal of contract 　契約の更新の有無 [The contract shall be automatically renewed. ・The contract may be renewed. （自動的に更新する 　　　　　　　　 更新する場合があり得る The contract is not renewable. ・Others (　　　　)] 契約の更新はしない 　　その他 （ 　　　　 ）） 2. Renewal of the contract shall be determined by the following factors: 　契約の更新は次により判断する。 ・Volume of work to be done at the time the term of contract expires 　契約期間満了時の業務量 ・Employee's work record and work attitude ・Employee's capability 　勤務成績、態度 　　　　　　　　 能力 ・Business performance of the Company ・State of progress of the work done by the employee ・Others(　) 　会社の経営状況 　　　　　 従事している業務の進捗状況 　　　 その他(　) *The following explains cases where a "defined period" is provided with regard to the "period of contract." ※以下は、「契約期間」について「期間の定めあり」とした場合についての説明です。 In accordance with the provision of Article 18 of the Labor Contract Act, in case the total period of a labor contract with a defined period (to commence on or after April 1, 2013) exceeds five consecutive years, such labor contract shall be converted to a labor contract without a definite period, effective the day after the last day of the former period of contract, upon the request of the worker concerned made by the last day of said period of contract. However, if the employee is eligible for an exception under the Act on Special Measures for Fixed-term contract Workers with Specialized Knowledge, etc., this period of "five years" will become the period provided for the "term of employment" in this Notice. 労働契約法第18条の規定により、有期労働契約（2013年4月1日以降に開始するもの）の契約期間が通算5年を超える場合には、労働契約の期間の末日までに労働者から申込みをすることにより、当該労働契約の期間の末日の翌日から期間の定めのない労働契約に転換されます。ただし、有期雇用特別措置法による特例の対象となる場合は、この「5年」という期間は、本通知書の「契約期間」欄に明示したとおりとなります。

Employee (signature) ＿＿＿＿＿＿＿＿＿＿＿＿＿＿＿＿＿＿＿＿
受け取り人（署名）

* Matters other than those mentioned above shall be in accordance with the labor regulations of our company.
※以上のほかは、当社就業規則による。
* The issuance of this Notice shall serve as the "clear indication of working conditions" stipulated in Article 15 of the Labor Standards Act and "delivery of documents" stipulated in Article 6 of the Act on Improvement etc. of Employment Management for Part-Time Workers.
※本通知書の交付は、労働基準法第15条に基づく労働条件の明示及び短時間労働者の雇用管理の改善等に関する法律第6条に基づく文書の交付を兼ねるものである。
* The notice on labor conditions should be retained for the purpose of preventing any possible disputes between employees and an employer.
※労働条件通知書については、労使間の紛争の未然防止のため、保存しておくことをお勧めします。

モデル就業規則（本則）

第1章　総則

（目的）

第○条　この就業規則（以下、規則という。）は、労働基準法第89条に基づき、社会福祉法人△△△会（以下、施設という。）の職員の就業に関する事項を定めるものである。

2　この規則に定めた事項のほか、就業に関する事項については、労働基準法その他の法令の定めによる。

（職員の定義）

第○条　本規則における職員とは、施設と雇用契約を締結した者をいう。

（職員の種類）

第○条　職員の種類は、次のとおりとする。

（1）正規職員

　　嘱託職員、契約職員、パートタイム職員以外で期間の定めのない契約により雇用する者

（2）嘱託職員

　　○歳定年後に、一定期間を定めて再雇用する者

（3）契約職員

　　期間を定めて雇用する者

（4）パートタイム職員

　　正規職員より労働時間、労働日数が少ない契約により雇用する者

（適用範囲）

第○条　この規則は、前条1項の職員に適用する。

2　パートタイム職員の就業に関する事項については、別に定めるところによる。

3　前項については、別に定める規則に定めのない事項は、この規則を適用する。

（適用除外）

第○条　次の各号のいずれかに該当する者の時間外勤務（第○条）、休憩（第○条）、休日（第○条）の規定は、適用しない。

（1）管理もしくは監督の地位にある者

（2）施設が機密の事務を取り扱う者として指定した者

第1章　総則部分で留意すべき規程

モデル規程

これらについては、労働基準法第41条に該当するものとする。

（規則遵守と各種届出手続）
第○条　職員は、本規則および他の諸規則を遵守し、誠実にその義務を履行し、正しくその権利を行使しなければならない。
2　本規則および本規則に付随する諸規程等に定められた各種届出の手続は、特別の事由がない限り、所定の期日までに行わなければならない。
3　前項の規定に違反した場合には、各種取扱いの適用を受けることができない場合がある。

（勤続年数・年齢の計算方法等）
第○条　勤続年数は入職日から現在日（退職者にあっては退職日、被解雇者にあっては被解雇日）までとする。ただし、1年未満の端数は切り捨てる。
2　勤続年数の計算において、次の期間は勤続年数に算入しない。
　　休職期間、業務外傷病・自己都合欠勤が5日を超える場合、本規則による懲戒処分の出勤停止期間、育児および介護休業期間
3　年齢は、「年齢計算に関する法律」により、誕生日の前日をもって満年齢に達するものとする。
4　週の起算日は、○曜日とする。

（正規雇用への転換制度）
第○条　正規雇用への転換制度については別に定める。

第2章　採用、異動等

（採用選考）
第○条　入職を希望する者は、次の各号に掲げる書類を提出しなければならない。ただし、施設が特に提出不要と認めた場合は、その一部を省略することがある。
　（1）履歴書（提出日前3カ月以内に撮影した写真を添付すること。自筆可能な者については自筆）
　（2）職務経歴書
　（3）健康診断書（提出前3カ月以内に作成されたもの）
　（4）最終学歴の成績証明書（新卒採用の場合のみ）

（5）最終学歴の卒業証書または卒業見込証明書（新卒採用の場合のみ）
（6）各種資格証明書
（7）その他施設の指定する書類

（採用手続）
第○条　施設は、入職を希望する者の中から選考試験を行い、これに合格した
　　者を採用する。

（採用時の提出書類）
第○条　職員として採用された者は、採用された日から○週間以内に次の書類
　　を提出しなければならない。
　　　ただし、施設が特に提出不要と認めた場合は、その一部を省略すること
　　ができる。
　　（1）入職時の誓約書
　　（2）身元保証書または緊急時連絡書
　　（3）個人番号（マイナンバー）の通知カードの写し
　　（4）通勤費支給内容届出書
　　（5）賃金・賞与振込口座指定書
　　（6）扶養家族申請書
　　（7）賃金所得者の扶養控除等（異動）申告書
　　（8）住民票記載事項の証明書
　　（9）源泉徴収票（前職のある者のみ）
　　（10）雇用保険被保険者証（前職のある者のみ）
　　（11）年金手帳または基礎年金番号がわかるもの
　　（12）その他施設が必要とする書類
2　所定の書類を期日までに提出しない場合には、採用を辞退したものとみな
　すことがある。
3　前項の定めにより提出した書類の記載事項に変更を生じたときは、速やか
　に書面で施設に変更事項を届け出なければならない。

（個人番号の利用目的）
第○条　前条第1項第3号において取得した職員または職員の扶養親族の個人
　　番号（マイナンバー）は、以下の目的で利用する。
　　（1）雇用保険届出事務
　　（2）健康保険・厚生年金保険届出事務

第1章　総則部分で留意すべき規程

モデル規程

（３）国民年金第３号被保険者届出事務
（４）職員災害補償保険法に基づく請求に関する事務
（５）賃金所得・退職所得の源泉徴収票作成事務
2　職員の扶養親族の追加により、その扶養親族の個人番号（マイナンバー）
　の提供を求める場合の利用目的も前項に準じる。
3　施設は前々項に定める利用目的に変更がある場合は、速やかに職員に通知
　する。

（身元保証人）
第〇条　身元保証人は、職員の親、または独立の生計を営み公民権を有する成
　年者で施設が適当と認めた者とする。ただし、施設が特に不要と認めた場合、
　定める必要はない。
2　身元保証契約の保証期間は５年間とする。
3　施設は、次の各号のいずれかに該当するときは、身元保証人に対してすみ
　やかに通知する。
　（１）職員が業務上不適任または不誠実であるため、身元保証人に責任が生じ
　　るおそれがあると知ったとき
　（２）職員の任務または任地を変更したため、身元保証人の責任が重くなりそ
　　うなとき、またはその監督を困難にするとき
4　前項の通知を受けた場合、身元保証人は身元保証の契約を解除することが
　できる。

（身元保証人の変更）
第〇条　職員は、次の各号のいずれかに該当する場合は、ただちに新たな身元
　保証人を立て、身元保証書を施設に提出しなければならない。ただし、その
　保証契約期間は、前身元保証契約の契約存続期間とする。
　（１）身元保証人が死亡したとき
　（２）身元保証契約の解除によって、身元保証人を欠いたとき
　（３）身元保証人が前条第１項の要件を欠いたとき
2　職員は、身元保証人の住所および氏名に変更があったときは、その都度施
　設に届け出なければならない。

（試用期間）
第〇条　職員として新たに採用した者については、採用した日から〇カ月間を
　試用期間とする。

2　前項について、施設が特に認めたときは、短縮し、もしくは入社の日から
　　１年を超えない範囲で延長することがある。なお、延長する場合には、２週
　　間前までに職員に通知する。
3　試用期間中または試用期間満了の際、次のいずれかに該当して引き続き職
　　員として勤務させることが不適当と認められた者は、本採用しない。
　（１）採用選考時及び採用時に提出した書類の記載事項または採用選考時に本
　　　　人が述べた内容が、事実と著しく異なると判明したとき、もしくは業務遂
　　　　行に支障をきたすおそれのある既往症を隠していたことが発覚したとき
　（２）不適切な言動があり、または職場における協調性に欠けると判断される
　　　　とき
　（３）正当な理由なく、無断で遅刻したとき
　（４）正当な理由なく、無断で欠勤したとき
　（５）本規則に定める「解雇」の事由に該当したとき
　（６）その他、前各号に順ずる程度の事由があったとき

（労働条件の明示）
第○条　施設は、職員を採用するとき、採用時の賃金、就業場所、従事する業
　　務、労働時間、休日、その他の労働条件を記した労働条件通知書及びこの規
　　則を交付して労働条件を明示するものとする。

（人事異動）
第○条　施設は、業務上必要がある場合に、職員に対して就業する場所及び従
　　事する業務の変更を命ずることがある。
2　施設は、業務上必要がある場合に、職員を在籍のまま関係施設へ出向させ
　　ることがある。
3　前２項の場合、職員は正当な理由なくこれを拒むことはできない。

第3章　休職・復職

（休職事由）
第○条　職員が、次のいずれかに該当するときは、所定の期間休職とする。
　（１）業務外の傷病による欠勤が○カ月を超え、なお療養を継続する必要があ
　　　　るため勤務できないとき
　（２）心身等の故障により労務の提供が不完全であり、その疾患が治癒しない

第1章　総則部分で留意すべき規程

モデル規程

　　　など業務に支障が生じると施設が判断したとき
　（３）前号のほか、特別な事情があり休職させることが適当と認められるとき
２　休職期間中に休職事由が消滅したときは、原則として元の職務に復帰させる。ただし、元の職務に復帰させることが困難又は不適当な場合には、他の職務に就かせることがある。

（休職期間とその取扱い）
第○条　前条第１項の定めにより休職を命じた者については、次の期間を限度として休職期間を定める。

前条第１項第１号および第２号の場合

勤続期間	休職期間
勤続○年未満	なし
勤続○年以上○年未満	○カ月
勤続○年以上	○カ月

２　前項の規定にかかわらず、施設が特に必要と認める場合は期間を延長することがある。
３　施設は、職員に対し休職事由を証明できる書類の提出を命じることができる。なお、当該休職事由が私傷病による場合には、職員を休職させる必要があるかの判断をするために、施設が指定する医療機関への受診及び医師の診断書の提出を命じることがある。この場合、職員は、正当な理由なくこれを拒むことはできない。
４　前項の書類で、有効期間の定めのあるものについては、有効期間満了の都度、また、医師の診断書については、診断書に記載された就業禁止期間満了の都度、改めてこれを提出しなければならない。
５　前条第１項第１号または第２号の休職を命じられた者が、休職期間満了前に復職した場合で、復職後30日を経ないで、再び当該休職事由と同一ないし類似の事由により欠勤したときは、休職を命じる。この場合、休職期間は中断せず、前後の期間を通算する。
６　休職期間は、勤続年数に算入しない。
７　前項までの医師の診断書に関する費用に関しては、職員が原則として負担するものとする。
８　休職期間中は無給とする。ただし、前項３号の休職事由による場合は、その限りではない。

35

9　休職期間中も、社会保険被保険者資格は継続する。なお、休職期間中の社会保険料個人負担分の徴収方法については、「休職に関する覚書」による。

（復職）

第○条　職員は、休職期間中に休職事由が消滅したときは、すみやかに復職願を提出するものとし、復職が適当であると施設が判断し許可した場合には復職させるものとする。

2　施設は、第○条（休職事由）1項1号・2号（私傷病・精神疾患）による場合には、復職が適当であるかどうか判断するために、職員に対して医師の治癒証明書（診断書）の提出を命じることがある。施設が、診断書を発行した医師に対して、面談の上での事情聴取を求めた場合、職員はその実現に協力しなければならない。

3　前項の診断書が提出された場合でも、施設が指定する医師の治癒証明書（診断書）の提出を命じることがある。この場合に、職員が、正当な理由がなくこれを拒否した場合には、職員が提出した診断書を休職事由が消滅したか否かの判断材料として採用しないことがある。

4　前項までの医師の診断書に関する費用に関しては、職員が原則として負担するものとする。

5　復職の際には、原則として休職前の職務に就かせることとする。ただし、やむを得ない事情のある場合には、休職前の職務と異なる職務に配置することがある。

6　休職期間が満了したときは、休職期間の満了の日をもって退職とする。

第4章　服務規律

（服務の基本原則）

第○条　職員は、施設の一員としての自覚と責任に徹し、業務に精励し、就労時間中は自己の業務に専念しなければならない。

2　職務遂行にあたっては、業務上の指揮命令に従うとともに、同僚とも相互に協力して、作業能率の向上に努めつつ、施設の発展に貢献するよう努めなければならない。

3　職員は、本規則および本規則に付随する諸規程等に定める事項を誠実に遵守するほか、職場規律および施設内秩序の維持、健全な職場環境の保持のために施設が行う施策に積極的に協力しなければならない。

第1章　総則部分で留意すべき規程

モデル規程

休職に関する覚書

　社会福祉法人○○○○（以下「甲」という）と、○○○○（以下「乙」という）は、次のとおり覚書を締結する。

第1条　甲は乙に対し、　　年　　月　　日より　　年　　月　　日までの期間、休職を命じる。

第2条　乙は、休職期間中に休職事由が消滅したときは、甲にすみやかに復職願を提出する。甲は、復職が適当であると判断したときは、乙を復職させる。

第3条　復職に際し、甲は、乙に休職前と異なる職場、業務を命ずることができる。

第4条　休職期間中の乙の社会保険料の乙の負担分は、毎月月末までに、甲が指定する次の口座に振込むことにより支払うこととする。その際の振込手数料は、乙が負担するものとする。

銀行名	支店名	預金の種類	口座番号					
		普通 ・ 当座						

第5条　甲は、休職期間中の乙の住民税を普通徴収に切替えることができる。

第6条　乙は、休職期間中、毎月1回乙の状況を甲に報告する。

第7条　乙は、休職期間が満了したときは甲との労働契約が終了し、当然退職となる。

第8条　休職および復職について、本覚書に記載された事項以外については、甲の就業規則によるものとする。

　本覚書の証として本書を2通作成し、記名押印の上、各々1通を所有する。

　　　年　　月　　日

　　　　　　　　　　　　　　　　　　　　甲
　　　　　　　　　　　　　　　　　　　　所在地
　　　　　　　　　　　　　　　　　　　　名称　　社会福祉法人○○○
　　　　　　　　　　　　　　　　　　　　　　　　理事長　　　　　　　　印

　　　　　　　　　　　　　　　　　　　　乙
　　　　　　　　　　　　　　　　　　　　住所
　　　　　　　　　　　　　　　　　　　　氏名　　　　　　　　　　　　印

4　職員は、第○条（研修）に規定する研修の他、施設が実施する就業規則や各種法令遵守等の研修に参加しなければならない。

第○条　服務心得
　職員は常に次の事項を遵守し、服務に精励しなければならない。
（1）職員は、施設の規則および業務上の指示、命令を遵守し、職場の風紀・秩序の維持ならびに能率の向上に努め、互いに人格を尊重し、誠実に自己の職務に専念しなければならない。
（2）業務上の都合により、担当業務の変更または他の部署への応援を命じられた場合は、正当な理由なくこれを拒まないこと。
（3）勤務時間中は職務に専念し、所属長の許可なく職場を離れ、または、他の職員の業務を妨げるなどの行為をしないこと。
（4）職場を常に整理整頓し、清潔を保ち、盗難・火災の防止に努めること。
（5）勤務時の装い（衣服・髪型・化粧・アクセサリー・爪等）は、常に清潔を保ち、過度に華美な印象を与えるものは避けること。
（6）職務に関し、不当な金品の借用または贈与の利益を受けないこと。
（7）職務に関連し、自己または第三者のために施設の取引先等から金品、飲食等不正な利益供与を受けないこと。
（8）自己または第三者のために、職務上の地位を不正に利用しないこと。
（9）所定の届出事項に異動が生じたときは、すみやかに届け出ること。
（10）正当な理由なく、業務上または規律保持上の必要により実施する所持品検査を拒んではならない。
（11）業務上必要な場合に施設が行う、調査事項について協力しなければならない。
（12）職員は、職場において性的言動を行い、それに対する職員の対応により、当該職員に対し、その労働条件に不利益を与えたり、または当該職員の職場環境を害してはならない。
（13）前号の性的言動ないしし、類似の形態の行為により、職員の有する具体的職務遂行能力の発揮を阻害ないしその恐れを発生させてはならない。
（14）職員は、職場において、職権等の立場または職場内の優位性を背景にして、個々の職員の人格や尊厳を侵害する言動を行うことにより、その職員や他の職員に身体的・精神的苦痛を与え、職員の健康や就業環境を悪化させてはならない。
（15）職員が、故意または過失により施設に損害を与えたときは、その損害を賠償させる。ただし、過失の場合はその事情により損害賠償を減免する

第1章　総則部分で留意すべき規程

> ### モデル規程

　　　こともある。

（16）施設の車両、器具、その他の備品を大切にし、消耗品は節約し、書類
　　は丁重に取り扱うとともに、その保管にも十分注意すること。

（17）施設の許可なく、業務以外の目的で、施設の施設、機械器具、金銭、
　　その他の物品を他人に貸与し、または、持ち出さないこと。

（18）施設の許可なく、施設内で組合活動、政治活動、宗教活動等、業務に
　　関係のない活動は行わないこと。また、施設外においても職員の地位を利
　　用して、施設で働いている者に対して同様の行為を行わないこと。

（19）施設の許可なく、施設内で演説、集会、文書配布、募金、署名活動等
　　業務に関係のない行為を行わないこと。

（20）職務上知り得た施設の秘密または重要な機密に関する事項、利用者、
　　入所者等の顧客情報、職員等の個人情報および施設の不利益となる事項を
　　他に漏らさないこと（退職後においても同様とする）。

（21）施設の文書類または物品を施設外の者に交付、提示する場合は、施設
　　の許可を受けなければならない。

（22）施設の許可または命令なく、在籍のまま他の施設等の業務に従事し、
　　または個人的な事業を営んではならない。

（23）施設の許可なく、自ら施設の業務と競争になる競業行為を行ってはな
　　らない。退職後においても施設の営業秘密その他の施設の利益を害する不
　　当な競業行為を行ってはならない。

（24）施設の内外を問わず、施設の名誉・信用を傷つけ、または施設の利益
　　を害する行為をしてはならない。

（25）施設内においては、定められた場所以外では喫煙しないこと。

（26）勤務中に飲酒、放歌、私語、私用電話等をしないこと。

（27）職員間の金銭貸借をしないこと。

（セクシュアルハラスメントの定義）

第○条　セクシュアルハラスメントとは、職場における性的な言動に対する職
　　員の対応等により当該職員の労働条件に関して不利益を与えること、または
　　性的な言動により他の職員の就業環境を害することをいう。

2　前項の職場とは、勤務先のみならず、職員が業務を遂行するすべての場所
　　をいい、また就業時間内に限らず、実質的に職場の延長と見なされる就業時
　　間外の時間を含むものとする。

3　第1項の「他の職員」とは、直接的に性的な言動の相手方となった被害者
　　に限らず、性的な言動により就業環境を害されたすべての職員を含むものと

39

する。

（セクシュアルハラスメントの禁止）

第○条　すべての職員は、他の職員を業務遂行上の対等なパートナーと認め、職場における健全な秩序ならびに協力関係を保持する義務を負うとともに、職場内において次の各号に掲げる行為をしてはならない。

（1）不必要な身体への接触

（2）容姿および身体上の特徴に関する不必要な発言

（3）性的および身体上の事柄に関する不必要な質問

（4）プライバシーの侵害

（5）うわさの流布

（6）交際・性的関係の強要

（7）わいせつ図画の閲覧、配布、掲示

（8）性的な言動への抗議または拒否等を行った職員に対して、解雇、不当な人事考課、配置転換等の不利益を与える行為

（9）性的な言動により他の職員の就業意欲を低下せしめ、能力の発揮を阻害する行為

（10）その他、他の職員に不快感を与える性的な言動

2　所属長は、部下である職員がセクシュアルハラスメントを受けている事実を認めながら、これを黙認する行為をしてはならない。

（セクシュアルハラスメントの相談窓口の設置と対応）

第○条　施設は、セクシュアルハラスメントに関する相談および苦情処理の相談窓口を設ける。その責任者は○○○○とする。

2　セクシュアルハラスメントの被害者に限らず、すべての職員はセクシュアルハラスメントが発生するおそれがある場合、相談および苦情を○○○○に申し出ることができる。

3　相談者からの事実確認の後、相談者の人権に配慮した上で、必要に応じて行為者、被害者ならびに他の職員等に事実関係を聴取する。

4　前項の聴取を求められた職員は、正当な理由なくこれを拒むことはできない。

5　セクシュアルハラスメント行為が認められた場合、施設は、問題解決のための措置として、懲戒処分の他、行為者の異動等被害者の労働条件および就業環境を改善するために必要な措置を講じる。

6　施設は、相談および苦情への対応に当たっては、関係者のプライバシーを保護すると共に、相談をしたこと、または事実関係の確認に協力したこと等

第1章　総則部分で留意すべき規程

> モデル規程

を理由として不利益な取扱いは行わない。

7　施設は、セクシュアルハラスメントの事案が生じた時は、周知の再徹底および研修の実施、事案発生の原因と再発防止等、適切な再発防止策を講じることとする。

（パワーハラスメントの定義）

第○条　パワーハラスメントとは、原則として、職場において、職権等の立場または職場内の優位性を背景にして、個々の職員の人格や尊厳を侵害する言動を行うことにより、その職員や他の職員に身体的・精神的苦痛を与え、職員の健康や就業環境を悪化させることをいう。

2　前項の職場とは、勤務先のみならず、職員が業務を遂行するすべての場所をいい、また就業時間内に限らず、実質的に職場の延長と見なされる就業時間外の時間を含むものとする。

3　第1項の「職権等の立場または職場内の優位性」とは、上司から部下への関係に限るものではなく、部下から上司、同僚同士等、様々な関係が該当する。

4　第1項に規定する「他の職員」とは、施設内の職員に限らず、施設外の職員も含むものとする。

（職場のパワーハラスメントの禁止）

第○条　職員は、部下・同僚・後輩等に対して次の各号に掲げるパワーハラスメント行為をしてはならない。

（1）人格を傷つけるような暴言や身体的暴力行為を行うこと

（2）仕事上のミスについて、一方的にしつこくまたは大勢の職員が見ている前で責め続けること

（3）大声で怒鳴ること。机を激しく叩くこと

（4）仕事を故意に与えないこと。無視をすること

（5）法令違反の行為を強要すること

（6）不当な異動や退職を強要すること。解雇をちらつかせること

（7）明らかに達成が不可能な職務を一方的に与えること

（8）故意に必要な情報や連絡事項を与えないこと

（9）業務に必要がないこと（プライベートな用事等）を強制的に行わせること

（10）その他前各号に準ずる言動を行うこと

（パワーハラスメントの相談窓口の設置と対応）

第○条　施設は、パワーハラスメントに関する相談及び苦情処理の相談窓口を

設ける。

　その責任者は○○○○とする。

2　パワーハラスメントの被害者に限らず、すべての職員はパワーハラスメントが発生するおそれがある場合、相談及び苦情を○○○○に申し出ることができる。

3　相談者からの事実確認の後、相談者の人権に配慮した上で、必要に応じて行為者、被害者ならびに他の職員等に事実関係を聴取する。

4　前項の聴取を求められた職員は、正当な理由なくこれを拒むことはできない。

5　パワーハラスメント行為が認められた場合、施設は、問題解決のための措置として、懲戒処分の他、行為者の異動等被害者の労働条件および就業環境を改善するために必要な措置を講じる。

6　施設は、相談および苦情への対応に当たっては、関係者のプライバシーを保護すると共に、相談をしたこと、または事実関係の確認に協力したこと等を理由として不利益な取扱いは行わない。

7　施設は、パワーハラスメントの事案が生じた時は、周知の再徹底および研修の実施、事案発生の原因と再発防止等、適切な再発防止策を講じることとする。

（機密情報等の保護）

第○条　職員は、業務上または業務外で知り得た施設及び利用者、入所者等の顧客に関する情報、その他業務に関する一切の情報の管理に十分な注意を払うものとし、当該情報を他に漏洩し、または個人的に使用する等をしてはならない。また、自らの業務に関係のない施設及び顧客の情報を不当に取得してはならない。

2　職員は、職場または職種の異動あるいは退職（解雇の場合を含む）時に、自ら管理していた施設及び利用者、入所者等の顧客に関する情報、その他業務に関する一切の情報帳簿類をすみやかに返却しなければならない。

3　前1項に掲げる情報については、施設に雇用されている期間はもとより、退職後または解雇された後においても、他に漏洩し、または個人的に使用する等してはならない。

（パソコン通信等の管理）

第○条　施設は、施設内機密、業務方針、利用者、入所者等の顧客情報、職員の個人情報などの漏洩を防止するため、または施設内のパソコン環境を良好に保つため、必要に応じてサーバー上のデータ等を調査することができる。

Q1 労働時間や休日の適用除外となる管理監督者を、管理者および生活相談員とし、割増賃金を支払わないことは問題ない。

　労働基準法では、管理監督者の定義として「経営者と一体的な立場にあり、経営管理や職員への指揮命令の必要上、労働時間の規制を超えた活動が要請され、労働時間の拘束性がなく出退勤は自由裁量とされている」としています。

役職名ではなく実態が問われますので、一律に管理者及び生活相談員＝管理監督者とは言えず、「労働時間の管理を受けない」、「一般職員と比較して賃金面が優遇されている」、「人事権（採用の決定権や人事評価の最終考課者）がある」、「経営権（予算編成や会議等での決定権）がある」、この4点を満たしていれば管理監督者であると言えます。

したがってこのQの答えは×です。

Q&A　○×どっち？

新聞・雑誌の求人広告に掲載した月例賃金を下げて、採用することに問題ない。

　　求人広告は、あくまでも募集のために行われるものであり、広告の中身がそのまま労働契約の内容になるものではありません。
　　したがってこのQの答えは○です。
　判例でも、「求人広告に記載された基本給額は見込額であり、最低額の支給を保障したわけではない。」としており、求人広告記載の労働条件と、労使で合意した労働契約の内容が異なる場合に、労働契約の内容が優先されるとしています。
　ただし、事業所は、雇入れ時に、賃金や労働時間等の労働条件について、書面を交付する方法で労働者に明示しなければならず、その明示された労働条件が、事実と異なる場合は、労働者は即時に労働契約を解除できる旨、労働基準法に定められています。

労働者を雇い入れる場合、労働条件は口頭で十分説明すれば、特に書面を交付しなくてもよい。

1. 労働契約の期間、2. 就業の場所・従事する業務の内容、3. 始業・終業時刻、所定労働時間を超える労働の有無、休憩時間、休日、休暇、交替制勤務をさせる場合は就業時転換に関する事項、4. 賃金の決定・計算・支払いの方法、賃金の締切り・支払いの時期に関する事項、5. 退職に関する事項（解雇の事由を含む）については、「書面」の交付が必要です。したがって、このQの答えは×です（労働基準法第15条）。なお、P.18に労働条件通知書（モデル様式）がありますので、ご活用下さい。

試用期間中の職員が、あいさつもしないし、書類の提出を求めると、誤字脱字が多く、提出の締切りを守らない。
協調性も乏しく、職員全員参加の施設内清掃にも参加しない。指導しても、改善の見込みは薄いと判断し、特段、繰り返しの業務指導を行わずに、試用期間終了時で、能力不足・勤務態度不良ということで本採用を拒否し退職してもらう予定だが……。

Q&A ○×どっち？

試用期間中、または試用期間後の本採用拒否は、解雇と同様、客観的合理性と社会的相当性が認められる場合に限られます。したがってこのQの答えは×となります。就業規則に本採用を拒否する場合の事由を明記し、それに基づき入職前にしっかりとと説明する必要があります。問題行動があれば、その都度、具体的に注意・指導を行ない、その記録を保存しておくことがポイントとなります。

就業規則で職員を定義付けする際、正規職員より労働時間の短い時給者を、すべてパートタイマーと定義付けしたが……。

法律的には「アルバイト」も「パートタイマー」に違いはなく、「1週間の所定労働時間が通常の労働者の1週間の所定労働時間に比べて短い労働者」と定められています。

また労働基準法では、「アルバイト」や「パートタイマー」以外にも、正職員、契約職員、臨時職員などの区別はなく、すべて「労働者」とされており、雇用形態などで違いはありません。したがってこのQの答えは○です。

Q6

正職員に対し、年2回の賞与を支給しているが、パートタイマーには支給していない。現状、パートタイマーに対して、雇用契約書も発行せず、就業規則（本則）はあるがパートタイム規程は作成していない。
この場合でも、規則上はパートタイマーにも賞与を支給しなければならない。

A

　　パートタイマー用の規則が整備されていなければ、原則として就業規則（本則）がパートタイマーにも適用されます。たとえ雇用契約書に「賞与なし」と明記しても、労働契約と就業規則の内容が矛盾する場合、就業規則の内容の方が職員にとって有利な内容であるならば、その部分に関しては、就業規則の内容が適用されますので、この場合のQは○です。

　これは他の手当や懲戒処分等にも、同様のことがいえます。

Q&A 〇×どっち?

職員がマイナンバーの提供や、本人確認を拒否した場合は、懲戒処分などを行い、強制的に収集しなければならない。

　事業所へのマイナンバーの提供は、法令上、努力義務となっており、強制は好ましくありません。したがってこの場合のQは×です。

　現行法上、マイナンバーの届出義務が努力義務になっているため、拒否したことを理由に、懲戒処分を行うことは、合理性がないと認められると、懲戒権の乱用に該当する可能性があります。

　あくまで協力・理解を求める姿勢が基本であり、職員からマイナンバーの提供を拒否されても、各種届出関係は受理を拒否されることはなく、事業所への罰則もありません。なお、職員から拒否された場合は、提供を求めた経過等を記録、保存することが求められます。

マイナンバーを取り扱ううえで、本人確認書類や、マイナンバーが記載された申告書等の書類は、（何があるか分からないので）すべて保存しておくべきである。

　所管法令で、一定期間の保管が義務付けられている申告書の保存は必要ですが、本人確認書類は保存義務がありません。この場合のQは×です。
　一方、一定期間の保管が義務付けられている申告書等は、下記の表通りになります。なお、マイナンバーは法令で定められた用途で使用する場合に限り、保管が認められています。
　そのため、マイナンバーを使用する業務が終了したら、速やかに、廃棄する必要があります。

一定期間の保管が義務付けられている申告書

	書類名	保管期間
社会保険関係	雇用保険関係書類	退職した日から4年間
	労災保険関係書類	退職した日から3年間
	健康保険・厚生年金保険に関する書類	退職した日から2年間
税関係	扶養控除等申告書	提出期限の属する年の翌年
	退職所得の受給に関する申告書	1月10日の翌日から7年間

Q&A ○×どっち？

Q9 就労外の目的で「短期滞在」の在留資格の外国人に対して、長期雇用を前提とした採用をすべく、在留資格の変更を行うことは可能か？

これは×です。原則として「短期滞在」から他の在留資格への変更はできません。採用する場合は、一度帰国し改めて外国の日本大使館や領事館等で入国目的に対応する査証の発券申請および発給を受けたうえで日本に入国する必要があります。

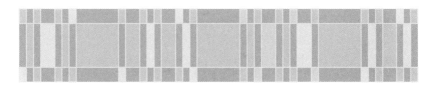

外国人労働者について、他の日本人職員より低い金額で雇い入れることは問題ない。

「外国人」を理由として、他の日本人職員と差をつけることはできません。したがってこのケースは×です。労働基準法第3条では、「使用者は労働者の国籍、信条又は社会的身分を理由として、賃金・労働時間その他の労働条件について差別的取扱いをしてはならない。」と定めています（6ヵ月以下の懲役または30万円以下の罰則規定もあります）。日本で外国人を雇用するときには、同じ職種・同じような雇用形態（正社員・パート等の区別）で働いている他の日本人従業員と全く同じ労働条件（給与・労働時間など）の下で雇用しなければなりません。

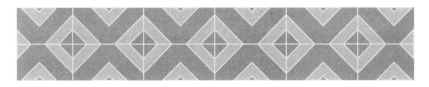

Q&A ○×どっち？

Q11 新たに採用した外国人職員が、社会保険への加入を承諾しない場合は、加入させなくてよい。

　日本で採用され日本にある会社で働く外国人は、日本人と同様、法律上定められている加入の条件に当てはまった場合、健康保険や厚生年金保険はもちろん、労災保険や雇用保険にも加入することが義務付けられています。したがってこのケースは×です。

　加入の有無について選択権がある訳ではない点を十分に説明し、加入を説得するしかありません。また、年金については、日本を出国時に請求すれば払った保険料の一部が戻ってくる、脱退一時金や自国の社会保障制度との保険料金・加入期間の通算（社会保障協定を結んでいる外国出身職員の場合）制度も説明する必要があります。

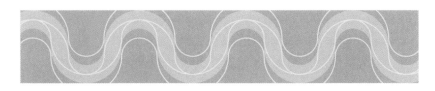

53

Q12 初めて外国人労働者を３名雇入れる際、母国語の就業規則を必ず作成しなければならない。

必ず外国語の就業規則を作成しなければならない、という規則はありませんが、外国人を１人でも雇い入れた場合、その外国人のためにも、また事業所のためにも、その外国人が理解できる就業規則の翻訳版を作成して本人に渡すのが好ましいです。「必ず作成する」ものという点では×です。しかし外国人にとっては、日本で初めて働く場合は特に、自国の労働慣行や労働法と大きく違っている日本で、さらに個々の事業所独自に定めているルールを、日本語で理解してください、というのは厳しいです。

　事前に理解できる言語で作成された就業規則を読み、理解しておくことによって、その後の勤務がスムーズにいくことはもちろん、「知らなかったばかりに」起こる無用なトラブルを起こすことがありません。

第2章

服務規律、懲戒処分で留意すべき規程

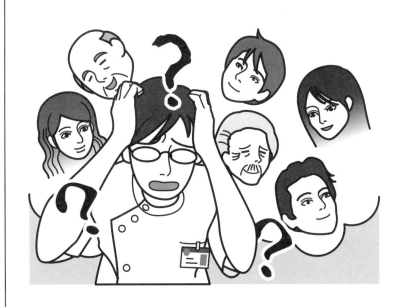

1.組織の拡大に伴い 秩序維持のルールを

　服務規律とは、一言でいえば、職員が組織の構成員として守るべきルール（行為規範）です。

　服務規律に反することは事業所の秩序を乱すことであり、懲戒処分の対象となり得ると考えられます。

　これは介護現場に限ったことではありませんが、組織が大きくなるにつれ組織の意向に反した言動・行動をする問題職員が現れ、場合によっては大きなリスクになる可能性もありますので、しっかりとした整備が求められます。

　服務の基本原則・服務心得という点ですが、服務規律は、事業所の考え方を職員に伝達するため、また無用なトラブルを防ぐためにも、なるべく詳細に定めるべきです。

　ただ、気をつけたいのは、「事業所は職員を自由に懲戒処分できるわけではない」ということです。特に就業規則に懲戒事項が規定されていると、その傾向が強いようです。

　就業規則に懲戒事項が規定されていれば、懲戒処分を行う際にある程度の根拠にはなりますが、その懲戒行為と処分のバランスに問題があった場合は、懲戒権の乱用と取られ懲戒処分そのものが無効とされることもありますので慎重な取扱いが必要です。

第2章　服務規律、懲戒処分で留意すべき規程

服務規定の一般的な規定項目

職務専念義務	就労中は職務遂行のみに専念し、他の活動は行わない義務。具体例としては、出退勤の時間順守、健康維持、兼業・競業禁止、情報保全、事業所の信用保全など。
秩序順守義務	「誠実義務・忠実義務」。就業時間中は事業所内外を問わず、事業所の利益を侵害してはならない。政治活動・宗教活動、マルチ商法等の制限などが該当する。
施設管理義務	事業所の施設使用については、事業所の管理に従う義務。事業所の施設使用についての法順守、物品持ち出しの禁止など。

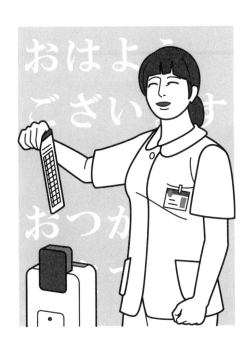

2.服務規律の主な項目

　服務規律の主な項目は、以下の5つです。

　第1に勤務態度です。

　勤務態度が悪い職員に対して、解雇できる旨を服務規律に定めたとしても、それが直ちに有効になるとは言えません。通常であれば、口頭注意→文書注意→始末書の提出→減給や減俸などのステップをたどっていきます。

　この際、後々争いになった場合を想定し、しっかりとした記録をとることも重要なポイントになります。「遅刻が多い」など、他の職員と比べて仕事ができない等の問題事例についても、同様のステップになります。

　第2に、情報漏えいの防止です。

　介護現場における個人情報や機密情報の漏えい問題は、社会的信用を失墜させるだけでなく、苦情への対応なども大きな負担となります。多くの事業所では、まだまだ情報漏えいに対する、リスクマネジメントの認識が希薄な印象を受けます。情報漏えいが起こる原因で最も多いのが、職員が無意識に個人情報などを利用者や家族に話してしまったり、PCや携帯からインターネット上に無断で情報を掲載したり、ウイルス感染などによって職員のPCから外部に流出してしまうケースです。

第2章　服務規律、懲戒処分で留意すべき規程

　次いで、職員の不注意で引き起こされる紛失。悪意を持って意図的に行われるケースは多くはありませんが、管理者としては、何らかの対応策を講じなければなりません。

　この対応方法としては、入職時に機密保持契約を結ぶことですが、現時点でそのような取り組みをしていなければ、在職中の職員にも契約を締結されることをお勧めします。また、退職時についても、再確認の意味も兼ねて説明や念書をかわすことも効果的です。

　第3に、兼業の禁止です。

　多くの事業所では、就業規則内に「兼業禁止」の規定を定めています。従って、これ以上の対応策は不要と考えられているケースがほとんどで、職員は、事業所に対して「職務専念義務」を負います。つまり、職務に専念し、誠実に業務を遂行しなければならない、ということです。その点から、本来の業務以外の業務に就く、いわゆる兼業を禁止することは妥当といえます。

　ただ、このような規定を、プライベートな時間にまで及ぼすことができるかという問題があります。上記の職務専念義務が当てはまるかといえば、原則として禁止条項は就業時間中であって、就業時間外は、本人の自由な時間となります。

　ただ、プライベートな時間であったとしても、事業所の名誉を傷つけるような行為や飲酒運転は禁止できます。

　兼業についても、事業所の信用に与える影響や、本業に与える影響を判断基準にしますので、兼業禁止規定が、絶対的な効力を持っているわけではありません。兼業が問題ないかどうかを、職員が勝手に判断していいものではなく、事業所にどのような影響があるかは、事業所側が判断する必要があり、したがって、兼業を事業所の許可制にするという規定を設けるのは有効です。

　第4に所持品検査です。

59

事業所内で、利用者あるいは職員の持ち物がなくなるという事件が起きた際、事業所としての姿勢が問われます。

　最近の就業規則でよく見られる項目ですが、介護業界では、この規定に対し否定的な意見を示す事業所も少なくありません。

　職員を疑うという姿勢は決して好ましくありませんが、人間関係の悪化を防ぎ、職員の無実を証明するという意図を示すことで、理解はされやすくなるかと思います。

　第５にマイカー通勤についてです。

　地域により大きく異なる部分ですが、都心部などでは明確に禁止している事業所もあります。認めていれば問題ありませんが、特に介護現場においては夜勤従事者も多く、禁止しているにも関わらず隠れてマイカー通勤する職員もいます。

　事業所の中には禁止しているにもかかわらず、黙認していることもあるようです。この点については事業所としての対応を明確にするとともに、夜勤明けで睡眠不足の職員等に対する対応も、しっかりと整備していく必要があります。

第2章　服務規律、懲戒処分で留意すべき規程

秘密保持誓約書（職員入職時用）

年　　月　　日

社会福祉法人○○会
理事長　　○○○○　殿

住所

氏名　　　　　　　　　　　印

　私は、この度、貴会へ入職するにあたり、以下の事項を遵守することを誓約いたします。

1．私は、貴会の就業規則、機密管理規程ならびに服務に関する諸規定を遵守し、職員として誠実に職務を履行いたします。
2．私は、貴会の機密情報を、在職中はもちろんのこと、退職後も、貴会の許可なくして、第三者または貴会と競業する事業者に開示・使用もしくは漏洩しないことを確約します。
　　なお、機密情報とは、法人が管理している利用者、家族及び関連情報その他の事業活動に有効な情報であって、公然と知られていないものをいいます。
3．私が入職以前に知り得た第三者の機密情報は、その第三者の了解なしに貴会に開示もしくは漏洩しないとともに、貴会における業務を遂行するにあたり不正に使用しないことを確約いたします。
4．私は、本書に違反した場合、民事上ならびに刑事上の法的な責任を負担することもあり、また、場合によっては解雇されることもあり得るとの説明を貴会より受けましたので、その旨了解いたしました。

以　　上

秘密保持誓約書（職員退職時用）

年 月 日

社会福祉法人○○会
理事長 ○○○○ 殿

住所

氏名 印

　今般、貴会を退職するに当たり、私は、下記の事項を守り、貴会にご迷惑をかけないことをここに誓約します。

記

第1条　私は、在籍中に従事した業務において知り得た貴会（関係法人を含む）が管理している機密情報について、退職後においても、これを他に開示・漏洩したり、自ら使用しないことを誓約します。

第2条　私は、在籍中に入手した文書、資料、写真、サンプル、記憶媒体等業務に使用したものは、現状のまますべて返却するとともに、そのコピー及び関係資料等も返還し、よって、一切保有していないことを誓約します。

第3条　私は、機密情報が貴会に帰属することを確認し、貴会に対して機密情報が私に帰属する旨の主張をしないことを誓約します。

第4条　私は、退職後2年間は、貴会と競業する地域において、競業する事業体を自ら開業しないことを誓約します。

第5条　貴会（関係法人を含む）の職員に対し、退職の勧誘、引抜き行為等をしないことを誓約します。

以　上

第2章　服務規律、懲戒処分で留意すべき規程

3.増大するハラスメント件数 とその対策

　近年、ハラスメントにかかわる労働相談件数が増加傾向にあるなか、介護業界内でもハラスメントは高い発生率になっています。

　介護現場は、20代から60代まで幅広い年齢層職員が勤務している点が特徴です。業界の歴史自体が浅く、様々な業界から人が集まって構成されている集合体のため、意見の相違が大きい点などがあげられます。

　その他にも、業務特性から過度のストレスが日常的にかかっていて感情のコントロールができないことも大きな原因の1つです。

　上司が部下に対して行うパワーハラスメントは民間企業でもありますが、同様に介護の業界でもパワーハラスメントは存在しているのです。

　ここで、ある事例をご紹介します。

　ある介護職員が、上司から精神的な嫌がらせを継続的に受けていました。その嫌がらせは次第に悪化し、さすがにその介護職員はこれ以上続けていくことが難しいと考えるようになり、退職ということも次第に考え始めていました。すっかりモチベーションが下がってしまったその職員は、ある日、入居者の介護をしている時に、誤って転倒させてしまったのです。幸い、その入居者に大きなケガなどはありませんでしたが、あやうく大きなトラブルになるところでした。

　この問題をどのように考えますか。これは、普通にあり得る問題です。悪いのはハラスメントを行っている上司でしょうか。モチベー

63

ションが下がってしまった職員でしょうか。筆者の意見としては、最も責任があるのは事業所の管理体制です。

　このような問題が発生した場合、問題に関与した当事者の責任が問われますが、本来、問われるべきなのは、職員への適切な教育や配慮を欠いた事業所なのです。

　上司のハラスメントに対する認識不足やハラスメントが行われていた現状への認識不足、職場環境への配慮不足など様々な問題が考えられます。

　介護従事者には専門職のスキル以外の教育も必要です。この部分が抜け落ちているケースが介護現場には非常に多く、その結果がハラスメントを増大させる状況に至っているのです。

■

　それでは、ハラスメント対策はどのように行えばいいのでしょうか。
　第1に研修、勉強会です。

　そのなかでも、最も重要かつ効果的と考えているのは「接遇研修を通しての倫理教育」です。接遇研修というと、お辞儀や言葉づかいなどを想像されるかも知れませんが、大事なのはは心の接遇、いわゆる「意識」の部分です。

　この意識の部分がしっかりしないうちに、表面だけの接遇研修を行っても現場では活用されません。ここがコミュニケーションやモチベーション、様々な必須スキルの基盤となるのです。そして、この介護従事者としてのプロ意識が確立してから、ハラスメントに対する研修や勉強会を行います。

　ハラスメントに関しては、定義・分類など知識も必要ですが、事業所内で取り組むべき実際の課題を、研修や勉強会のテーマに掲げることがより効果的です。このような研修を実施すると、飛躍的に職員間のコミュニケーションが高まっていくのを、筆者は実際に何度も見て

います。

第2に就業規則への規定です。

事業所内の取り決めを、就業規則に反映させることも大切です。一般的には服務規定や懲戒規定などに明文化されていますが、抽象的な表現での記述が多く見受けられます。ハラスメントの定義、および懲戒事由については、より具体的に記述しておくことが、何かあった際に事業所を守ることにつながります。最近では罰則等を明確にして強化していく傾向もあります。

また、これ以外のハラスメントとして利用者からのハラスメントがあります。

通常、ハラスメントといえば内部的な問題になりますが、介護業界の場合、顧客である利用者やご家族からのハラスメントのリスクもあります。認知症や不穏状態で職員に暴力や暴言を振い、問題となるケースも少なくありません。

このような場合は、職員に過度のストレスがかかりますので、事業所側は何らかの対応を求められます。まずは特定の職員に対するハラスメントであれば、担当を変更してみたり、ローテーション制にしてみる、あるいは利用者への注意も必要です。

ここでよくあるのは利用者＝お客様ということで、職員がハラスメントにあっているにもかかわらず、事業所側が見て見ぬ振りをして放置してしまうケースです。これに対応せず、職員に何等かのストレス性疾患等が発症した場合、事業所側の職場環境保全義務違反を問われることになります。

ヒヤリハット ／ 事故　報告書

報告年月日：　　　　年　　　月　　　日
報告者氏名：

利用者氏名	様	発生日時	年　　　月　　　日　　　：

発生場所	

発見状況	

対応内容	

発生原因	利用者の問題	
	環境の問題	
	職員の問題	

具体的な再発予防策	

事後対応	ご本人様に対して	報告： 不要 ・ 必要 ・ 済	謝罪： 不要 ・ 必要 ・ 済
		(内容・方法)	
	ご家族様に対して	報告： 不要 ・ 必要 ・ 済	謝罪： 不要 ・ 必要 ・ 済
		(内容・方法)	
	第三者に対して	報告： 不要 ・ 必要(保険者 ・ その他：　　　　)	
		(内容・方法)	
	法人内において	報告： 不要 ・ 必要(　　　　　　　　)	
		(内容・方法)	

確認	管理者：	ケアマネ：	相談員：

最終結果	月　　日(　　　　　　　　　　　　　　　　)

最終確認-1	最終確認-2

第2章 服務規律、懲戒処分で留意すべき規程

始末書／指導内容確認書

報告年月日： 　年　　月　　日
氏　　名：

発生日時	年　　月　　日	指導担当者	

問題となる 事案概要	

	原因-1	具体的内容
発生原因	原因-2	具体的内容
	原因-3	具体的内容

担当者からの 指導内容	

具体的な 再発予防策	

社会法人○○会　理事長　殿
　本件に関し指導内容を確認の上、再発防止策を遂行し、業務に努めることを約します。
　　　　　　　　　　　　年　　月　　日　　　氏名　　　　　　　　印

確認	管理者：	ケアマネ：	相談員：

最終確認-1	最終確認-2

67

4.参考にしたい人事院の「懲戒処分の指針」

　就業規則に規定がなければ、どのような問題職員に対しても懲戒処分を行うことはできません。

　また、懲戒処分を行う場合には、その内容も可能な限り具体的に明記しておく必要があります。懲戒規定を定めずに懲戒処分を行った場合、当面の処分は可能かも知れませんが、訴訟になった場合、根拠規定が存在しないということで懲戒処分が無効となり、過去にさかのぼって減額した給与、不利益を被った程度に応じた損害を賠償する義務の発生も否定できません。

　懲戒処分の項目と程度についてですが、この点について参考になるのは「人事院の懲戒処分の指針」です。そのまま当てはめることはできませんが、処分の程度を確認するためにはとてもよい資料ですので、就業規則（本則）とは別に、具体的な内容を定め、職員へ周知することをお勧めします。

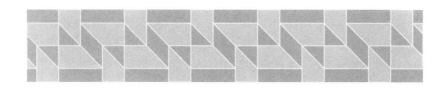

第2章　服務規律、懲戒処分で留意すべき規程

●参考　人事院の懲戒処分の指針

第1　基本事項本指針は、代表的な事例を選び、それぞれにおける標準的な処分量定を掲げたものである。

具体的な量定の決定に当たっては、

・非違行為の動機、態様及び結果はどのようなものであったか

・故意または過失の度合いはどの程度であったか

・非違行為を行った職員の職責はどのようなものであったか、その職責は非違行為との関係でどのように評価すべきか

・他の職員及び社会に与える影響はどのようなものであるか

・過去に非違行為を行っているか

等のほか、適宜、日頃の勤務態度や非違行為後の対応等も含め総合的に考慮のうえ判断するものとする。

個別の事案の内容によっては、標準例に掲げる量定以外とすることもあり得るところである。なお、標準例に掲げられていない非違行為についても、懲戒処分の対象となり得るものであり、これらについては標準例に掲げる取扱いを参考としつつ判断する。

第2　懲戒処分の種類

国家公務員法第82条・地方公務員法第29条の規定に基づき、職員の行った非違行為に対して行う次の処分

・免職……職員を懲罰として勤務関係から排除する。

・停職……職員を懲罰として職務に従事させない。

・減給……職員の給料を減給して支給する。

・戒告……職員の非違行為の責任を確認し、その将来を戒める。

69

第3 標準例

1 一般服務関係

（1）欠勤

　ア　正当な理由なく10日以内の間勤務を欠いた職員は、減給又は戒告とする。

　イ　正当な理由なく11日以上14日以内の間勤務を欠いた職員は、停職とする。

　ウ　正当な理由なく15日以上の間勤務を欠いた職員は、免職とする。

（2）遅刻・早退

　正当な理由なく勤務時間の始めまたは終わりに繰り返し勤務を欠いた職員は、戒告とする。

（3）休暇等の虚偽申請

　特別休暇等について虚偽の申請をした職員は、減給または戒告とする。

（4）勤務態度不良

　勤務時間中に職場を離脱する等職務を怠り、公務の運営に支障を生じさせた職員は、減給または戒告とする。

（5）職場内秩序びん乱

　ア　暴行により職場の秩序を乱した職員は、停職または減給とする。

　イ　暴言により職場の秩序を乱した職員は、減給または戒告とする。

（6）虚偽報告

　事実をねつ造して虚偽の報告を行った職員は、減給または戒告とする。

第2章　服務規律、懲戒処分で留意すべき規程

（7）違法な職員団体活動

　ア　同盟罷業、怠業その他の争議行為を行った職員は、減給または戒告とする。

　イ　同項に規定する違法な行為を企て、またはその遂行を共謀し、そそのかし、若しくはあおった職員は、免職または停職とする。

（8）秘密漏えい

　　職務上知ることのできた秘密を漏らし、公務の運営に重大な支障を生じさせた職員は、免職または停職とする。

（9）個人の秘密情報の目的外収集

　　その職権を濫用して、専らその職務の用以外の用に供する目的で個人の秘密に属する事項が記録された文書等を収集した職員は、減給または戒告とする。

（10）政治的目的を有する文書の配布

　　政治的目的を有する文書を配布した職員は、戒告とする。

（11）兼業の承認等を得る手続きのけ怠

　　営利企業の役員等の職を兼ね、若しくは自ら営利企業を営むことの承認を得る手続または報酬を得て、営利企業以外の事業の団体の役員等を兼ね、その他事業若しくは事務に従事することの許可を得る手続を怠り、これらの兼業を行った職員は、減給または戒告とする。

（12）セクシュアル・ハラスメント

　ア　暴行若しくは脅迫を用いてわいせつな行為をし、または職場における上司・部下等の関係に基づく影響力を用いることにより強いて性的関係を結び若しくはわいせつな行為をした職員は、免職または停職とする。

　イ　相手の意に反することを認識の上で、わいせつな言辞、性

71

的な内容の電話、性的な内容の手紙・電子メールの送付、身体的接触、つきまとい等の性的な言動（以下「わいせつな言辞等の性的な言動」という。）を繰り返した職員は、停職または減給とする。

ウ　イの場合においてわいせつな言辞等の性的な言動を執拗に繰り返したことにより相手が強度の心的ストレスの重積による精神疾患に罹患したときは、当該職員は免職または停職とする。

エ　相手の意に反することを認識の上で、わいせつな言辞等の性的な言動を行った職員は、減給または戒告とする。

（注）処分を行うに際しては、具体的な行為の態様、悪質性等も情状として考慮のうえ判断するものとする。

2　公金官物取扱い関係

（1）横領

公金または官物を横領した職員は、免職とする。

（2）窃取

公金または官物を窃取した職員は、免職とする。

（3）詐取

人を欺いて公金または官物を交付させた職員は、免職とする。

（4）紛失

公金または官物を紛失した職員は、戒告とする。

（5）盗難

重大な過失により公金または官物の盗難に遭った職員は、戒告とする。

（6）官物損壊

故意に職場において官物を損壊した職員は、減給または戒告

第2章　服務規律、懲戒処分で留意すべき規程

とする。

（7）出火・爆発

過失により職場において官物の出火、爆発を引き起こした職員は、戒告とする。

（8）諸給与の違法支払・不適正受給

故意に法令に違反して諸給与を不正に支給した職員及び故意に届出を怠り、または虚偽の届出をするなどして諸給与を不正に受給した職員は、減給または戒告とする。

（9）公金官物処理不適正

自己保管中の公金の流用等公金又は官物の不適正な処理をした職員は、減給または戒告とする。

（10）コンピュータの不適正使用

職場のコンピュータをその職務に関連しない不適正な目的で使用し、公務の運営に支障を生じさせた職員は、減給または戒告とする。

3　公務員倫理関係

（1）収賄

職務に関し賄賂を収受し、またはその要求若しくは約束をした職員は、免職とする。

（2）利害関係者からの利益供与

利害関係者から金銭・物品の贈与、飲食・遊戯・旅行等の接待、紹介・仲介・斡旋等の便宜供与を受けた職員は、免職、停職、減給または戒告とする。

73

4 公務外非行関係

（1）放火

放火をした職員は、免職とする。

（2）殺人

人を殺した職員は、免職とする。

（3）傷害

人の身体を傷害した職員は、停職または減給とする。

（4）暴行・けんか

暴行を加え、またはけんかをした職員が人を傷害するに至らなかったときは、減給または戒告とする。

（5）器物損壊

故意に他人の物を損壊した職員は、減給または戒告とする。

（6）横領

自己の占有する他人の物（公金及び官物を除く。）を横領した職員は、免職または停職とする。

（7）窃盗・強盗

ア　他人の財物を窃取した職員は、免職または停職とする。

イ　暴行または脅迫を用いて他人の財物を強取した職員は、免職とする。

（8）詐欺・恐喝

人を欺いて財物を交付させ、または人を恐喝して財物を交付させた職員は、免職または停職とする。

（9）賭博

ア　賭博をした職員は、減給または戒告とする。

イ　常習として賭博をした職員は、停職とする。

（10）麻薬・覚せい剤等を所持または使用

麻薬・覚せい剤等を所持または使用した職員は、免職とする。

第2章　服務規律、懲戒処分で留意すべき規程

(11)酩酊による粗野な言動等

　　酩酊して、公共の場所や乗物において、公衆に迷惑をかける
　ような著しく粗野または乱暴な言動をした職員は、減給または
　戒告とする。

(12)淫行

　　18歳未満の者に対して、金品その他財産上の利益を対償とし
　て供与し、または供与することを約束して淫行をした職員は、
　免職または停職とする。

(13)痴漢行為

　　公共の乗物等において痴漢行為をした職員は、停職または減
　給とする。

5　交通事故・交通法規違反関係

(1)飲食運転

　ア　酒酔い運転をした職員は、免職とする。

　イ　酒気帯び運転をした職員は、免職または停職とする。

　ウ　飲酒運転（酒酔い及び酒気帯び運転）であることを知りな
　　がら同乗した職員、または飲酒運転となることを知りながら
　　飲酒を勧めた職員、または飲酒運転であることを知りながら
　　容認した職員は、免職、停職または減給とする。

(2)飲酒運転以外での交通事故（人身事故を伴うもの）

　ア　人を死亡させ、または重篤な傷害を負わせた職員は、免職、
　　停職または減給とする。この場合において、事故後の措置義
　　務違反をした職員は、免職または停職とする。

　イ　人に傷害を負わせた職員は、減給または戒告とする。この
　　場合において、事故後の措置義務違反をした職員は、停職ま
　　たは減給とする。

75

（3）交通法規違反

　　著しい速度超過等の悪質な交通法規違反をした職員は、停職、減給または戒告とする。この場合において、物損事故を起こし事故後の措置義務違反をした職員は、停職または減給とする。

6　監督責任関係

（1）指導監督不適正

　　部下職員が懲戒処分を受ける等した場合で、管理監督者として指導監督に適正を欠いていた職員は、減給または戒告とする。

（2）非行の隠ぺい、黙認

　　部下職員の非違行為を知得したにもかかわらず、その事実を隠ぺいし、または黙認した職員は、停職または減給とする。

第2章　服務規律、懲戒処分で留意すべき規程

懲戒処分通知書

人事発第○号
○○年○○月○○日

○○○○殿

　貴殿は去る○○月○○日、＿＿＿＿＿＿＿＿＿＿＿＿＿＿＿＿＿＿＿
＿＿＿＿＿＿＿＿＿＿＿＿＿＿＿＿＿＿＿＿＿＿＿＿＿＿＿＿＿＿＿＿＿
このことは、就業規則第○○条に違反し、同○○条に定める懲戒処分
に該当する。
　今回の貴殿の行為に対し、慎重に審議を重ねた結果、貴殿を○○年○
○月○○日から○週間出勤停止の処分に処すことを決定し、貴殿の反
省を求めることとした。
　その旨をここに通知する。

社会福祉法人○○会
理事長　○○○○　㊞

5.過失による職員の事故など 損害賠償の対応

　介護現場では、様々なトラブルにより大きな損害を生じるケースがあります。利用者とのトラブルもあれば、職員によるものなどが想定されます。そのため事業所から、あらかじめ損害賠償を請求できるような規定を作成したいという要望が多く受けます。

　しかし職員に対しては、労働基準法第16条では「賠償予定の禁止」を定めており、あらかじめ賠償額を定めておくことを禁止しています。よって損害賠償を請求する場合、実際に生じた損害を下に都度、金額を定める等の対応が必要です。この点を理解していない事業所が多いため、独自規定を作成し、１回につき３万円などと、賠償額を定めているケースが見受けられますので注意が必要です。

　たとえば、職員が送迎車をぶつけたりするケースです。

　事故を起こした職員が特定できればよいのですが、車が破損しているにもかかわらず、いつ誰が起こした事故か特定できない事案もあります。したがって事業所としては安全運転に対する教育の実施、及び車両管理規定を整備する必要があります。

　その上で、職員の過失に応じて都度賠償額を決定します。

　決定要因としては事故を起こす頻度やヒアリング内容、損害の程度に応じてということになります。たとえ損害賠償請求に至らなくても、

服務規定等で定める始末書等はとるようにしてください。車両管理及びこれに関する罰則規定を厳しくしすぎると、送迎担当から外してほしいという反発も出てしまいますので、頻度や過失に応じてという部分を理解してもらうことが大切です。

■

また、事業所からはこのような質問も多く受けます。「送迎中に何度も車をぶつけて、しかも反省していないようだから今回は5万円ほど本人に請求しようと思っています。それで面倒だから今度の給与から天引きしますけど大丈夫ですよね？」というものです。職員のミス等により発生した損害に対する賠償請求権と賃金債権とを、事業所が一方的に相殺することは、職員の同意を得た場合を除きできません。

賠償予定の禁止に関連して、職員が賠償金額を支払えない場合に身元保証人に請求できるのか否かについては、「身元保証ニ関スル法律」という法律があり、身元保証期間については期間を定める場合は5年、期間を定めない場合は3年までと定められていますので、有効期限内であれば身元保証人に請求することは原則的に可能です。

職員が利用者にケガを負わせたケース、たとえば、認知症や意識障害・不穏等で暴れている利用者を職員が制止させようとして押さえつけた際に、利用者にケガを負わせてしまった場合などに、賠償責任はどのようになるかということですが、この場合、職員がとった行動は、正当な職務執行であり、職員はもちろん事業所側も賠償義務を負うことはありません。ただしこのような問題行動が予測でき、適切な未然防止策を講じていなかった等、事業所にも過失がある場合は、賠償義務を負う可能性もあります。

また、逆に職員が負傷した場合は、労災の対象となりますが、正当な職務の範囲を超えて、暴力等を振った場合は傷害ということで労災が適用されないケースもあり得ます。

6.出勤、退勤管理はしっかりと

　事業所内の勤怠管理は、出勤簿にハンコを押して済ませているところが少なくありません。このような管理自体、即違法とはいえません。しかし、事業所には、出退勤の時刻を把握する義務がありますので、その点からすると出勤簿にハンコを押すだけでは不十分といえます。

　また、複数の職種が多様な労働条件で勤務している業態でかつ、昨今の介護業界では、労働関係のトラブルが多発している点を考慮しますと、出勤、退勤の時刻を把握することは最低限必要になってくると思います。

　また、介護福祉施設の中には、業務終了後の時間から退勤時刻までに一定以上の間隔がある場合は、その理由も申告書等で把握しているところもあります。これは、後々に時間外労働と主張され未払残業代を主張された場合の対応策の一環で、自己啓発等、労働ではない旨の確認をするために有効です。

　職員に支給される賃金は、その職員の労働の対象として支払われるものなので、職員が欠勤、遅刻早退などをして労働力の提供がない場合は、事業所によっては恩恵的に控除しないところもありますが、その分の賃金が控除されるのが原則です(ノーワーク・ノーペイの原則)。これは時間給制、日給制、月給制などの賃金形態を問いません。

80

第2章　服務規律、懲戒処分で留意すべき規程

平成○○年○月度　出勤簿

施設長	所属長

所属　　　　　氏名　　　　　　　　　　印

日付	始業時刻	終業時刻	勤務形態					労働時間		遅刻・早退欠勤・有休特休	日数	備考（終業時刻が所定就業時刻を●●分以上過ぎた理由）	承認
			早番	遅番	夜勤	待機		所定内	時間外				
1	：	：						：	：	遅・早・欠 有・特		自己啓発・会議・委員会・時間外勤務 その他（　　　　）	
2	：	：						：	：	遅・早・欠 有・特		自己啓発・会議・委員会・時間外勤務 その他（　　　　）	
3	：	：						：	：	遅・早・欠 有・特		自己啓発・会議・委員会・時間外勤務 その他（　　　　）	
4	：	：						：	：	遅・早・欠 有・特		自己啓発・会議・委員会・時間外勤務 その他（　　　　）	
5	：	：						：	：	遅・早・欠 有・特		自己啓発・会議・委員会・時間外勤務 その他（　　　　）	
6	：	：						：	：	遅・早・欠 有・特		自己啓発・会議・委員会・時間外勤務 その他（　　　　）	
7	：	：						：	：	遅・早・欠 有・特		自己啓発・会議・委員会・時間外勤務 その他（　　　　）	
8	：	：						：	：	遅・早・欠 有・特		自己啓発・会議・委員会・時間外勤務 その他（　　　　）	
9	：	：						：	：	遅・早・欠 有・特		自己啓発・会議・委員会・時間外勤務 その他（　　　　）	
10	：	：						：	：	遅・早・欠 有・特		自己啓発・会議・委員会・時間外勤務 その他（　　　　）	
11	：	：						：	：	遅・早・欠 有・特		自己啓発・会議・委員会・時間外勤務 その他（　　　　）	
12	：	：						：	：	遅・早・欠 有・特		自己啓発・会議・委員会・時間外勤務 その他（　　　　）	
13	：	：						：	：	遅・早・欠 有・特		自己啓発・会議・委員会・時間外勤務 その他（　　　　）	
14	：	：						：	：	遅・早・欠 有・特		自己啓発・会議・委員会・時間外勤務 その他（　　　　）	
15	：	：						：	：	遅・早・欠 有・特		自己啓発・会議・委員会・時間外勤務 その他（　　　　）	
16	：	：						：	：	遅・早・欠 有・特		自己啓発・会議・委員会・時間外勤務 その他（　　　　）	
17	：	：						：	：	遅・早・欠 有・特		自己啓発・会議・委員会・時間外勤務 その他（　　　　）	
18	：	：						：	：	遅・早・欠 有・特		自己啓発・会議・委員会・時間外勤務 その他（　　　　）	
19	：	：						：	：	遅・早・欠 有・特		自己啓発・会議・委員会・時間外勤務 その他（　　　　）	
20	：	：						：	：	遅・早・欠 有・特		自己啓発・会議・委員会・時間外勤務 その他（　　　　）	
21	：	：						：	：	遅・早・欠 有・特		自己啓発・会議・委員会・時間外勤務 その他（　　　　）	
22	：	：						：	：	遅・早・欠 有・特		自己啓発・会議・委員会・時間外勤務 その他（　　　　）	
23	：	：						：	：	遅・早・欠 有・特		自己啓発・会議・委員会・時間外勤務 その他（　　　　）	
24	：	：						：	：	遅・早・欠 有・特		自己啓発・会議・委員会・時間外勤務 その他（　　　　）	
25	：	：						：	：	遅・早・欠 有・特		自己啓発・会議・委員会・時間外勤務 その他（　　　　）	
26	：	：						：	：	遅・早・欠 有・特		自己啓発・会議・委員会・時間外勤務 その他（　　　　）	
27	：	：						：	：	遅・早・欠 有・特		自己啓発・会議・委員会・時間外勤務 その他（　　　　）	
28	：	：						：	：	遅・早・欠 有・特		自己啓発・会議・委員会・時間外勤務 その他（　　　　）	
29	：	：						：	：	遅・早・欠 有・特		自己啓発・会議・委員会・時間外勤務 その他（　　　　）	
30	：	：						：	：	遅・早・欠 有・特		自己啓発・会議・委員会・時間外勤務 その他（　　　　）	
31	：	：						：	：	遅・早・欠 有・特		自己啓発・会議・委員会・時間外勤務 その他（　　　　）	
								：	：				

所定出勤日数	出勤日数	欠勤日数	早番	遅番	夜勤	待機	有休取得	特休取得	遅刻	早退	備考

※毎月●日までに、各自所属長の印鑑をもらい、●●に提出してください。

担当
印

モデル就業規則（本則）

倫理規程

第○条　利用者の自立を支援

　利用者のQOL（クオリティ・オブ・ライフ）の向上、自立支援に役立つサービスを提供します。

第○条　安全・清潔への配慮

　利用者の尊厳・意志を尊重しつつ、安全性の確保及び清潔の保持に努めます。

第○条　利用者の意思決定を尊重

　利用者の生きる意欲を引き出し、利用者が主体的に意思決定を行えるよう支援し、多くの力と個性が発揮できるようその決定を尊重します。

第○条　専門的な支援の確立

　専門的知識、技能の向上を目指して日々研鑽に努め、利用者が生きがいのある、健全で充実した人生が送れるように継続的に支援を行うに努めます。

第○条　人権の擁護

　いかなる理由によっても差別をせず、暴力・暴言等の虐待並びに身体拘束は許されない行為であると自覚し、利用者の人権をあらゆる知識と技術を駆使して擁護します。

第○条　プライバシーの保護

　利用者のプライバシーの保護、秘密の保持並びに私的空間と時間の確保に配慮し、利用者との信頼関係の保持に努めます。

第○条　コンプライアンスの遵守

　法令、施設内外の規範、社会的ルールにのっとって行動し、利用者・地域社会からの信頼を得られるよう努めます。

　　　附　則

（施行期日）

この規則は、＿＿＿＿年＿＿＿＿月＿＿＿＿日から施行する。

第2章　服務規律、懲戒処分で留意すべき規程

モデル規程

第1章　表彰及び制裁

（表彰）
第○条　施設は、職員が次のいずれかに該当するときは、表彰することがある。
　（1）業務上有益な発明、考案を行い、施設の業績に貢献したとき。
　（2）永年にわたって誠実に勤務し、その成績が優秀で他の模範となるとき。
　（3）永年にわたり無事故で継続勤務したとき。
　（4）社会的功績があり、施設及び職員の名誉となったとき。
　（5）前各号に準ずる善行または功労のあったとき。
2　表彰は、原則として施設の創立記念日に行う。また、賞状のほか賞金を授
　与する。

（懲戒の種類）
第○条　施設は、職員が次条のいずれかに該当する場合は、その情状に応じ、
　次の区分により懲戒を行う。
　（1）けん責
　　　始末書を提出させて将来を戒める。
　（2）減給
　　　始末書を提出させて減給する。ただし、減給は1回の額が平均賃金の1
　　日分の5割を超えることはなく、また、総額が1賃金支払期における賃金
　　総額の1割を超えることはない。
　（3）出勤停止
　　　始末書を提出させるほか、○日間を限度として出勤を停止し、その間の
　　賃金は支給しない。
　（4）懲戒解雇
　　　予告期間を設けることなく即時に解雇する。この場合において、所轄の
　　労働基準監督署長の認定を受けたときは、解雇予告手当（平均賃金の30
　　日分）を支給しない。

（懲戒の事由）
第○条　職員が次のいずれかに該当するときは、情状に応じ、けん責、減給又
　は出勤停止とする。
　（1）正当な理由なく無断欠勤が○日以上に及ぶとき。
　（2）正当な理由なくしばしば欠勤、遅刻、早退をしたとき。

83

（3）過失により施設に損害を与えたとき。

（4）素行不良で社内の秩序及び風紀を乱したとき。

（5）性的な言動により、他の職員に不快な思いをさせ、または職場の環境を悪くしたとき。

（6）性的な関心を示し、または性的な行為をしかけることにより、他の職員の業務に支障を与えたとき。

（7）第〇条（服務の基本原則）、第〇条（パワーハラスメントの禁止）、第〇条（セクシャルハラスメントの禁止）に違反したとき。

（8）その他この規則に違反しまたは前各号に準ずる不都合な行為があったとき。

2　職員が次のいずれかに該当するときは、懲戒解雇とする。ただし、平素の服務態度その他情状によっては、第〇条（解雇）に定める普通解雇、前条に定める減給または出勤停止とすることがある。

（1）重要な経歴を詐称して雇用されたとき。

（2）正当な理由なく無断欠勤が〇日以上に及び、出勤の督促に応じなかったとき。

（3）正当な理由なく無断でしばしば遅刻、早退または欠勤を繰り返し、〇回にわたって注意を受けても改めなかったとき。

（4）正当な理由なく、しばしば業務上の指示・命令に従わなかったとき。

（5）故意または重大な過失により施設に重大な損害を与えたとき。

（6）施設内において刑法その他刑罰法規の各規定に違反する行為を行い、その犯罪事実が明らかとなったとき（当該行為が軽微な違反である場合を除く）。

（7）素行不良で著しく社内の秩序または風紀を乱したとき。

（8）数回にわたり懲戒を受けたにもかかわらず、なお、勤務態度等に関し、改善の見込みがないとき。

（9）職責を利用して交際を強要し、または性的な関係を強要したとき。

（10）第〇条（パワーハラスメントの禁止）に違反し、その情状が悪質と認められるとき。

（11）許可なく職務以外の目的で施設の施設、物品等を使用したとき。

（12）職務上の地位を利用して私利を図り、または取引先等より不当な金品を受け、若しくは求め若しくは供応を受けたとき。

（13）私生活上の非違行為や施設に対する正当な理由のない誹謗中傷等であって、施設の名誉信用を損ない、業務に重大な悪影響を及ぼす行為をしたとき。

（14）正当な理由なく施設の業務上重要な秘密を外部に漏洩して施設に損害を与え、または業務の正常な運営を阻害したとき。

（15）その他前各号に準ずる不適切な行為があったとき。

第2章　服務規律、懲戒処分で留意すべき規程

モデル規程

（合意退職の承認取消し）
第○条　施設は、既に合意退職の承認を受けている職員が、退職するまでの間に、懲戒事由に該当することが判明した場合には、その承認を取り消し、懲戒に処することがある。

（退職金の返還）
第○条　施設は、職員が退職後、在職中における懲戒解雇事由が判明した場合には、退職金の一部または全部を支給しない。

（告発）
第○条　施設は、職員に刑法その他の法令の規定に違反する行為があったことを知った場合には、関係機関に告発する。

（教唆および幇助）
第○条　施設は、職員が他の職員を教唆し、または幇助して本規則に定める懲戒事由に掲げる行為を行わせたと認められる場合には、その行為者に準じて懲戒に処す。

（加重）
第○条　施設は、懲戒処分を受けた職員が、その後１年以内にさらに懲戒処分に該当する行為をしたとき、または同時に２つ以上の懲戒該当行為をしたときは、その懲戒を加重する。

（損害賠償）
第○条　施設は、職員が故意または過失によって施設に損害を与えたときは、当該職員に対して、その全部または一部の賠償を求めることがある。ただし、当該職員が賠償することによって、本規則の懲戒処分を免れるものではない。

　　　附　則
（施行期日）
この規則は、＿＿＿＿年＿＿＿＿月＿＿＿＿日から施行する。

出退勤管理規程

（出勤および退勤）

第○条　職員は出勤および退勤にあたり、次の事項を守らなければならない。

　（1）始業時刻までに出勤し、勤務に適した作業服装に整えること

　（2）退勤は什器、備品、書類などを整理格納した後に行うこと

2　次の各号の一に該当する職員に対しては、施設への入場を禁止し、または退場を命ずることがある。

　（1）風紀秩序を乱し、または衛生上有害と認められる者

　（2）火気、凶器その他業務に必要でない危険物を携行する者

　（3）業務を妨害し、もしくは施設の秩序を乱し、またはそのおそれのある者

　（4）その他、施設が必要と認めた者

（遅刻、早退、欠勤等）

第○条　職員は遅刻、早退若しくは欠勤をし、または勤務時間中に私用で施設から外出する際は、事前に□□に対し申し出るとともに、承認を受けなければならない。ただし、やむを得ない理由で事前に申し出ることができなかった場合は、事後に速やかに届出をし、承認を得なければならない。

2　前項の場合は、原則として不就労分に対応する賃金は控除する。

3　傷病のため継続して○日以上欠勤するときは、医師の診断書を提出しなければならない。

（遅刻、早退および欠勤の例外）

第○条　職員が遅刻、早退または欠勤をした場合にも、その事由が次のいずれかに該当するときには、賃金を控除しない。

　（1）交通事情その他やむを得ない事情があると認められる場合

　（2）地震、火災、風水害等天災事変のため、やむを得ないと認められる場合

　（3）その他やむを得ない事情があると認められる場合

（年少者及び妊産婦の就業制限）

第○条　満18歳未満の職員に対しては、原則として第○条（時間外勤務）に定める法定労働時間を超える勤務、第○条（休日勤務）に定める法定休日の勤務、第○条（深夜勤務）に定める深夜勤務を命じることはない。ただし、本規則の「災害時の勤務」の規定による場合は、この限りではない。

2　妊娠中または産後1年を経過していない職員が請求した場合は、第○条（時

第2章　服務規律、懲戒処分で留意すべき規程

モデル規程

間外勤務）に定める法定労働時間を超える勤務、第○条（休日勤務）に定める法定休日の勤務、第○条（深夜勤務）に定める深夜勤務を命じることはない。

（育児時間）
第○条　1歳に満たない子を養育する女性職員から請求があったときは、休憩時間のほか1日につき2回、1回につき30分の育児時間を与える。なお、半日単位の有休を取得した場合等就業時間が4時間以下となる場合には、1回30分の育児時間を与える。
2　本条に定める育児時間は無給とする。

（公民権の保障）
第○条　施設は、職員が公民としての権利を行使するため必要とする場合には、必要な時間を与える。
2　前項の申出があった場合は権利の行使を妨げない程度においてその時季を変更することがある。
3　本条に定める公民権行使の時間は、無給とする。

（入退場の統制）
第○条　入退場の統制
　次の各号のいずれかに該当する職員に対して、施設への入場を禁止し、または退場を命じることがある。
　（1）酒気を帯びている者
　（2）衛生管理上有害であると認められる者
　（3）火気、凶器その他業務に必要でない危険物を携帯する者
　（4）業務を妨害し、もしくは施設の風紀、秩序を乱し、またはその恐れのある者
　（5）その他施設が必要と認めた者

（私用外出・私用面会・私用電話）
第○条　職員は、私用外出、私用面会、私用電話する場合には休憩時間を利用するものとする。なお、休憩時間中であっても、外出する場合および施設内で私用面会する場合には所属長の許可を得なければならない。
2　前項にかかわらず、特別の事情があると施設が認めた場合、就業時間中の私用外出、私用面会、私用電話を許可することがある。この場合、職員は、事前に施設に申し出るものとする。

87

3 施設は、職員が事前に申し出をせず就業時間中に私用外出、私用面会、私用電話した場合に、事前に申し出しなかったことについて、やむを得ない事由であると認められない場合は、無断で行ったものとみなす。

4 就業時間中の私用外出、私用面会、私用電話（無断で行ったものも含む）により、就労しなかった時間については無給とする。

個人情報保護規程

第1章　総則

（目的）

第○条　本規則は、社会福祉法人△△△会（以下、施設という。）が保有する利用者の個人情報につき、個人情報の保護に関する法律（以下「個人情報保護法」という。）その他関連法規及び介護保険法等の趣旨の下、これを適正に取り扱い、法人が掲げる「個人情報に関する基本方針」がめざす個人の権利利益を保護することを目的とする基本規則である。

（適用対象）

第○条　本規程は、施設業務に従事する全ての従事者（役員、常勤職員、非常勤職員、パートタイム職員、契約職員、派遣職員等も含む。以下同じ）に対しこれを適用する。また、個人情報を取り扱う業務に関して外部に委託する場合においては、本規程の目的とするところに従い、個人情報の適切な取扱いと保護を図るものとする。

（定義）

第○条　本規則における、用語の定義は、当該各号で定めるものとする。

1 個人情報

生存する個人に関する情報であって、当該情報に含まれる氏名、生年月日その他の記述等により特定の個人を識別することができるもの及び他の情報と容易に照合することができ、それにより特定の個人を識別できるものをいう。

利用者が死亡した後においてもその利用者の情報を保存している場合及びその情報が同時に遺族等の生存する個人情報と関連がある場合には、個人情報と同様に取り扱う。

第2章　服務規律、懲戒処分で留意すべき規程

モデル規程

2　個人情報データベース等
　　個人情報を含む情報の集合物であって、次に掲げるものをいう。
　（1）特定の個人情報を電子計算機を用いて検索することができるように体系的に構成したもの
　（2）（1）に掲げるもののほか個人情報を一定の規則に従って整理することにより特定の個人情報を容易に検索することができるように体系的に構成した情報の集合物であって、目次、索引その他検索を容易にするためのものを有するもの
3　個人データ
　　個人情報データベース等を構成する個人情報をいう。
4　保有個人データ
　　施設が、開示、内容の訂正、追加又は削除、利用の停止、消去及び第三者への提供の停止を行うことのできる権限を有する個人データであって、個人情報保護法第2条第5項の「保有個人データ」をいう。
5　利用者の同意
　　利用者とは個人情報によって識別される特定の利用者をいい、利用者の同意とは、個人情報利用の「基本方針」及び「利用の目的」の明示を受け、個人情報の収集（取得）、利用、提供について承諾する意思表示をいう。

（基本理念）
第○条　施設は、個人情報が、個人の人権尊重の理念の下に慎重に取り扱われるべきものであることに鑑み、その適正な取扱いを図るものとする。

（適用範囲）
第○条　本規則は、コンピュータ処理がなされているか否か、及び書面に記録されているか否かを問わず、施設において処理される全ての利用者の個人情報、個人データ及び保有個人データ（以下「個人情報等」という。）の取扱いにつき定めるものとする。

第2章　個人情報等の取扱いについて

第1節　個人情報等の利用について

（利用目的の特定）

第○条　施設は、個人情報を取り扱うに当たっては、利用の目的（以下「利用目的」という。）をできる限り特定するとともに、それを公表する。

2　施設は、利用目的を変更する場合には、変更前の利用目的と相当の関連性を有すると合理的に認められる範囲を超えて行わない。

（利用目的による制限）

第○条　施設は、あらかじめ利用者の同意を得ることなく、前条の規定により特定された利用目的の達成に必要な範囲を超えて、個人情報を取り扱わない。

2　施設は、合併その他の事由により他の個人情報取扱事業者から事業を承継することに伴って個人情報を取得した場合は、あらかじめ利用者の同意を得ることなく、承継前における当該個人情報の利用目的の達成に必要な範囲を超えて、当該個人情報を取り扱わない。

3　前2項の規定は、次に掲げる場合については、適用しない。

（1）法令に基づく場合

（2）人の生命、身体または財産の保護のために必要がある場合であって、利用者の同意を得ることが困難である場合

（3）公衆衛生の向上のために特に必要がある場合であって、利用者の同意を得ることが困難である場合

（4）国若しくは地方公共団体に協力する必要がある場合であって、利用者の同意を得ることにより当該事務の遂行に支障を及ぼす恐れがある場合

（適正な取得）

第○条　施設は、偽りその他不正の手段により個人情報を取得しない。

（取得に際しての利用目的の通知等）

第○条　施設は、個人情報を取得した場合は、あらかじめその利用目的を公表している場合及び取得の状況からみて利用目的が明らかであると認められる場合を除き、速やかに、その利用目的を利用者に通知し、または公表する。

2　施設は、前項の規定にかかわらず、利用者との間で契約を締結することに

第2章　服務規律、懲戒処分で留意すべき規程

モデル規程

伴って契約書及びその他の書面（住民票、通帳、年金手帳等、あるいは電子的方式、磁気的方式その他人の知覚によっては認識することができない方式で作られる記録を含む。以下この項において同じ）に記載された当該利用者の個人情報を取得する場合その他利用者から直接書面に記載された当該利用者の個人情報を取得する場合は、あらかじめ、利用者に対し、その利用目的を明示する。

3　施設は、利用目的を変更した場合は、変更された利用目的について、利用者に通知し、または公表する。

4　前3項の規定は、次に掲げる場合については、適用しない。

（1）利用目的を利用者に通知し、または公表することにより利用者または第三者の生命、身体、財産その他の権利利益を害する恐れがある場合

（2）利用目的を利用者に通知し、または公表することにより施設の権利または当該業務の遂行に支障を及ぼす恐れがある場合

（3）国若しくは地方公共団体に協力する必要がある場合であって、利用目的を利用者に通知し、または公表することにより当該業務の遂行に支障を及ぼす恐れがある場合

（4）取得の状況からみて利用目的が明らかであると認められる場合

（第三者提供の制限）

第○条　施設は、次に掲げる場合を除くほか、あらかじめ利用者の同意を得ないで、個人データを第三者に提供しない。

（1）法令に基づく場合

（2）人の生命、身体または財産の保護のために必要がある場合であって、利用者の同意を得ることが困難である場合

（3）公衆衛生の向上のために特に必要がある場合であって、利用者の同意を得ることが困難である場合

（4）個人情報保護の保護に関する法律第23条第2項ないし同第4項（共同利用）の方法による場合

2　施設は、個人データの第三者提供について利用者の同意があった場合で、その後、利用者から第三者提供の範囲の一部についての同意を取り消す旨の申出があった場合は、その個人データの取扱については、利用者の同意のあった範囲に限定して取り扱う。

91

第2節　個人情報等の登録・保管・廃棄について

（データ内容の正確性の確保）

第○条　施設は、利用目的の達成に必要な範囲内において、個人データを正確かつ最新の内容に保つように努める。

（安全管理措置）

第○条　施設は、取り扱う個人データの漏えい、滅失又は毀損の防止その他の個人データの安全管理のために必要かつ適切な措置を講じる。

（文書等管理に関する規則の整備）

第○条　施設は、文書等の登録・保管・廃棄に関し、前二条の趣旨に照らし必要な事項について規則を別途定め、これに基づき必要な措置を行うものとする。

第3節　職員及び委託先の監督

（職員に対する指導・監督）

第○条　施設は、第2章第1節及び第2節の各規定にかかる各事項を具体的に実践するために必要な事項について規則を別途定め、全ての職員にこれを遵守させるものとする。

2　施設は、職員が個人情報等を取り扱うに当たり、これが適切に行われるよう監督を行う。

（委託先の監督）

第○条　施設は、個人データの取扱いの全部または一部を委託する場合は、委託事業者における個人情報保護へ向けた対応の状況等に照らし、委託を行うことの適切性を検討するとともに、委託事業者との間で業務委託における個人情報に関わる契約書を締結した上で提供を行うものとし、かつ、委託先に対しては適切な監督を行うものとする。

第4節　利用者からの開示等の申請に対する対応

（利用者からの請求に対する対応）

第○条　施設は、保有個人データについて個人情報保護法25条ないし27条の規定に基づき、開示及び利用停止等の申請が行われた場合は、これが個人情

第2章　服務規律、懲戒処分で留意すべき規程

モデル規程

報に関する利用者の権利に基づくものであることを十分に理解した上で、合理的な期間、妥当な範囲でこれに適切に応ずるものとする。

（規則の整備）

第○条　施設は、前条の規定にかかる義務を適切に履行するため必要な事項について規則を別途定め、これに基づき必要な措置を行うものとする。

第5節　法人に対する相談・苦情への対応

（施設による相談・苦情の対応）

第○条　施設は、個人情報の取扱いに関する相談・苦情の適切かつ迅速な対応に努める。

2　施設は、前項の目的を達成するために、施設に個人情報相談窓口を設け、その他必要な体制の整備に努める。

第3章　個人情報管理に向けた体制

（個人情報管理）

第○条　施設は、施設に個人情報統括責任者、施設に個人情報管理責任者、各部署に個人情報管理者を置く。

2　個人情報統括責任者及び個人情報管理責任者は、個人情報の保護に関し、内部規則の整備、安全対策及び教育・訓練を推進し、かつ、周知徹底することを任務とする。

3　個人情報統括責任者及び個人情報管理責任者は、この規則に定められた事項を遵守するとともに、個人情報の取得、利用、提供又は委託処理につき、全ての役員及び職員にこれを理解させ、遵守させなければならない。

4　個人情報統括責任者及び個人情報管理責任者は、個人データの安全管理措置について定期的に自己評価を行い、見直しや改善を行う。

5　個人情報統括責任者及び個人情報管理責任者は、個人情報漏えい等の問題が発生した場合において、施設の理事長及び施設長に報告・協議し、二次被害の防止対策を講じるとともに、個人情報の保護に配慮しつつ、可能な限り事実関係を公表するとともに、都道府県等の所管課に速やかに報告する。

93

（教育）
第○条　個人情報統括責任者及び個人情報管理責任者は、施設の業務に従事する全ての役員及び職員に対し、個人情報にかかる個人の権利保護の重要性を理解させ、かつ、個人情報管理の適正で確実な実施を図るため、教育担当者を指名し、継続的かつ定期的に教育・訓練を行うように努める。

（監査）
第○条　個人情報統括責任者及び個人情報管理責任者は、施設における監事に報告し、個人情報の管理の状況について法人監事の監査を受ける。
2　施設監事は、施設の監査により、個人情報の管理について改善すべき事項があると認めるときは、理事長に報告し、関係する役員あるいは職員に対し、改善のための必要な指示を行わなければならない。
3　前項の指示を受けた者は、速やかに、改善のため必要な措置を講じ、かつ、その内容を法人監事に報告しなければならない。

第4章　廃棄

（個人情報の廃棄）
第○条　個人情報を廃棄する場合は、匿名化もしくは、適切な廃棄物処理業者に廃棄を委託する。
2　個人情報を記録したコンピュータを廃棄するときは、特別のソフトウェア等を使用して個人情報を消去し、フロッピーディスク、CD、MO等の記憶媒体は物理的に破壊する。
3　個人情報を記録したコンピュータを他に転用するときは、特別のソフトウェア等を使用して、個人情報を消去してから転用する。
4　実習生等の雇用管理に利用した個人情報についても、同様の処理をする。
5　個人情報の廃棄作業は個人情報管理責任者の指示のもと、当施設職員が行う。
6　廃棄の基準について、利用者に告知しなければならない。

第5章　罰則

（罰則）
第○条　当施設は、本規程に違反した職員に対して就業規則に基づき懲戒を行

第2章　服務規律、懲戒処分で留意すべき規程

モデル規程

　うことがある。
2　懲戒の手続きは就業規則に定める。

　　　　附　則
（施行期日）
この規則は、＿＿＿年＿＿＿月＿＿＿日から施行する。

職員の茶髪、ピアス、口ひげ等は「表現の自由」のため、いかなる理由があっても事業所で禁止することはできない。

> **A** 事業所は、事業の円滑な運営・秩序を維持確保するため、就業規則に服務規程を定めることで、職員に指示・命令することができますので、このケースは×です。
>
> 一方、職員は、労働契約に定める労働条件および秩序を維持するための服務規律に従う義務があります。
>
> 本来、髪型や服装等は本人が自由に決定すべきものですから、「表現の自由」と言われると、事業所が一方的に禁止することはできません。
>
> しかし、職員は労働契約の締結により、合理的な服務規律に従う義務がありますので、それに従わない場合は、懲戒処分を行うことも可能です。

 ハラスメント行為は、たとえ1回でも、ハラスメントとなる。

Q&A ○×どっち？

ハラスメント認定されるには、原則として一定の継続性が必要になりますので×です。
殴る蹴る（パワハラ）や、わいせつ行為の強要（セクハラ）など、たとえ1回でもその程度がひどい場合は、継続しなくても1回でハラスメント認定される場合もあります。

Q3 セクハラもパワハラも相手が不快感を示せば、ハラスメントになり得る。

パワハラは、適切な方法で業務指導が行われている場合にはパワハラとはなりません。
セクハラについては相手が不快感を示せばハラスメントになり得ますので、パワハラとは異なります。したがってこのケースは×です。ただし感情的な言動が含まれている指導はパワハラになり得ますし、本人がパワハラを行っていなくても、被害者意識の強い職員が、パワハラをされたと主張してくるケースもありますので、パワハラか否かは、慎重に確認をする必要があります。

パワハラはけんかのようなもので、個々人の問題であり、事業所側が対応する必要はない。

A　　事業所及び管理者には、職場環境保全義務がありますので×です。
　　ハラスメントとはいじめや嫌がらせという意ですが、個々人の問題ではなく事業所全体の問題と考えなければなりません。事業所管理者がこの問題の対応を怠ると職場環境保全義務違反に問われます。

 ハラスメント対応時には、被害者の要望を最大限考慮し、被害者・加害者のプライバシーに配慮する必要がある。

A　　○です。ハラスメント対応については被害者の要望を最大限考慮することが求められます。同時に被害者・加害者双方のプライバシーも尊重する必要があるため、対応に当たっては最大限注意する必要があります。

Q&A ○×どっち？

Q6 事業所車両の破損が多発しているため、破損した職員に対して、6カ月以内に2回以上破損した場合は、2回目3万円、3回目以降5万円を徴収する旨を規定した。

A ×です。労働基準法第16条では「賠償予定の禁止」を定めており、あらかじめ賠償額を定めておくことを禁止しています。よって損害賠償を請求する場合、実際に生じた損害を元に都度、金額を定める等の対応が必要です。

Q7 懲戒処分として減給を行う場合、月額給与ではなく賞与から控除することは問題ない。

A 賞与から減額を行う旨を就業規則等定めており、制限以内であれば可能です。したがって、この対応は○です。なお、いわゆる賞与の査定として、違反行為なども含めた勤務評価を考慮して賞与支給額を決定することは、減給制裁とは異なるものであるので、労基法91条で規定されている「減額の制限」は適用されず、すな

99

わち10%を超えた減額があっても問題ありません。

うつ病で長く休業している職員に対し、解雇することは問題ない。

×です。うつ病で長く休業している職員に対しては、解雇ではなく休職規定を設け、休職期間満了をもって自動退職するという扱いが一般的です。休職規定を設けていない場合、休職期間によっては、普通解雇の対象となる可能性もあります。

不注意による業務のミスや些細な違反についても厳しく懲戒処分を行うことは、職場の規律を維持するため問題ない。

事業所は秩序維持のため、職員に対して懲戒処分を課すことができますが、その事由及び懲戒の種類・内容は、あらかじめ就業規則等に定めておくことが必要であると解されていますので、この

Q&A ○×どっち？

場合の「問題ない」とする対応は×です。

しかし、事業所は、就業規則等に記載すればいかなる懲戒処分も自由になしうるものではなく、労働契約上労働者が負っている義務の本旨から、一定の限界があります。

ポイントとなるのは、第一に就業規則等の懲戒事由に該当するか否かです。

懲戒権の行使が、客観的に合理的な理由を欠き、社会通念上相当であると認められない場合は、権利の濫用として無効となります（労働契約法第15条）。

したがって、事業所のいう懲戒処分の行使が、懲戒事由に該当しないような些細なミスに対するものであるならば、懲戒権の濫用にあたると考えられますので注意して下さい。

Q10
職員に対し業務終了後は、事業所内にとどまらず、速やかに帰宅等するよう指導するのが望ましい。

○です。職員によっては、業務終了後に私語や自己啓発のための学習を行っている場合があります。

その後、帰宅時に打刻すると業務終了後からタイムカード打刻時間まで空白の時間が生じます。時間外申告書等で時間外を申告させる場合であっても、後々、そ

101

の空白の時間を時間外労働と主張される危険性もありますので、業務終了後は速やかに帰宅等するよう指導するのが望ましいです。自己啓発学習等業務終了後も業務外で事業所内に留まる場合は、その旨も申告させる等の対応を行うとより良い管理になります。

Q11 遅刻が多い職員がいるため、遅刻3回で1日欠勤扱いとするといった規程を設けることは違法ではない。

　遅刻の抑止力の規定の1つとして、就業規則の中に「遅刻を3回したら1日の欠勤とみなす」とか、「早退3回で欠勤1日」というように、遅刻あるいは早退3回で1日分の賃金を控除するような規定を見かけることがあります。

　このような規定を設けるのは、懲罰的な意味合いを持たせるためだと思いますが、違法になる可能性が高いので十分注意が必要です。このケースは×です。

　例えば、1日の所定労働時間が8時間の施設において、1回1時間ずつ、1カ月に3回遅刻した場合を考えてみます。

　この場合、遅刻によって不就労であった3時間分については、「ノーワーク・ノーペイ」の原則に則り、賃金を支払う義務はありません。

Q&A 〇×どっち?

　しかし、遅刻3回＝1日の欠勤として、賃金を控除するとなると、実際には、3時間の不就労にもかかわらず、8時間分の賃金を控除することになり、労働基準法第24条（賃金全額払いの原則）違反ということになります。

欠勤した場合は控除しているが、遅刻や早退に関しては控除を行っていない。この場合、控除を行わないことは労働基準法違反となる。

　労働基準法では最低限のラインについて規定していますので、職員に有利になる部分については違法とはなりません。したがって×です。しかし遅刻や早退時に控除を行わなければ、他の職員の不満にもつながりますし、職場の規律を遵守するという意識は高まりません。控除のルールを明確に定め、職員へ周知するのが望ましいと思われます。

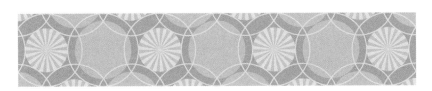

第3章

賃金、処遇改善加算で留意すべき規程

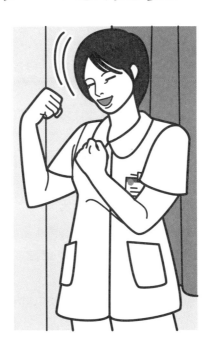

1.処遇改善加算と支給方法

　介護職員処遇改善加算（以下、処遇改善加算）が改正されました。
具体的なキャリアパス要件と、算定要件の違いは、以下のとおりです。

> 1. 職位、職責、職務内容等に応じた任用等の要件と賃金体系を
>   定めること等（キャリアパス要件Ⅰ）
> 2. 資質向上のための具体的な計画を策定し、研修の実施又は研
>   修の機会を確保していること等（キャリアパス要件Ⅱ）
> 3. 経験若しくは資格等に応じて昇給する仕組み又は一定の基準
>   に基づき定期に昇給を判定する仕組みを設けること（キャリ
>   アパス要件Ⅲ）
> ・職場環境要件：賃金以外の処遇改善を実施すること

・加算（Ⅰ）（新規）（月額3万7千円相当）
　キャリアパス要件Ⅰ及びキャリアパス要件Ⅱ及びキャリアパス要件
Ⅲ＋職場環境等要件を満たす（平成27年4月以降実施する取組）

・加算（Ⅱ）（※旧加算（Ⅰ）（月額2万7千円相当）
　キャリアパス要件Ⅰ及びキャリアパス要件Ⅱ＋職場環境等要件を満
たす（平成27年4月以降実施する取組）

第3章　賃金、処遇改善加算で留意すべき規程

・加算（Ⅲ）（※旧加算（Ⅱ）（月額１万５千円相当）
キャリアパス要件Ⅰまたはキャリアパス要件Ⅱ＋職場環境等要件を
満たす

・加算（Ⅳ）（※旧加算（Ⅲ）（加算（Ⅲ）×0.9）
キャリアパス要件Ⅰ・キャリアパス要件Ⅱ・職場環境等要件のいず
れかを満たす

・加算（Ⅴ）（※旧加算（Ⅳ）（加算（Ⅲ）×0.8）
キャリアパス要件Ⅰ・キャリアパス要件Ⅱ・職場環境等要件のいず
れも満たさない

　新設された処遇改善加算（Ⅰ）については、キャリアパス要件Ⅰ、
キャリアパス要件Ⅱ、キャリアパス要件Ⅲのいずれも満たせば取得可
能となります。キャリアパス要件Ⅲの「昇給」は基本給による賃金改
善が望ましいですが、基本給、手当、賞与等を問わないとされていま
すが、非常勤を含め、施設に雇用される全ての介護職員が対象となり
得るものである必要があります。
　「資格等」については介護福祉士のような公的資格に限らず、施設
独自の資格制度に応じて設定した場合も要件を満たします。「一定の
基準に基づき定期に昇給を判定する仕組み」については、判定時期に
ついては施設規模や経営状況に応じて設定することで差し支えありま
せんが、客観的な評価基準や昇給条件が明文化されていることが必要
です。
　また、職場環境等要件については、実施した処遇改善（賃金改善を
除く）の内容を全ての介護職員に周知している必要があり、平成27年
４月から実施した取り組みが対象となります。

107

次に、処遇改善加算の取り扱いについては、基本給に含めることが望ましいですが、手当や一時金として支給しても問題ないとされています。

　あくまで算定要件は、賃金改善に要する額が処遇改善加算による収入を上回ることであり、事業所全体での賃金改善が要件を満たしていればよいということになります。

　その際、事業所に求められる対応としては、賃金改善の対象者、支払いの時期、要件、賃金改善額等について、計画書等に明記し、職員に周知すること、また、介護職員から加算に係る賃金改善に関する照会があった場合は、当該職員の賃金改善の内容について、書面を用いるなど分かりやすく説明すること等が必要となります。

　また、支給対象者についても、従来より介護職員を対象としていますが、それ以外については常勤・非常勤等を問わず、また一部の介護職員のみを対象とする（あるいは対象としない）ことも可能です。

　ここでいう介護職員とは、事業所に勤務している事務職員や送迎職員は含まれず、実務的に介護現場に従事し、その実態が「介護現場勤務シフト表」等に記載されている職員が対象となります。

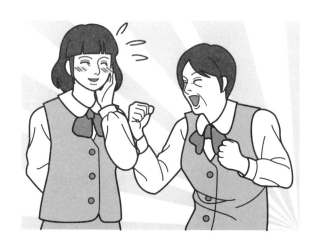

第3章　賃金、処遇改善加算で留意すべき規程

2.賃金改善に含まれるもの、含まれないもの

　処遇改善加算の算定は、まず、賃金改善に含まれるものですが、賃金改善は、加算を取得していない場合の賃金水準と、加算を取得し、実施される賃金水準の改善見込額との差分を用いて算定されます。

　割増賃金や法定福利費については賃金改善の実施の有無にかかわらず、必ず支払いが必要な部分に関しては含まれません。ただし、割増賃金については労働基準法に基づく割増賃金に上乗せする手当、法定福利費については賃金改善の結果、増額した部分については、計画をたてることで本加算金の支給対象になります。

　次に、賃金改善に含まれないものですが、取り組みに要する費用について、以下の様な内容は算定要件における賃金改善の実施に要する費用に含まれません。

①法人で受講を認めた研修に関する参加費や教材費等について、あらかじめ介護職員の賃金に上乗せして支給する。

②研修に関する交通費について、あらかじめ介護職員の賃金に上乗せして支給する。

③介護職員の健康診断費用や、外部から講師を招いて研修を実施する際の費用を法人が肩代わりし、当該費用を介護職員の賃金改善とする。

④退職金規程を作成し、退職手当として支給する。

109

⑤移動手当、待機手当、会議手当等の目的で支給する。

■

　事業所としての対応方法ですが、処遇改善加算については、申請方法や加算（Ⅰ）に適応するか否かといった話題が中心になりがちですが、事業所としては、この処遇改善加算をどのように活用していくかが、今後の人事戦略の大きな課題になってきます。

　景気が上向いてきたことにより、介護業界の人材不足はより深刻化しています。

　人材の確保が難しければ、既存職員のモチベーションを上げていくための制度構築が急務であり、その制度の中では、事業所が求める人材を明確にして、職員に対して適正な評価・処遇を行う必要がありますが、厳しい経営状況の下ではそのための資金が確保できないのが現状でした。しかし、この処遇改善加算を有効活用することで、この適正評価は可能になるはずです。

　対象職員に均等配分するという方法もいいでしょう。事業所のために日々貢献してくれている職員に対し、少額でも他の職員より上乗せ支給するという新たな試みも一案です。

〈雇用契約書への記載例〉

> ・基本給で支給する場合　※固定額の場合
>
> 　　基本給　○○○○円　（処遇改善加算○○○○円を含む）
>
> ・手当で支給する場合　※固定額の場合
>
> 　　処遇改善加算手当　○○○○円／月額
>
> ・一時金で支給する場合
>
> 　　処遇改善加算　○○○○円
>
> 上記金額が毎月変動する場合は、具体的な金額は明示できないため、支給対象者には「別途処遇改善加算を支給する」旨を記載してください。
>
> 規定すべき具体的な内容
>
> | | |
> |---|---|
> | 対象者 | ・非常勤職員も対象とするか否か
※非常勤を対象とする場合は、出勤日数や労働時間等により対象範囲を決定
・特定の職員に対して支給する（あるいは支給しない）
・人事考課を適用させるか否か（評価により対象者・支給額を決定） |
> | 支給額 | ・固定額支給かもしくは月次で支給額を変動させるか否か
・職員ごとに支給額を変動（増額・減額）させるか否か |
> | 支払期日 | ・月次支給か一時金で支給するか |

3.固定残業手当の導入と対応

　介護業界では、慢性的な人材不足のため、個々の負担が大きく時間
外労働も必然的に増えてきているのが実情です。そのような事業所に
最近みられるのが、定額残業制度による「固定残業手当」の支給です。

　固定残業手当とは、現実の時間外労働等の有無および長短にかかわ
らず、一定時間分の定額の割増賃金を支給し、この手当相当分の時間
を超えない限り、時間外労働等に対する割増賃金を支給しないという
制度です。

　例えば、基本給が30万円（25時間の時間外手当（50,000円）含む）
というような契約を締結すれば、25時間を超えなければ時間外手当の
別途支給は不要ということになります。

■

　介護業界で、この固定残業手当が注目された背景には、当然残業代
対策が大きいのですが、特に小規模の施設の場合、労働基準法上、残
業代などを払わなくてもよいとされる管理監督者はごく少数です。し
かし、管理者や生活相談員には、時間外手当を支給しなくてもよい、
と考えている事業所がいまだに多いです。

　事業所が気を付けるべきは介護保険法だけではありません。介護保
険法の管理者と労働基準法での管理監督者はその要件が大きく異な
り、いくら管理者といっても、その実態がどうなっているかで管理監

第3章　賃金、処遇改善加算で留意すべき規程

督者か否か判断されます。つまり「名ばかり管理職」ということで、労働基準監督署や職員から問題視されるリスクを考えれば、固定残業手当の支給を検討した方が賢明と言えるのです。同時に、この定額残業制度の導入については慎重な対応が求められます。

「定額残業制度」導入の必要事項は以下のようです。

①賃金（基本給や手当）に含まれる残業代を明確にし、それが何時間分の割増賃金にあたるのかを就業規則、契約書に明示すること

②実際の残業が賃金に含まれる時間（たとえば30時間）を超える場合は、その差額を支払うことを就業規則、契約書に明示すること

③すでに在籍している職員にとっては不利益な変更となるため個々に合意を得ること

④賃金台帳に固定残業手当として計算された金額がいくらなのかを記載すること

⑤基本給を含めた固定的賃金が最低賃金を下回らないこと

⑥退職金の計算が基本給を基礎としている場合、退職金の計算を「（基本給＋固定残業手当）×勤続年数」にするなど対処すること

次に固定残業手当を支給する方法についてですが、一般的には以下の3つの方法があります。

1．基本給に固定残業手当を含める場合

たとえば、固定的賃金の総額を25万円として、その中に定額残業制を含めたい場合、「基本給20万円＋固定残業手当5万円（残業25時間分）」と区分して雇用契約書や賃金台帳に記さなければなりません。受給額は同じでも、基本給が減るのは職員としては心地のよいものではなく、モチベーション低下を招く危険性もありますので、職員の理解を促し合意を得ることが必要です。

113

2．各手当に固定残業手当を含める場合

　職能手当、業務手当といった手当を支払っている場合は、これら諸手当を固定残業手当として支給することができます。この場合、基本給が減額になるわけではないので、比較的職員としても受け入れやすい形式ですが、それぞれの手当額が少額の場合、想定している見込み時間には届かないケースがあります。

　その場合、仮に30時間分を想定していたところ、20時間分あるいは10時間分の固定残業手当を諸手当に含めるという形態になります。

　また、規定には手当の支給目的が固定残業手当を含める趣旨にしておくことも必要です。

3．年俸に固定残業手当を含める場合

　介護業界でも、特定の職員を対象に年俸制を導入している事業所があります。

　その場合、既に時間外労働分の賃金が含まれていると誤解している事業所も少なくありません。年俸制の場合は、原則として「年俸÷12」が１カ月の賃金となります。この１カ月の賃金から30時間分の残業代を計算し、雇用契約書や賃金台帳には「基本給○○円、固定残業手当○○円」と記入します。年俸制を導入するときは、定額残業制をあわせて導入するのが一般的なので、そういう意味では職員に受け入れやすいと思われます。

　定額残業制度を導入する際、必ず疑問に思われるのが、どの程度の時間外労働が盛り込めるかという問題です。これについては様々な意見がありますが、一般的には三六協定の限度時間が、労働省告示「労働時間の延長の限度等に関する基準」により、１カ月の場合は45時間（１年単位の変形労働時間制の場合は42時間）と定められていること

から、45時間以内におさめるのが望ましいと思われます。

　また、固定残業手当分を除いた賃金が、最低賃金を下回ってしまうと違法になりますので、上限の45時間まで含めることができない場合もあります。

　一般の介護職の賃金水準を考えますと、45時間を含めることは難しいと思われますので、導入にあたっては、その辺りの賃金設計を慎重に行う必要があります。

【雇用契約書内の記載例―1　基本給に含めるケース】

　基本給　　　　　　　　　　　円

　　（上記金額には、○○円（時間外手当○時間分）、○○円（深夜手当○時間分）の固定残業代を含むものとする。各々の時間を超過した場合には賃金規程第○条に基づき、その超過分を別途支給する。）

【雇用契約書内の記載例―2　手当として支給するケース】

　固定残業手当　　　　　　　　　　円

　　（時間外手当○時間分・深夜手当○時間分として支給する。各々の時間を超過した場合には賃金規程第○条に基づき、その超過分を別途支給する。）

【雇用契約書内の記載例―3　年俸制に含めるケース】

　年俸額　○○○○円（時間外労働○○時間分　○○○円）とし毎月12等分の1を支給する。

　　（月額賃金）

　　基本給　○○○円

　　時間外労働○○時間相当分　○○○円（定額残業代）

　　深夜労働○○時間相当分　○○○円（定額残業代）

4.通勤手当の支給目的を明確にしておこう

　通勤手当自体は、法律で決まっていません。したがって、事業所の就業規則になければ、払わなくても違法ではありません。ここでは、通勤手当の規定方法について紹介します。

　第1に通勤手当支給の目的を明確にしておくことです。

　例えば「通勤という行為に対する賃金」として支給するならば、自転車で通勤した場合も支給されます。しかし一般的には、「交通機関に支払う料金」として支払う場合が多く、自転車での通勤には支給されないケースがほとんどです。この点を曖昧にしていると、規定内容によっては本来支給されない場合でも、支給せざるを得ないケースも生じます。

　第2に、距離と上限額です。通勤手当を支払う目安として、一般的には事業所まで片道2km程度としているところも多いでしょう。しかし、その2kmの計算方法（通常は直線距離）や、2kmを超える場合で、複数の交通機関を利用する場合は注意が必要です。

　例えば、事業所までの距離が2kmを超えていることを理由に、自宅から最寄り駅まで数百mであるにもかかわらず、バス代を請求されることもあります。この場合は、自宅から最寄り駅までの距離も規定しておき、併せてトータルでの交通費の上限額を設ける必要があります。

第3章　賃金、処遇改善加算で留意すべき規程

通勤手当の非課税限度額（平成28年度改正）

区分		課税されない金額	
①交通機関または有料道路を利用している人に支給する通勤手当		改正後	改正前
		1カ月当たりの合理的な運賃等の額（最高限度150,000円）	1カ月当たりの合理的な運賃等の額（最高限度100,000円）
②自動車や自転車などの交通用具を使用している人に支給する通勤手当	通勤距離が片道55キロメートル以上である場合	31,600円	同左
	通勤距離が片道45キロメートル以上55キロメートル未満である場合	28,000円	同左
	通勤距離が片道35キロメートル以上45キロメートル未満である場合	24,400円	同左
	通勤距離が片道25キロメートル以上35キロメートル未満である場合	18,700円	同左
	通勤距離が片道15キロメートル以上25キロメートル未満である場合	12,900円	同左
	通勤距離が片道10キロメートル以上15キロメートル未満である場合	7,100円	同左

117

	通勤距離が片道2キロメートル以上10キロメートル未満である場合	4,200円	同左
	通勤距離が片道2キロメートル未満である場合	（全額課税）	同左
③交通機関を利用している人に支給する通勤用定期乗車券		1カ月当たりの合理的な運賃等の額 (最高限度150,000円)	1カ月当たりの合理的な運賃等の額 (最高限度100,000円)
④交通機関または有料道路を利用するほか、交通用具も使用している人に支給する通勤手当や通勤用定期乗車券		1カ月当たりの合理的な運賃等の額と②の金額との合計額 (最高限度150,000円)	1カ月当たりの合理的な運賃等の額と②の金額との合計額 (最高限度100,000円)

　第3に通勤手当を支給しない場合を規定することです。

　「有給休暇中や傷病休業中には、通勤を伴わないため、その部分を日割りカットした上で、通勤手当を支給することはできますか？」という質問をよくされます。このような場合は、賃金規定に、通勤手当は欠勤（遅刻・早退の時間を含む）を控除するとの定めを設けていれば可能です。

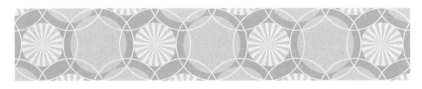

第3章　賃金、処遇改善加算で留意すべき規程

5.時間外手当の計算方法と留意点

　時間外手当とはどのような手当であるかを確認しておきましょう。

　労働基準法では、原則として1日8時間、1週40時間を法定労働時間と定めています。例外として、労使協定締結等の条件で、一定期間内を平均して、法定労働時間を超えないように労働時間を定める変形労働時間制もあります。

　介護業界では1カ月単位の変形労働時間制が多く活用されています。

　割増賃金には時間外労働（2割5分以上）の他、休日労働や深夜業に対するものがあります。休日労働は、法定休日（週1日又は4週を通じて4日、曜日不問）に労働させることをいい、その割増賃金は通常の賃金の3割5分以上です。深夜業は、午後10時から翌日午前5時までの間に労働させることをいい、割増賃金は2割5分以上となります。

　介護業界の時間外手当で特徴的な点は以下のようです。

　時間外または休日労働が深夜（夜10時〜翌朝5時）に及んだ場合には、以下の通りそれぞれ5割以上、6割以上の割増が必要です。

　①時間外労働で、さらに深夜労働

　　　2割5分以上＋2割5分以上＝5割以上

　②休日労働で、さらに深夜労働

　　　3割5分以上＋2割5分以上＝6割以上

　休日で8時間を超えた場合でも、深夜に及ばない限り3割5分の割

119

増でよいことになります。法で定める「割増」はあくまでも「法定労働時間」（1日8時間／週40時間）を超えた場合です。

したがって就業規則等で所定労働時間超に対して手当を支給する旨の規定がある場合を除き、法定労働時間を超えなければ割増の必要はありません。

例えば9：00〜17：30が所定労働時間（昼休1時間）で、20時まで残業した場合、労働時間が8時間に達するのは18時です。17：30〜18：30は、通常の時間単価で支払えば良いことになります。18時以降は1.25倍を割増した時間外手当を支払います。

もう1つの例を出しましょう。水曜と日曜が所定休日で水曜だけ出勤した場合ですが、労働基準法で定めている法定休日（休日労働に対する割増賃金の支払いが必要な休日）は週1日です。本ケースで水曜日が法定休日に該当しない場合は、割増率は休日の1.35倍ではなく、1.25倍でよいことになります。

さて、時間外手当の計算方法ですが、算式は以下の通りです。

（基本給＋手当）／1カ月の所定労働時間数×割増率×時間外労働時間数

ここで問題になってくるのが、「手当」の部分です。

介護福祉現場の給与体系を確認すると、基本給の他に様々な手当が支給されていますが、この「1カ月の給与」と定義される中には、基本給の他に各種手当も含まれます。しかし、割増賃金の基礎となる1カ月分の給与は、以下の手当を差し引いた上で算出してもよいということになっています。

① 家族手当

割増賃金の基礎から除外できる家族手当とは、扶養家族の人数またはこれを基礎とする家族手当額を基準として算出した手当をいいます。「生活手当」等であっても、上記算出方法と同様であれば、家族

手当として割増賃金の基礎から除外できます。

　除外できる例を挙げると、扶養家族のある職員に対し、家族の人数に応じて支給するものがあります。

（例）扶養義務のある家族１人につき、１カ月あたり配偶者１万円、その他の家族５千円を支給する

　一方、除外できない例としては、扶養家族の有無、家族の人数に関係なく一律に支給するものがあります。

（例）扶養家族の人数に関係なく、一律１カ月１万５千円を支給する

② 通勤手当

　割増賃金の基礎から除外できる通勤手当とは、通勤距離または通勤に要する実費費用に応じて算定される手当をいいます。通勤にかかる費用や距離が基準となっていない場合には、割増賃金の基礎に算入する必要があります。

　除外できる例としては、通勤に要した費用に応じて支給するもので６カ月定期券の金額に応じた費用を支給する場合です。

　除外できない例としては、通勤に要した費用や通勤距離に関係なく一律に支給するもので、実際の通勤距離にかかわらず、１日300円を支給する場合です。

③ 住宅手当

　割増賃金の基礎から除外できる住宅手当とは、住宅に要する費用を基準として算出した手当をいいます。

　除外できる例としては、住宅に要する費用に定率を乗じた額を支給するもので、その例としては、賃貸住宅居住者には家賃の一定割合、持家居住者にはローン月額の一定を支給する場合などです。

　除外できない例は、住宅の形態ごとに一律に定額で支給するもので、

121

その例としては、賃貸住宅居住者には2万円、持家居住者には1万円を支給する場合などです。

④　別居手当・子女教育手当

　割増賃金の基礎から除外できる「別居手当」、「単身赴任手当」とは、転勤により、同一世帯の扶養家族と別居することを余儀なくされた者に支給される手当をいい、一方、子女教育手当とは、教育費負担が大きな子どもを持つ職員に対し、その教育費の支援として一定期間、重点的に支給する手当をいいます。

　これらの手当は、労働と直接的な関係が薄く、個人的な事情に基づいて支給される賃金であるため、割増賃金の基礎から除外されています。

⑤　臨時に支払われた賃金

　臨時的、突発的事由にもとづいて支払われる手当などは通常の労働時間または通常の労働日の賃金とは異なる賃金ということで、割増賃金の基礎から除外されています。これらは名称の如何にかかわらず、具体的には引越手当、私傷病手当、見舞金、退職金等がこれに該当します。

⑥　1カ月を超える期間ごとに支払われる賃金

　賞与や1カ月を超える期間にわたる事由によって算定される精勤手当、勤続手当、奨励金は、割増賃金の基礎から除外されています。尚、毎月払いを回避する目的で、これらの名称をつけていると認められる場合は除外賃金となりません。

　労働基準法に基づき、これ以外の手当に関してはすべて、割増賃金の算定基礎賃金に含まれなくてはいけません。具体的には、「管理職

第3章　賃金、処遇改善加算で留意すべき規程

手当」、「物価手当」、「調整手当」、「介護処遇改善手当」などが挙げられます。

　事業所によって手当の名称はそれぞれなので、具体的名称をあげると混乱する可能性もありますが、例えば、上記の「物価手当」を「家族手当」として支給している等、事業所によっても手当は多種多様に及びますが、割増賃金の算定で除外できる項目は、上述の項目だけです。

　介護福祉施設の給与計算を確認しますと、割増賃金の算定基礎賃金に含むべき手当を含まないとする独自ルールで運用しているケースが少なくありませんので注意してください。

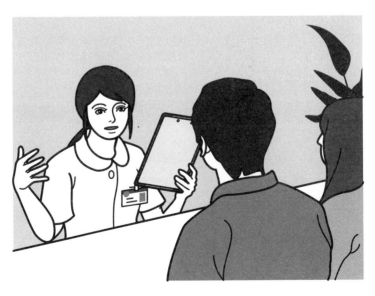

123

6.管理職の割増賃金に対する取扱い

　労働基準法では、管理・監督者に対して労働時間、休憩、および休日について、適用除外としています。したがって就業規則に「管理監督者は時間外労働に対する手当は支給しない」と記載して、周知しておけば、時間外労働に対する手当は不要ということになります。

　ただし、過去に遡って支給を命ぜられた例もあるので、厳重な注意が必要であって、注意すべき点は下記のとおりです。

① 　管理・監督者を明確に

　就業規則に「管理監督者とは○○職以上の中から施設が定める」等の定義をしておく必要があります。

② 　管理・監督者は「管理監督者としての業務を行い、処遇を受けている」必要がある

　「課長」という役職であっても、労働時間の裁量・権限がまったくなく、賃金面でも監督者としての処遇を受けていないような場合は、管理監督者として認められません。

③ 　管理・監督者でも深夜労働に対する割増賃金の支払は必要

　管理監督者に対しても法的には深夜割増は必要です。

124

第3章　賃金、処遇改善加算で留意すべき規程

　深夜割増が必要のない場合は、就業規則に管理職手当には深夜割増部分を含む旨の記載がしてあり、かつ深夜割増も含んだような賃金面での処遇設定をしている場合のみです。

　ここで留意すべきは、管理職手当を支給している者に対して、「全ての割増賃金を支給する必要がない」という勘違いです。

　例えば、前述した労働基準法上に規定する管理監督者に一定額の管理職手当を支給していたとします。その場合、割増賃金は一切不要と思われている方も多くいます。

　基本的に、管理職手当と割増賃金ではその支給目的が異なります。もしこれを同義ととらえたいのであれば、その旨を明確に賃金規程に記載する必要があります。確かに、管理監督者は労働時間、休憩、休日の規定が適用除外とされているため、時間外労働や休日出勤をしても、割増賃金を支払わなくてもよいとされていますが、深夜労働に関しては除外されていません。

　ただしこの場合も、就業規則などで深夜業の割増賃金を含め、所定労働時間が定められていることが明らかな場合、別に深夜業務の割増賃金を支払う必要はありません。

　これは、夜勤手当として支給している場合や、管理職手当などを支払っている場合に該当するもので、「夜勤手当は、深夜割増賃金として支給するものである」「管理職手当のうち○○円は、○○時間分の深夜割増賃金の代わりとして支給するものである」など、その手当の全部または一部が深夜労働の割増賃金分も含んでいる旨を、就業規則や雇用契約書の中にしっかりと明記する必要があります。

　また前述の場合でも、実際の深夜労働時間が規定を超えてしまった場合は、その差額分の割増賃金の支払義務が生じますので注意してください。

125

■未払い残業代を請求されるリスクがあるケース

・残業代は、基本給に含めているということにしている（契約書等に明記なし）
・業務手当など一定の手当を残業代の代わりに支払っている（契約書等に明記なし）
・年俸制だからという理由で残業代は支払っていない
・看護部で師長を一律管理職とし、すべて残業代は支払っていない
・入職時に「残業代を一切支払わない」ことに対し職員から合意をとっているので支払っていない
・残業命令はしていない（本人が勝手に残業している）から残業代は支払っていない
・そもそも残業時間を管理していないので支払っていない
・代休を与えていない

■

　皆勤手当と有給休暇の関係について触れておきましょう。

　皆勤手当を支給している事業所において、「有給休暇を使用した場合には、皆勤手当を支給しない」と就業規則に規定されていれば、トラブルが生じることも考えられます。

　この問題は、事業所側の皆勤手当の規定の仕方により多少見解は変わりますが、通常は、有給休暇取得を理由に、皆勤手当を不支給とする規定は不利益取扱いとなり、規定自体が無効となります。

モデル就業規則（本則）

賃金規程

第1章　総　則

（目的）
第○条　この規程は、就業規則第○条（賃金）の規定により、職員の賃金に関し必要な事項を定めることを目的とする。

（適用範囲）
第○条　この規程は、就業規則第○条（正規職員の定義）に定める正規職員に適用する。

（賃金の支給範囲）
第○条　賃金とは、職員の労働の代償として支払われるすべてのものをいう。したがって、職員が労働しないときは別段の定めによる場合のほか賃金を支払わない。

第2章　賃　金

（賃金の支払方法）
第○条　賃金は通貨で直接職員にその全額を支払う。ただし、職員との書面協定により、職員が希望した場合は、職員の指定する金融機関等の口座への振込みにより賃金の支払いを行う。

（賃金からの控除）
第○条　次に掲げるものは、賃金から控除する。
（1）　源泉所得税
（2）　住民税
（3）　健康保険及び厚生年金保険の保険料の被保険者負担分
（4）　雇用保険の保険料の被保険者負担分
（5）　職員との書面協定により賃金から控除することとしたもの

第3章　賃金、処遇改善加算で留意すべき規程

モデル規程

（賃金の計算期間及び支払日）
第○条　賃金は、○日から○日までについて、○日に支払う。ただし賃金支払
　　日が金融機関の休日にあたるときは、その前日に支払う。
2　　前項の定めにかかわらず、次の各号のいずれかに該当するときは、職員（職
　　員が死亡したときはその者の収入によって生計を維持されていた者）の請求
　　により、賃金支払日以前であっても既往の労働に対する賃金を支払う。
　　（1）　職員の死亡、退職、解雇のとき
　　（2）　職員またはその収入によって生計を維持する者の出産、疾病、災害、
　　　　婚礼または葬儀などの臨時の費用に充てるとき
　　（3）　その他特別の事情がある場合であって、法人が必要と認めたとき

（賃金の計算方法）
第○条　賃金計算期間の途中に入職、退職、休職または復職した場合は、その
　　月の賃金を下記の算式により支払う。ただし、死亡による退職の場合はこの
　　限りではない。

$$控除額 ＝ \left(\frac{基本給＋諸手当}{1ヵ月平均所定労働日数：○日} × 不就労日数 \right)$$

（欠勤等の扱い）
第○条　欠勤、遅刻、早退及び私用外出をした場合の時間については、原則と
　　して1日または1時間当たりの賃金額に欠勤、遅刻、早退及び私用外出の合
　　計時間を乗じた額を差し引くものとする。ただし、賃金計算期間の全部を休
　　業した場合は、賃金月額のすべてを支給しないものとする。
　　（1）　遅刻・早退・私用外出等の控除

$$\frac{基本給＋諸手当}{1ヵ月平均所定労働時間数：○日} × 不就労時間数$$

　　（2）　欠勤控除

$$\frac{基本給＋諸手当}{1ヵ月平均所定労働日数：○日} × 不就労日数$$

※不就労日数は欠勤、無給休暇、無給休業、休職、制裁による自宅待機の合計
　日数とする。

129

（休暇休業等の賃金）

第○条　年次有給休暇及び就業規則第○条（特別休暇）第○項○号から○号に定める特別休暇の期間は、所定労働時間労働したときに支払われる通常の賃金を支給する。

2　次の休暇及び休業期間等は無給とする。

（1）　産前産後休業

（2）　育児・介護休業期間

（3）　育児時間

（4）　生理日の措置の日または時間

（5）　母性健康管理のための休暇等の時間

（6）　子の看護休暇期間及び介護休暇

（7）　公民権行使の時間

（8）　裁判員休暇期間

（9）　就業規則第○条（休職期間）に定める休職期間

（10）　制裁による自宅待機

3　施設の責めに帰すべき事由により、休業したときは、休業手当を支給する。休業手当の額は、1日につき平均賃金の6割とする。

モデル規程

(賃金の構成)
第○条　賃金の構成は次のとおりとする。

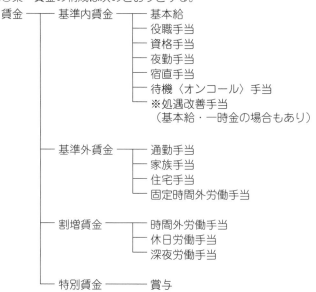

2　前項に定める基準内賃金とは割増賃金の計算の基礎とし、基準外賃金は割増賃金の計算の基礎としない賃金とする。

(基本給)
第○条　基本給は、職員の能力、技術、経験および年齢等を総合考慮のうえ、施設が決定する。

(役職手当)
第○条　役職手当は、役職のある者に対し支給する。
(支給例)

職責	金額
施設長	○円
管理者	○円
リーダー	○円
サブリーダー	○円

（資格手当）

第○条　資格手当は、個人が取得した資格を保有している者のうち業務に従事し有用と認めた者に対し支給する。

（支給例）

職種	手当額	職種	手当額
看護師	○円	ケアマネージャー	○円
准看護師	○円	管理栄養士	○円
社会福祉士	○円	栄養士	○円
介護福祉士	○円		

（夜勤手当）

第○条　夜勤手当は、所定労働時間内の勤務であっても、夜間勤務を命ぜられ夜間勤務をした職員に対し支給する。

　　夜勤手当は、当該夜間勤務をした時間分に対する深夜割増手当相当額の金額を含む。

（支給例）

資格	支給額
介護福祉士、社会福祉士、ケアマネ資格保有者	1回　○円
上記以外の者	1回　○円

（宿直手当）

第○条　宿直勤務を行った者には宿直勤務1回につき、○○○円を支給する。

（待機〈オンコール〉手当）

第○条　連絡可能な状態に待機する職員に対し以下のとおり待機手当を支給する。

　　　　待機する場合、一回につき○○○円

2　待機手当は第○条に掲げる役職手当を支給されている者には支給しない。

（処遇改善手当）

〈基本給に含める場合〉

第○条　基本給

　　基本給は、職員の能力、技術、経験および年齢等を総合考慮のうえ、施設が決定する。尚、介護職に従事し一定の要件を満たすと施設が判断した職員

第3章　賃金、処遇改善加算で留意すべき規程

モデル規程

に対しては、介護保険法に基づいて支給される処遇加算手当として、基本給に一定額を加え支給するものとする。

　　具体的な金額については、雇用契約書で定めるものとする。

〈手当として支給する場合〉

第○条　介護処遇改善加算手当（手当の名称は不問）

　　処遇改善加算手当は、介護保険法に基づいて支給される介護職員処遇改善加算の計画書に基づいて、当該対象者に毎月支給するものとする。

　　具体的な支給方法については別途定める。

〈一時金で支給する場合〉

第○条　介護処遇改善加算（一時金の名称は不問）

　　処遇改善加算は、介護保険法に基づいて支給される介護職員処遇改善加算の計画書に基づいて、当該対象者に一定期日に支給するものとする。

　　具体的な支給方法については別途定める。

（通勤手当）

第○条

　　通勤手当は通勤に電車、バス等の交通機関を利用する職員に対しては、通勤に係る実費支弁を目的として1カ月定期代相当額を支給する。ただし、通勤の経路および方法は、最も合理的かつ経済的であると施設が認めたものに限ることとし、また非課税限度額を超える場合には非課税限度額を限度として支払う。

2　あらかじめ施設の許可を得て自家用車で通勤する職員に対する通勤手当は以下により算出する。

　　　通勤距離×通勤日数×2×通勤単価

　　尚、通勤単価は、近隣給油価格を参考に妥当な金額を算出することとし、価格変動があった場合には見直しを行うこともある。

3　通勤手当は、届出をした月から、支給事由が消滅した月まで支給するものとする。

4　通勤経路を変更するときおよび通勤距離に変更が生じたときは、すみやかに施設に届け出なければならない。

5　前項の届出を怠ったとき、または不正の届出により、通勤手当を不正に受給したときは、その返還を求め、就業規則に基づき懲戒処分を行うことがある。

133

（家族手当）

第○条

　　家族手当は、健康保険法上の扶養家族のうち次の家族を扶養している職員に対して次の金額を支払う。

　（1）　配偶者………………………○○○円

　（2）　18歳未満の子　…………○○○円

　（3）　父母…………………………○○○円

2　家族手当は届出をした月から、支給事由が消滅した月まで支給するものとする。

3　扶養家族が変更になったとき及び第1項の支給の条件に該当しなくなったときは、すみやかに施設に届け出なければならない。

4　前項の届出を怠ったとき、または不正の届出により、家族手当を不正に受給したときは、その返還を求め、就業規則に基づき懲戒処分を行うことがある。

（住宅手当）

第○条　住宅手当は、次の各号に該当する職員に対し支給する。

　（1）　自ら居住するために住居（借間を含む）を借り受けている職員で11,000円を超える家賃月額を支払っている職員

　　　ただし、父母または配偶者の父母と同居している職員や、住宅を借り受けた者と同居使用している職員を除く。

　（2）　自らが所有者である住居に居住している職員で、世帯主である職員

2　住宅手当は、次の各号に掲げる区分に応じて定める額とする。

　（1）　前項第1号に該当する職員

　　　①家賃月額が21,000円未満の場合　家賃月額－11,000円

　　　②家賃月額が21,000円以上の場合　（家賃月額×1/2）－500円

　　　ただし、支給限度月額は50,000円とし、算出された住居手当の金額に100円未満の端数が生じた場合、これを切り捨てるものとする。

　（2）　前項第2号に該当する職員

　　　月額3,000円

　　　ただし、当該住宅が当該職員若しくは当該職員の扶養親族によって新築されまたは購入がなされた日から起算して5年を経過するまでの間は月額5,000円を支給する。

3　第2項第1号の家賃月額とは、次の各号の料金を含まない金額のことをいう。

　（1）　権利金、礼金、保証金等

第3章　賃金、処遇改善加算で留意すべき規程

モデル規程

（2）　電気、ガス、水道料金
（3）　集合住宅内の共同施設負担金、テレビ・通信回線料等
4　住居手当の支給の決定は、規定の書式による施設長への届出により行うか、必要に応じ、契約書、その他届出に係わる事項を証明する書類の提示を求めることがある。

（固定残業手当）
規定例　1
第○条　○○職の職員に対して固定残業手当を支給する。
2　本条に定める固定残業手当は、賃金規程第○条（割増手当）に規定する時間外手当として支給することとし、同条により計算された○時間分の時間外手当相当分を支給する。
3　前項に規定された時間を超過して時間外労働をおこなった場合には、その超過した時間について、賃金規程第○条（割増手当）の規定により計算し、支払うこととする。
　　（施設内の管理者あるいはそれ準じる地位または職責を担う職員に対し固定残業代を支給する場合）
規定例　2
　　第○条（○○手当）
　　　○○手当は、職務上の地位、職責に応じて月額で支給する。○○手当は地位や職責の性質上、所定労働時間を超えて就業することが見込まれるため、当該時間外・深夜労働手当の代替措置として支給する側面を有する。
　　（労働基準法上の管理監督者に対し深夜手当に相当分の固定残業代を支給する場合）
規定例　3
第○条（役職手当）
　　　役職手当は、職務上の地位、職責に応じて月額で支給する。管理監督者は早出・残業・休日労働手当の支給対象外であるため、役職手当は当該時間外・休日労働手当の代替措置として支給する側面を有する。また、管理監督者に支給する役職手当には○○時間分の深夜割増を含むものとする。
※本規定は労働基準法上の管理監督者に対しての規定例であり、管理者等の名称にかかわらず実態で判断されます。
　　　否認された場合は別途時間外・休日手当の支払いが必要となりますのでご注意下さい

135

（年俸制の職員に固定残業代を含めて支給する場合）

規定例　4

第○条（賃金の支払形態）

　　賃金の支払形態は年俸制賃金とする。

　（1）　年俸制賃金は、個々の年俸契約を締結することにより決定するものとし、原則として年俸額を12等分して毎月12等分の1を、第○条（賃金の支払方法）の定めにより支払う。

　（2）　年俸制賃金の対象者の時間外手当は、各人ごとの年俸契約において毎月予定される時間外労働の時間数○時間を含むものとし、その時間数を超えた場合には別途時間外手当を支給する。

（手当発生、変更、休止届出）

第○条　役職手当、資格手当、家族手当、住宅手当及び通勤手当にかかる通勤距離の発生、変更、休止に関する事態は、規定の書式に必要書面を添付して、遅滞なく施設長の承認を受け、賃金担当部門に届け出ることとする。

2　役職手当、資格手当、家族手当、住宅手当および通勤手当は、その事実が生じた日または変更の生じた日の属する月の翌賃金計算対象期間から開始または変更し、支給の要件に該当しなくなった日の属する賃金計算対象期間をもって支給を終了するものとする。ただし、賃金計算対象期間の途中に入職、退職、休職または復職した場合における当該事由の発生した月の各手当の額は、第○条（賃金の計算方法）の定めるところによる。

（不正の届出）

第○条　前条の届出を怠ったとき、または不正の届出により通勤手当、扶養手当及びその他の賃金を不正に受給したときは、その返還を求め、就業規則第○条（懲戒の種類）に基づき制裁処分を行うことがある。

（割増手当）

第○条　割増手当は、次の算式により計算して支給する。ただし、就業規則第○条（適用除外）に該当する者は、次の時間外、休日に関する割増手当は適用しない。

　（1）　時間外労働割増手当（法定労働時間を超えて労働させた場合）

　①限度時間内の時間外労働

第3章　賃金、処遇改善加算で留意すべき規程

$$\frac{基本給＋諸手当}{1ヵ月平均所定労働時間} \times（1＋0.25）\times \begin{array}{l}限度時間内の\\時間外労働時間数\end{array}$$

②月間45時間超60時間以内の時間外労働

$$\frac{基本給＋諸手当}{1ヵ月平均所定労働時間} \times（1＋0.25）\times \begin{array}{l}45時間超60時間以内の\\時間外労働時間数\end{array}$$

③前述①②にかかわらず年間360時間超の時間外労働（既に前述①②の規定による割増手当の対象となった時間外労働を除き、月間60時間以内の時間外労働に限る。）

$$\frac{基本給＋諸手当}{1ヵ月平均所定労働時間} \times（1＋0.35）\times \begin{array}{l}年間360時間超の\\時間外労働時間数\end{array}$$

④月間60時間超の時間外労働

$$\frac{基本給＋諸手当}{1ヵ月平均所定労働時間} \times（1＋0.5）\times \begin{array}{l}60時間超の\\時間外労働時間数\end{array}$$

　※本規定は中小企業に該当する施設は、当面猶予されます。

（２）　休日労働割増手当（法定の休日に労働させた場合）

$$\frac{基本給＋諸手当}{1ヵ月平均所定労働時間} \times（1＋0.35）\times 法定休日労働時間数$$

（３）　深夜労働割増手当（午後10時から午前5時までの間に労働させた場合）

$$\frac{基本給＋諸手当}{1ヵ月平均所定労働時間} \times 0.25 \times 深夜労働時間数$$

※諸手当は、家族手当、通勤手当、住宅手当、夜勤手当を除く
※1ヵ月平均所定労働時間＝（365－年間休日数）×8時間÷12カ月＝○○時間とする。

（昇給・昇格）
第○条　職員が現に受けている号給を受けるに至ったときから、12カ月間を下回らない期間を良好な成績で勤務したときは、昇給させることができる。
2　昇給・昇格は、別に定める人事考課規程により勤務成績、技能、功績その他の事項を考慮し、予算の範囲内で行うこととする。ただし、定期昇給は世

137

間一般の動向及び消費者物価の動向を勘案して決定する。

3　前項の規程にかかわらず、特に昇給・昇格させることを適当と認めた者については、特別に昇給・昇格を行なうことができる。

4　昇給・昇格の時期は、原則として4月1日とする。

5　職員の賃金月額が、その属する等級の上限を超えることとなった場合でも、その者が同一の等級にある間は昇給しない。ただし、良好な成績で勤務した者で、他の職員との均衡上必要と認められる場合、理事長は、その者の属する等級における上限を超えて本給月額を決めることができる。

6　職員が満58歳の年齢に達したときは、次期昇給は停止となる。

第3章　賞　与

（賞与）

第○条　賞与は、○月○日及び○月○日に在籍し、かつ通常に勤務する職員に対して、それぞれの在職期間に応じて定めた基準額に人事考課の結果を反映して算出した額を支給する。

2　賞与は、基本給、役職手当、資格手当の月額合計を基準とし、これに評価対象期間中における勤務状況に応じて、別に定める支給割合を乗じて算出する。

3　前項の賞与の評価対象期間は次のとおりとする。

支給対象者	評価対象期間	支給月
○月○日在職者	前年○月○日から当年○月○日	夏季（○月）
○月○日在職者	当年○月○日から当年○月○日	冬季（○月）

第3章　賃金、処遇改善加算で留意すべき規程

モデル規程

キャリアパス（例）……基本給相当額に対する昇給イメージ

職責	賃金 求められる能力	職務内容	任用要件決定方法	1級	2級	3級
施設長	・必要な権限委譲を行い、部下の自主性を尊重して自立的な組織運営環境を整える。 ・人材育成、組織改革、法令順守の徹底などを通じて、自組織を改善・向上させる。 ・自らの公益性を理解し、他機関や行政への働きかけ、連携・協同を通じて地域の福祉向上に貢献する。 ・所属する法人全体の経営の安定に寄与する。	施設の経営資源把握と調整 戦略の作成 方針の明示・浸透 施設計画の進捗管理 リーダー管理者育成 計数管理（経営指標に基づく判断）	在職7年以上 評価Aランク 理事長・役員面談	200,000円～250,000円	230,000円～280,000円	260,000円～310,000円
リーダー	・リーダーとして、メンバー間の信頼関係を築く。 ・チームの目標を立て、課題解決に取り組む。 ・上位者の業務を補佐・支援する。 ・当該分野の高度かつ適切な技術を身につけ、後輩に対してのモデルとなる。 ・地域資源を活用して業務に取り組む。	チームの管理・調整・経営 指標管理 部下指導育成 リスクマネジメント・緊急対応 家族対応 苦情に関する業務 サービス品質管理 地域・他機関・他職種との連携・協力業務	在職5年以上 評価Bランク以上 施設長面談	145,000円～180,000円	150,000円～190,000円	160,000円～200,000円
サブリーダー	・組織の中での自分の役割を理解し、担当業務を遂行する。 ・現場の課題を発見し、チームの一員として課題の解決に努める。 ・地域資源の活用方法を理解する。 ・後輩を育てるという視点を持って、助言・指導を行う。 ・業務の遂行に必要な専門的知識・技術等の向上を図る。 ・職業人としての自分の将来像を設定し、具体化する。	一般職業務に加えて 入所・退所対応 個別援助計画の策定 サービスの業務改善 後輩指導 防火・防災業務	在職3年以上 評価Bランク以上 リーダー推薦 施設長面談	125,000円～140,000円	130,000円～150,000円	140,000円～160,000円
一般職	・指導教育を受けサポン、担当業務を安全・適確に行う。 ・組織・職場の理念や目標を理解する。 ・担当業務に必要な制度やや法令等を理解する。 ・組織内の人間関係を良好にする。 ・介護の仕事を理解し、自己目標の設定に努める。 ・仕事から生じるストレスを理解し、対処方法を身につける。 ・福祉・介護サービス従事者としてのルール・マナーを遵守する。	基本介助の補助、健康管理の補助 日常活動援助、行事等の補佐 会議・委員会参加 報告・連絡・観察・記録		115,000円～130,000円	125,000円～140,000円	135,000円～150,000円

139

Q1 パート職員に対する賃金に対し、①9時〜20時：1,000円、②22時〜5時：1,300円、③5時〜9時、20時〜22時：1,100円という時給を設定した場合、②の時給を高めに設定したので、深夜割増部分を別途支給する必要はない。

A 通常の時給に加えて深夜割増部分の支払いが別途必要ですので、この対応は×です。深夜勤務が、（日勤からの延長等で）時間外や（法定休日に労働させ）休日労働にもあたる場合は、その割増賃金（通常の時給＋25％の割増賃金）も支払う必要があります。

仮に②の金額に深夜割増部分が含まれている場合は、その旨明示することが必要です。

Q2 水曜日と日曜日が休みの職員に対して、水曜日に休日出勤を命じた際の賃金支払いは、休日出勤として1.35倍割増賃金を支払わなければならない（日曜日を法定休日に設定している場合）。

Q&A ○×どっち？

休日労働とは、労働基準法で定められた法定休日に労働させることですので、このケースは×です。法定休日は最低でも週1回、または4週間に4回以上の休日を与えなければならないとされています。法定休日を定めていない介護事業所が多く見受けられますが、その場合、週の始まりを日曜日と考えます。法定休日や週の起算などは、担当者レベルで勝手に判断されてしまうことも少なくありませんので、明確に規定することをお勧めします。

設問では、日曜日に出勤した場合は、割増率は休日の1.35倍となりますが、水曜日ですので1.25倍でよいことになります。

Q3 住宅手当を賃貸住宅居住者：2万円、持家居住者：1万円を支給すると規定している場合、住宅手当は時間外手当を算定する上での基礎額に含めなくても問題はない。

時間外手当を算定する上で、算定する賃金の基礎額に含めなくてもよいとされているのは以下の手当に限定されます。が、運用方法に問題があるためこのケースは×です。

・家族手当
・通勤手当

141

・別居手当
・子女教育手当
・住宅手当
・臨時、若しくは1カ月を超えるごとに支払われる賃金（賞与等）。

　別の名称であっても実質的に同じ趣旨の手当であれば除外できます。逆に、一律定額で支給する場合は基礎額に含めなければなりません。本ケースでは、例えば家賃や住宅ローンの一定割合を支給するとすれば問題ありません。

　※平成22年4月1日から施行された「労働基準法の一部を改正する法律」で、1カ月60時間を超える時間外労働については、通常の労働時間の賃金の計算額の50％以上の率で計算した割増賃金の支払が必要になりました。労使協定を締結することで有給の代替休暇を与えることで引上げ分25％（50％－25％）の割増賃金支払の代わりとすることも可能です。中小企業については、当分の間、割増賃金率の引上げは猶予されています。

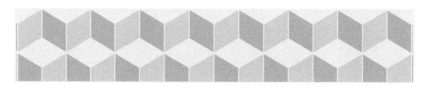

Q&A ○×どっち？

Q4 定額残業制度を導入し固定残業手当を支給すれば、残業時間の管理は不要である。

A 定額残業制度導入時の労働時間管理について定額残業制度を導入し、その規定する時間内で時間外労働がおさまっているとしても、毎月の時間外労働時間は把握しなければなりませんので×です。最近の労働局の指導の中には、固定残業手当の範囲で時間外労働がおさまっていても、給与明細に実際の時間外労働の時間を明記すような趣旨の内容もでてきています。

Q5 固定残業手当を支給する場合の雇用契約書の明示方法は、「基本給○○円に固定残業手当が含まれる」と表記すれば事足りる。

A ×です。明示については、時間外手当や深夜手当などがいくら含まれており、どの程度の時間が手当として支給されるのかを具体的に明示する必要があります。また当該超過時間については別途支給する旨の記載も必要です。

Q6 年俸制にはそもそも時間外手当が含まれると考えられるため、固定残業手当を別途考える必要はない。

A 賞与や事業所内で規定する手当を含めることは、就業規則に規定することで可能ですが、時間外手当については年俸制を導入したことで（当然に）含まれるものではありませんので×です。したがって年俸に含める雇用契約を締結する場合は就業規則や雇用契約書内で明確に規定する必要があります。

Q7 基本給に固定残業手当を含めて支給する場合、含められる時間数に上限はない。

A この対応は×です。ここで注意すべきポイントは3点あります。

1点目は事業所で届け出ている三六協定において、多くの事業所では時間外労働の限度時間を月45時間と定めていますので、それを超える時間外労働については違法性があること。

Q&A ○×どっち？

　2点目は、固定残業手当を除いた部分の賃金が最低賃金を下回っていないこと。
　3点目は職員へしっかりとした説明と同意を得ていること。私見ですが、定額残業制度を導入する際の説明不足から、職員のモチベーション低下を招いている事業所が多く見受けられます。介護事業は典型的な労働集約型事業であることと、慢性的な人材不足であることから、机上の数字だけで判断すると、予想外の事態を引き起こしかねませんので、導入に際しては細心の注意が求められます。

職員がノロウイルスに感染していると確認されたので、就業規則に基づき自宅待機を命じた。この場合は、自宅待機を命じた期間については、休業手当を支払わなければならない。

　ノロウイルス感染症は、感染症法第18条で規定されている5類感染症に位置づけられた「感染性胃腸炎」の一部となっています。5類感染症は感染しても就業制限はなく、職員を休ませる場合は「事業所の責に帰すべき事由による休業」となり、休業手当を支給する必要があります。したがってこの場合は○です。ただし、体調不良等を理由に職員が自主的に休んだ場合は、事業所都合の

145

休業とはならないため休業手当の支払いは不要となります。

Q9 職員が新型インフルエンザに感染していると確認されたので、就業規則に基づき自宅待機を命じた。この場合、自宅待機を命じた期間については、休業手当を支払わなければならない。

A 新型インフルエンザは、就業制限の対象となり、休業手当の支払いは不要ですので×です。ただし設問にはありませんが、従来からあるインフルエンザ（いわゆる季節性インフルエンザ）は、出勤停止命令の対象外です。季節性インフルエンザは、感染症法上の分類は、5類の「侵襲性インフルエンザ菌感染症」に該当します。

Q10 職員に対して支給する処遇改善手当は、基本給に含め毎月支給しなければならず、一時金等での支払いは認められない。

Q&A ○×どっち？

対象となる介護職員に対する処遇改善手当の支給方法は、基本給に含めることが望ましいとされつつも、手当や一時金での支給も認められていますのでこのケースは×です（平成29年4月時点）。

事業所としては、経営戦略上、どのような支給方法が好ましいかを判断する必要があります。また、いずれの支給方法でも、処遇改善加算による賃金改善結果を、実績報告書等で報告しなければなりませんので、明確にしておく必要があります。

Q11 処遇改善加算の算定要件で一部の職員の賃金水準を引き下げても、事業所の職員全体の賃金水準が低下していなければ問題はない。

処遇改善加算の算定要件は、事業所全体での賃金改善が要件を満たしていることになります。したがって賃金改善に要する額が処遇改善加算による収入を上回っていれば、一部の介護職員を支給対象としない、あるいは賃金等の減額を実施することも可能ですので○です。

なお、業績悪化等やむを得ない場合等で職員の賃金を引き下げ、事業所全体の賃金水準が低下した場合は、特別事情届出書の提出

147

が必要になります。

　また、特別事情届出書の提出が不要な一部の介護職員の賃金低下の場合であっても、合理的な理由についてしっかりとした説明が必要になります。

Q12 介護職員が派遣労働者の場合、処遇改善手当の対象とすることはできない。

　派遣労働者に対しても、処遇改善手当を支給することは可能ですのでこのケースは×です。賃金額等改善を行う方法等を、派遣元と相談した上で、介護職員処遇改善計画書や介護職員処遇改善実績報告書について、対象とする派遣労働者を含めて作成することが必要になります。

Q&A ○×どっち？

Q13 事業所で受講を認めた研修に関する参加費や教材費等を、あらかじめ職員の賃金に上乗せ支給する場合、その費用は賃金改善の実施に要する費用に含まれる。

×です。処遇改善加算を取得した介護事業所は、処遇改善加算の算定額に相当する賃金改善の実施と併せて、キャリアパス要件や職場環境等要件を満たす必要があります。しかし以下のような取り組みに要する費用については、算定要件における賃金改善の実施に要する費用に含まれません。

（賃金改善の実施に要する費用に含まれない例）
・法人で受講を認めた研修に関する参加費や教材費等
・研修に関する交通費
・介護職員の健康診断費用
・外部から講師を招いて研修を実施する際の費用
・職場環境向上のための各種備品
・円滑な連携促進のための職員配布用の携帯電話やタブレット型コンピュータ（iPad等）

Q14 自家用車で通勤する職員に対する通勤手当を一律3,000円とし、それ以上の部分に関して通勤距離×単価とした場合、割増賃金の基礎から除外しても問題ない。

A この対応は×です。通勤手当は割増賃金の基礎から除外してよいとされていますが、一律定額で支給する部分については、割増賃金の基礎に含めなければなりません。

本例では、通勤距離に応じて支給する部分と一律定額で支給する部分が混在しています。このような場合は一律定額に相当する部分のみ割増賃金の基礎に含めるものとされています。

Q15 処遇改善手当は、割増賃金の基礎から除外しても問題ない。

A 割増賃金の基礎から除外して問題ない手当は限定的に定められており、そのいずれにも処遇改善手当の性質が該当しないため割増賃金の基礎に含めるものとされていますのでこの対応は×です。

Q&A ◯×どっち？

　時間外手当等の割増賃金を支払う際にあらかじめ職員ごとに金額を設定しているケースが見受けられますが、処遇改善手当を毎月支給する場合で、その金額が変動する場合は、割増賃金の単価も毎月変動しますのでご注意ください。

Q16 近隣に飲食店やコンビニがないという理由から、食事手当を支給しているが、割増賃金の基礎から除外しても問題ない。

　割増賃金の基礎から除外できる手当は、手当の趣旨によって判断されるものではなく、限定列挙ということで、家族手当、通勤手当、別居手当、子女教育手当、住宅手当、臨時に支払われた賃金、1カ月を超える期間ごとに支払われる賃金──この7つのみと定められています。本例の食事手当は、そのいずれにも手当の性質が該当しないため、割増賃金の基礎に含めるものとされているので×となります。

職員に対して各種手当を支給したいと考えたが、割増賃金が増額になるのは避けたいので基礎額から除外すべく、その旨職員の同意を得て手当支給を開始した。このような運用は、職員の同意を得ているので問題はない。

A 労働基準法37条では法定労働時間（1日8時間・週40時間、ただし変形労働時間制を導入している場合を除く）を超過した労働及び法定休日について割増賃金の支払いを義務付けています。これは強行法規という行政通達もあり、本例のような同意を得たとしても、その同意自体が無効とされますので×です。外部にルールが漏れないということで運用している事業所もあるようですが、何らかの理由で発覚してしまうと遡って支給を命じられる場合がありますので注意してください。

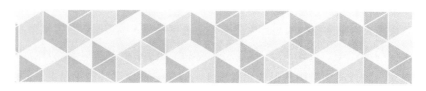

第 4 章

労働時間、休日、宿直等で留意すべき規程

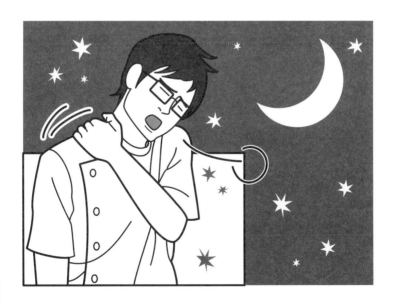

1.「時間管理」できている事業所、できていない事業所

　労働時間の把握に際してのポイントは、始業と終業を意識して、ど
こからどこまでの時間を、労働時間として計上するかです。労働時間
の種類を理解して、始業・終業時刻および休憩時間を正確に把握する
必要があります。

　労働時間管理の最終目的は、

　①適正な給与計算

　②職員の健康管理

です。

　未払い賃金を発生させないためにも、また職員の健康管理のために
も、日ごろから労働時間を適正に把握するよう心がけましょう。

　介護現場での労働時間管理の実態は、管理できている事業所、でき
ていない事業所で２極化している印象を受けます。医療機関同様、介
護職員にも人員配置基準を満たす要件がありますが、こちらを優先す
るあまり、労働基準法が遵守されていない事業所も少なくありません。

　介護現場は、土日、祝日を含む日勤・夜勤等のシフト制で運用され
ているケースが多く、したがって、労働時間管理についても、煩雑に
なっているケースがありますので注意が必要です。

154

第4章　労働時間、休日、宿直等で留意すべき規程

「労働時間の適正な把握のために
使用者が講ずべき措置に関する基準」の主な内容

❶使用者は、労働時間を適正に管理するため、労働者の労働日ご
との始業・終業時刻を確認し、記録すること

❷始業・終業時刻の確認、記録については、原則として

（1）使用者が自ら現認して

（2）タイムカード等客観的な記録を確認すること

❸自己申告制によりこれを行わざるを得ない場合には、

（1）適正な自己申告等について労働者に十分説明し、

（2）自己申告と実際の労働時間が合致しているか必要に応じて
実態調査を行う等の措置を講じること

労働時間に該当する・しないもの

労働時間となるもの	労働時間とならないもの
・昼休み中の電話当番の時間 ・労働安全衛生法上の特殊健康診断の時間 ・作業開始前の準備時間 ・作業終了後の整理整頓の時間 ・出席が義務付けられている教育訓練の時間 ・電話や警報などに対応する義務のある仮眠時間	・参加・出席が自由な研修や教育訓練 ・一般健康診断 ・施設の指揮・命令がおよばない移動時間 （直行・直帰など）

155

2.変形労働時間制（1カ月単位の変形労働時間制）の活用と割増賃金

　介護現場では、変形労働時間制が活用されていることがあるので、その制度の理解と整理が必要です。

　多くは1カ月単位の変形労働時間ですが、1年単位の変形労働時間制の適用も検討できる事業所（1カ月を超える1年以内の一定の期間を平均して、1週間の労働時間が40時間以下の事業所）もありますので、現場の実態をよく把握して導入を検討してください。

　1カ月単位の変形労働時間制を導入するためには、労使協定または就業規則、そのほかこれに準ずるものによる定めと、職員への周知が必要です。

①1カ月以内の変形期間の長さと起算日を定める
　※変形期間は1カ月以内なので、20日単位・4週間単位などのいずれでも可

②変形期間における法定労働時間の総枠を超えない
　※法定労働時間の総枠＝法定労働時間（40時間）×暦日数÷7
　　暦日数が31日の月→177時間（194時間）
　　暦日数が30日の月→171時間（188時間）
　　暦日数が29日の月→165時間（182時間）

156

第4章　労働時間、休日、宿直等で留意すべき規程

暦日数が28日の月→160時間（176時間）
（小数点切り捨て）
（　）は常時使用する労働者が10人未満の特例措置対象事業所

③各日、各週の労働時間を特定する

　月の総労働時間が法定枠内に収まったとしても、1日、1週間の単位でみると、法定枠内に収まらないケースも生じます。
　次の①〜③の場合、割増賃金が発生します。
①1日については、就業規則または労使協定により8時間を超える時間を定めた日はその定めた時間を、その他の日は8時間を超えた部分
　所定労働時間が10時間の日に10時間労働→残業なし
　所定労働時間8時間の日に10時間労働→2時間残業
　所定労働時間6時間の日に8時間労働→残業なし
ただし、次の②、③に該当すれば割増が必要です。
②1週間については、同じく法定労働時間（40時間など）を超える時間を定めた週はその時間を、その他の週は法定労働時間を超えた部分（①で時間外労働となる部分を除く）
③変形期間については、その期間における法定労働時間の総枠を超えた部分（①、②で時間外労働となる部分を除く）

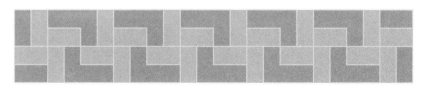

3.1カ月単位の変形労働時間制の具体的な運用方法

　まず、事務部門のケースをお話しましょう。

　現場の職員と異なり特別な時間管理は必要ありません。原則の1日8時間、1週40時間制での対応が基本になりますが、夜勤等がある場合や、人件費管理上の戦略から1カ月単位の変形労働時間制の導入が効果的な場合もあります。

　次に介護現場部門ですが、365日24時間をカバーする交替勤務制の場合は、1日の勤務時間が8時間を超えることは日常的にあります。このような場合は、変形労働時間制を採用することで、法定労働時間を超えて勤務させることができます。

　1カ月単位の変形労働時間制を効果的に組み合わせれば、事業所でシフト表を組むときに、夜間勤務については、16時〜翌朝10時まで勤務（休憩2時間、労働時間16時間）というように、2勤務分を連続させたシフトを組むことが可能になります。

変形労働時間制を採用していない場合の夜勤勤務

勤務形態	始業時間	終業時間	休憩時間	所定労働時間	残業時間	深夜時間
夜間勤務	16：00	翌10：00	2時間	16時間	8時間	7時間

　1カ月単位の変形労働時間制を採用していなければ、労働基準法第

32条に基づき、8時間を超える分（このケースでは8時間の時間外労働）について割増賃金を支払う必要があります。

変形労働時間制を採用している場合の夜勤勤務

勤務形態	始業時間	終業時間	休憩時間	所定労働時間	残業時間	深夜時間
夜間勤務	16：00	翌10：00	2時間	16時間	0時間	7時間

1カ月単位の変形労働時間制を採用することで、上記残業時間は0になります。したがって夜間勤務で1日8時間を超える勤務をさせる場合、時間外労働手当を支払う義務がなくなります。ただし、この場合でも深夜割増手当を支払う必要はあります。

業態別労働時間管理のポイント

施設系 〈介護施設〉	老人保健施設、特別養護老人ホーム等の施設系の看護師や介護職員等の現場スタッフについては、24時間365日稼働しているため、24時間365日勤務体制に応じた労働時間管理体制を考える必要があります。また、夜勤のため、1日15時間といった、長時間労働が生じる場合が多くなります。このような業態では1カ月単位の変形労働時間制が好ましいです。 　同じ事業所内であっても、介護施設の事務系職員については、原則として通常の労働時間管理で対応可能です。
通所系 〈デイサービス等〉	原則として通常の労働時間管理で対応できます。しかし、利用者のニーズに合わせて土日・祝日営業や、お泊りサービスを実施している事業所も多く、そのようなサービスを提供している事業所については、施設系と同様に1カ月単位の変形労働時間制が好ましいです。 　また、従業員10名未満の施設であれば44時間特例が適用になりますが、採用戦略で短時間労働のパートタイマーを採用していく予定のある事業所では、10名上になると44時間から40時間へ変更しなければならない、というリスクも考慮して進めてください。

訪問系 〈訪問介護など〉	訪問系事業所の場合、正規職員と登録ヘルパーなどの非正規職員をわけて検討する必要があります。正規職員の場合、長時間拘束になりやすく労働時間管理が煩雑な事業所が多い業態です。また、利用者の都合により労働時間が左右されるため、労働時間があらかじめ予想しづらく、1日12時間、14時間といった変則的な就労も発生します。 　したがって上記労働時間を遵守することは、現実的に難しいため、1カ月単位の変形労働時間制が好ましいです。また、残業が常態化していることが多いので、固定残業制度の導入を検討することも効果的です。 　登録型非常勤ホームヘルパーについてですが、多くのホームヘルパーは、1日の空いている数時間を労働する、短時間労働を常態としていますので問題はないのですが、一部、正規職員と同等に就業しているホームヘルパーも見受けられます。 　一過性のつもりが、いつの間にか常態化しているにもかかわらず、社会保険だけでなく雇用保険も未加入というケースもありますので、月次の労働時間管理と正規職員への登用等も含め、今後の管理方法を検討する必要があります。

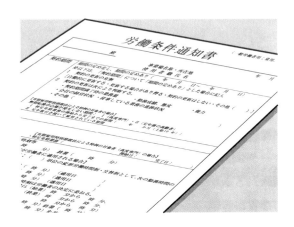

第4章　労働時間、休日、宿直等で留意すべき規程

4. 三六協定についてしっかり把握しておきましょう

　労働基準法は労働時間・休日について、1日8時間、1週40時間及び週1回の休日の原則（第35条）を定めており、これを越えることは認められません。しかし三六協定を届出することによって、法定労働時間及び変形労働時間制による労働時間を延長し、または法定休日に労働をさせることができます。介護福祉施設では、この三六協定の締結・届出あるいは、1年ごとの更新を怠っている場合が少なくありません。

三六協定とは

ポイント	解説
残業や休日労働を行う場合に必要な手続	1. 労働基準法は労働時間・休日について、1日8時間、1週40時間（第32条）及び週1回の休日の原則（第35条）を定め、これに対して同法第36条は「労使協定をし、行政官庁に届け出た場合においては、（32条、35条の規定にかかわらず）、その協定に定めるところによって労働時間を延長し、又は休日に労働させることができる。」として、残業や休日労働を行う場合の手続を定めています。 2. この労使協定のことを、法律の規定条項である第36条をとって「三六協定」と呼ぶことがあります。 3. 労働基準法の労働時間及び休日規制の例外は、本条（第36条）に基づくもののほか、非常災害（第33条1項）及び公務（第33条3項）による臨時の必要がある場合に認められていますが、実際の運用において、そのほとんどが本条（第36条）によるものです。

161

三六協定の効力は、三六協定があるというだけでは時間外・休日労働の義務が生じるわけではなく、就業規則に「時間外・休日労働を命ずることがある」旨の規定があり、かつその都度命ぜられる必要があります。

　また三六協定は、事業所ごとに締結する必要があります。例えば社会福祉法人内に複数の事業所がある場合は、各事業所において三六協定を締結し、原則として、各事業所を管轄する労働基準監督署長に届け出るというものです。三六協定締結の当事者ですが、労働組合がない場合は、労働者の過半数を代表する者を選出する必要があります。この場合の「労働者の過半数を代表する者」は、下記の要件を満たしていなければなりません。

　①監督または管理の地位にある者でないこと

　②労使協定の締結等をする者を選出することを明らかにして実施される投票、挙手等の方法による手続により選出された者であること

です。

　それでは、三六協定の有効期間はいつまででしょう。

　三六協定を労働者過半数代表者と締結する場合、有効期間を定める必要がありますが、有効期間の長さについて法律上の制限はとくにありません。しかし、労働基準監督署の窓口では、「三六協定の有効期間は１年間とすることが望ましい」とする指導方針をとっていることもあり、有効期間は１年単位で更新していくことが望ましいといえます。

　さらに、事業所によっては、三六協定の限度時間に収まらない場合も考えられますが、そうした場合には、三六協定を締結する際に、「特別条項」というものを付けて協定を締結することも可能です。

　三六協定の限度時間について少し解説しておきましょう。

　限度時間については、厚労省告示「労働時間の延長の限度等に関す

第4章 労働時間、休日、宿直等で留意すべき規程

る基準」により、その上限が定められており、1カ月の場合は45時間（1年単位の変形労働時間制の場合は42時間）、1年の場合は360時間（1年単位の変形労働時間制の場合は320時間）と規定され、それに対応する形で、三六協定には、通常、「1日」、「1カ月」、「1年」という期間ごとに限度時間が協定されています。

　一方、（限度時間を超える期間、時間につき）入所者の感染性疾患の罹患に伴う緊急対応等、通常の業務量を超える業務が発生し、臨時に業務を行う必要がある場合には、特別条項として、「労使の協議を経て1カ月に80時間、1年間を通じて750時間まで延長することができるものとする。この場合、限度時間を更に延長する回数は6回までとする。」といった規程をつくることも必要です。

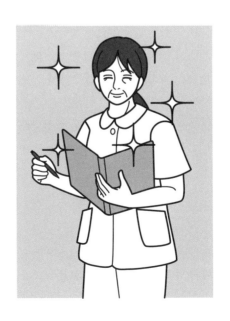

5.時間外労働—特に休憩時間管理の周知と指導

　介護事業所での時間外労働の管理は、自己申告制としているところが多いのですが、残業はあくまで、事業所側からの業務命令により行うものです。職員側の判断で残業を行う場合は、事前に申し出た上で、許可を得る事を明確にしておきましょう。

　残業を許可制にするうえで、規定に定めていても、許可を受けていない残業のすべてが、無効になるかといえば、必ずしもそうではありません。仮に、残業命令や、残業の許可を与えてなくても、業務をこなすうえで、通常、所定労働時間中にこなせないような業務量を事業所が要求していたならば、残業時間に対して、黙示の承認があったということになり、結局、残業時間に該当するという判断になりかねません。

　したがって規定に定めているからといって安心せずに、当該規定内容を周知し、適時指導を行うことが必要になります。

ケース1

　許可を出していないが、日常業務が終わらないため時間外労働を行うことが慣習化している場合

→事業所の承認がなくとも事実として超過時間が存在する場合には原則として時間外割増賃金の支払が必要になる。

第4章　労働時間、休日、宿直等で留意すべき規程

ケース2

　許可を出しておらず、事前に帰宅するよう職員に促したにも関わらず管理者に気付かれないまま勝手に時間外労働を行った場合（時間外労働に関して、許可制である旨を周知している場合）
→事業所の指揮命令下で行っている労働とはいえず、割増賃金の支払義務は発生しない。

　休憩（労働時間及び休憩時間・一斉休憩の除外）はどこの事業所でも問題が発生しているものです。

　とにかく介護現場は日々慌ただしく、規定通りの休憩が取れないのが実情で、中にはほとんど休憩がとれない職員もいます。

　そもそも労働基準法では休憩時間について3つの原則を定めています。

　1つめは、労働時間が6時間を超え、8時間以下の場合は少なくとも45分、8時間を超える場合は少なくとも1時間の休憩を与えなければならないこと。たとえば1時間の休憩時間を昼休みに45分、15時に15分というように分割して与えることもできます。

　2つめは、休憩時間は原則として一斉に与えなければならないこと。しかし介護事業はその業務の性質上一斉休憩という考え方には無理があります。このような場合は労使協定を締結することで交代制による休憩が認められています。

　そして3つめが、休憩時間を自由に利用させること。現場でよく見受けられる光景ですが、「お昼休憩について、利用者さんと一緒に食事をしながらとるように」と指導している事業所がありますが、これは自由利用の原則に反します。

　このような場合、労働基準法で定める休憩とは認められず、通常の労働時間として扱われるため、本来であれば、休憩できなかった部分についても、要件を満たせば割増賃金の対象となります。

165

6.休日規定など 適切な勤怠管理を

　介護現場（特に施設系）では、土日・祝日を含む日勤夜勤等のシフト制で運用されています。当然、事前にシフト表を作成し休日を確定させるわけですが、人員不足等の影響や緊急対応などから計画されたシフト通りにはいかず、当初の予定表とは大きく異なってくるケースがあります。そのような状況の中で、様々な問題が起こっています。

　その１つが勤怠の実績管理です。この業界ではシフト予定表と実績が大きく異なることは日常的です。

　したがって労務管理上は、実績の管理が重要になります。職員間で口頭だけでの休日の振替などを行い、勤怠の実績管理を怠っていると、後々大きな問題へと発展していきます。また職員の意識が低く、タイムカードの打刻漏れが多い事業所も危険です。

　正確な勤怠管理がなされていない事業所については、給与計算の根拠資料にもなりますので、やはり適切な勤怠管理が必要となります。

　次に問題になっているのが法定休日です。

　休日は「労働義務のない日」休暇は「本来労働するべき日だがその労働を免除する日」です。休日には労働基準法などの法律で定められた「法定休日」と、労働基準法ではなく話し合いの上定めた「法定外休日」とがあります。

　法定休日とは、労働基準法に定められた休日で、毎週少なくとも１

第4章　労働時間、休日、宿直等で留意すべき規程

日、または4週間に4日以上与えなければなりません。

　法定休日は、労働をする必要のない日として必ず与えなければなりません。また、法定休日に働かせる場合は、別途、休日労働の賃金を支払う必要があります。

　法定休日は曜日を特定することは求めていませんので、事業所の都合で自由に決めても差し支えありません。また一斉に付与する必要もないので、各職員の休日を異なる日に指定すれば、シフトを組んで年中無休などの稼動も可能です。

　一方、法定外休日は、たとえば法定休日を日曜日と決めた事業所で週休2日を採用し、土曜日を休日とした場合は、土曜日が法定外休日となります。介護現場の労務管理をみると、多くの事業所で、この法定休日が明確に定められておらず、休日手当の算定等が曖昧に運営されていることも少なくありません。

　法定休日を毎週日曜日に固定する場合、日曜日に出勤した場合は、休日労働割増賃金（135％）、土曜日に出勤した場合は時間外労働割増賃金（125％）となりますので、日曜日出勤分と土曜日出勤分を分けて管理する必要があります。

　法定休日の定めがない場合、行政通達の基準によって次の例のように判断されます（厚生労働省労働基準局監督課「改正労働基準法に係る質疑応答」（平21．10．5）に基づく）。

（a）毎週1日休日制をとる場合は、暦週（※）において降順に位置する土曜日が法定休日になります。

※暦週とは、就業規則等によって別段の定めがない場合、日曜日から土曜日までを一週間とすると解される（昭63．1．1基発第1号）。

（b）4週4日休日制をとる場合は、休日労働が発生することにより、4週4日の休日が確保されなくなるときに、以後の休日が法定休日になります。

167

7.代休の意味合いを把握して おきましょう

　休日の振替と代休があいまいなケースがみかけられます。

　シフト表確定後に、職員の休日の変更や臨時の出勤等の必要性が発生した場合、事業所は以下のいずれかの対応を就業規則に基づいてとることになります。

　まず、休日の振替ですが、あらかじめ休日と定められていた日を労働日とし、他の労働日を休日とします。あらかじめ休日と定められた日が「労働日」となり、その代りとして振り替えられた日が「休日」となります。したがって、もともとの休日に労働させた日については「休日労働」とはならず、休日労働に対する割増賃金の支払義務も発生しません。ただし、事業所は職員の働く日を変更するにあたって、以下の条件を満たしている必要があります。

　１．最低でも４週間に４日の休日を与えること

　　※ただし、変形労働時間制を採用している場合を除く

　２．あらかじめ就業規則で振替休日の制度を定める

　３．遅くても前日までに振替休日となることを労働者に伝え、休日となる日も確定させる

　なお、振替休日では休日労働による給料の割増はありませんが、１日に８時間を超えて残業させたり、日程が変更になった結果として１週間の労働時間が40時間を超えて労働させる場合には、三六協定によ

168

第4章　労働時間、休日、宿直等で留意すべき規程

る同意と残業による割増賃金の支払いが必要です。

■

　それでは代休の条件は何でしょうか。

　休日労働が行われた場合に、その代償として以後の特定の労働日を
休みとするものであって、前もって休日を振り替えたことにはなりま
せん。したがって、休日労働分の割増賃金を支払う必要があります。
何らかの理由があって休日に出勤した場合で、振替休日を適用するた
めの条件を満たしていない時は、代休扱いになります。

　就業規則では代休の規定を設けているものの、実際の運用は休日の
振替だった、というような状況は珍しくありません。現場職員の間で
は「代休」という表現が浸透していますが、実態はどのような状況な
のかを確認し、当然ながら「休日の振替」の方にシフトさせたいとこ
ろです。

　ところで、代休を取得しない職員がよくいます。

　主に小規模事業所にみられるケースですが、人員要件を満たせなけ
れば事業所を運営することはできません。介護業界も人員不足が深刻
なためギリギリの人数で事業を行っているところが大半です。

　そうすると、たとえば人員要件となっている職員の急な長期欠勤や
退職が発生してしまうと、他の職員への負担が大きくなり超過勤務と
なります。こうした場合、管理者が時間外手当の支払いが必要である
という認識を持っていないと、未払い残業手当が累積して、気づけば
未払い残業代の金額が大きく膨れ上がっているケースがあります。

169

8.夜勤と宿直とでは　大きな違いがある

　夜の泊まり勤務には「夜勤」と「宿直」がありますが、両者には大きな違いがあります。

　まず夜勤とは法定労働時間の原則１日８時間、１週40時間の労働時間の枠の中で夜間に勤務することです。

　深夜の時間帯である午後10時から午前５時までの勤務については、深夜割増手当（２割５分増）を支払わなければなりません。

　一方、宿直勤務とは、所定労働時間外または休日における勤務の一態様で、事業所内の巡視、文書、電話の収受または非常事態に備えて待機するもので、常態としてほとんど労働する必要のない勤務をいい、労働基準法の、労働時間、休憩、深夜の割増賃金に関する規定は適用されません。

　労働基準法の例外的な取り扱いのため、労働基準監督署長の許可が要ります。

　許可条件としては、事務所のソファーなどではなく、しっかりとした睡眠設備が設置されていること、宿直頻度は１週間に１回程度であること、宿直手当が支払われていること等になります。宿直手当の額については、その事業所において宿直に就くことの予定されている同種の職員に対して支払われている、賃金の１人１日平均額の３分の１を下回らないものである必要があります。

170

第4章　労働時間、休日、宿直等で留意すべき規程

　さらに、社会福祉施設の宿直勤務については、常態としてほとんど労働する必要のない勤務であることのほか、次の要件をすべて満たさなければならないという通達があります。

❶通常の勤務時間の拘束から完全に開放された後のものであること。

❷少数の者に対して行う夜尿起こし、おむつ取替え、検温等の介助作業であって、軽度（おむつ取替え、夜尿起こしであっても、要介護者を抱きかかえる等身体に負担がかかる場合を含まないこと）かつ短時間（介助作業が一勤務中に１回ないし２回含まれていることを限度として、１回の所要時間が10分程度のものをいうこと）の作業に限ること。

❸夜間に十分睡眠がとれること。

　その関連で、宅直オンコール・仮眠時間（待機〈オンコール〉）について触れておきましょう。

　労働時間は使用者の「指揮監督下」にある時間なので、自宅などでの待機は原則的に労働時間ではありません。しかしながら、回数や頻度など、過度に負担をかけることとならない配慮や、オンコール手当を支給するなど、負担に対する対応も必要です。なお、事業所内で待機する場合、拘束性が強い場合には、労働時間として扱われます。

　仮眠時間については、現実に業務に従事していない時間であっても、使用者から緊急事態に際し、必要な措置を取るために待機することを命じられている時間であり、労働から解放されて、就労しないことが保障されている時間とはいえないことから、「休憩時間」として取り扱うことはできません。

　したがってこの時間については、使用者の指揮監督下にある時間として、いわゆる「手待ち時間」ということになり、労働時間として取り扱い、賃金を支払わなければなりません。

　この「手待ち時間」と「休憩時間」の違いは、

171

①使用者の指揮監督の下にあるかないか
②職員がその時間を自由に利用することが保障されているかどうか
この2点がポイントとなります。したがって、たとえば使用者が、昼食休憩時間中、来客当番を命じた場合、その時間は、実際に来客がなくても「手待ち時間」となり、労働時間に該当します。

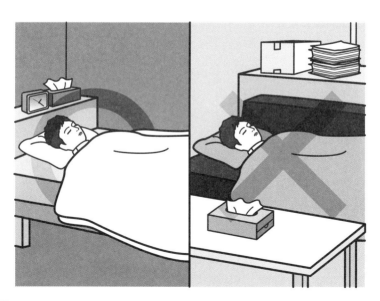

第4章　労働時間、休日、宿直等で留意すべき規程

9.自宅待機を命じた際の
休業手当

　休業手当（臨時の休業）は、使用者の責に帰すべき休業対応で、休業期間中、当該労働者に平均賃金の100分の60以上の手当を支払わなければならないと定めています。

　この制度は、事業所に帰責事由のある休業における労働者の生活保障を図るために、休業手当の支払を強行法規によって事業所に義務付けたものです。職員自らが欠勤を申し出た場合は支払い不要ですが、ここでいう休業とは、1日の労働時間の一部についての休業も含まれます（登録ヘルパーの休業手当についてはパートタイム規程を参照）。

　よく見られるのは職員に感染症が確認され、職員の意思によらず事業所が自宅待機を命じた場合の休業です。

　介護福祉事業という業務の性質上、職員や、職員と同居の家族が感染症にかかった場合、当該職員を自宅待機とすることを就業規則に定めている事業所は少なくありません。この場合、当該職員の休業期間については休業手当を支払う必要があるか否かという問題があります。

　職員が感染症にかかり、事業所が自宅待機を命じた休業の場合、休業手当を支払う必要があるか否かについては、確認された感染症の分類で異なります。

　感染症分類1類から3類に該当する場合には、就業制限があるため必要ないと考えられますが、4類から5類については、保健所等行政

173

による休業の指示がない場合は、「事業所の責めに帰すべき事由による休業」に該当すると考えられ、「休業手当」の支払いが必要とされる可能性があります。

主な感染症類型（疾患名を一部抜粋）

1類	【法】エボラ出血熱、痘そう、ペスト、ラッサ熱等
2類	【法】急性灰白髄炎、結核、ジフテリア、重症急性呼吸器症候群（病原体がベータコロナウイルス属SARSコロナウイルスであるものに限る）、中東呼吸器症候群（病原体がベータコロナウイルス属MERSコロナウイルスであるものに限る）、鳥インフルエンザ（H5N1）、鳥インフルエンザ（H7N9）等
3類	【法】腸管出血性大腸菌感染症、コレラ、細菌性赤痢、腸チフス等
4類	【法】E型・A型肝炎、黄熱、狂犬病、鳥インフルエンザ（鳥インフルエンザ（H5N1）を除く）、ボツリヌス症、マラリア等 【政令】オウム病、重症熱性血小板減少症候群（SFTS）、デング熱、日本脳炎等
5類	【法】インフルエンザ（鳥インフルエンザ及び新型インフルエンザ等感染症を除く）、ウイルス性肝炎（E型肝炎及びA型肝炎を除く）、梅毒、麻しん、メチシリン耐性黄色ブドウ球菌感染症 【省令】咽頭結膜熱、感染性胃腸炎、急性出血性結膜炎、侵襲性インフルエンザ菌感染症、水痘、先天性風しん症候群、手足口病、突発性発しん、破傷風、バンコマイシン耐性黄色ブドウ球菌感染症、バンコマイシン耐性腸球菌感染症、百日咳、風しん、ペニシリン耐性肺炎球菌感染症、マイコプラズマ肺炎、薬剤耐性緑膿菌感染症、流行性角結膜炎、流行性耳下腺炎等
新型インフルエンザ等感染症	【法】新型インフルエンザ

(参照：感染症の範囲及び類型について［平成26年3月厚生労働省健康局結核感染症課］)

　次に職員の同居家族に感染が確認され、事業所が職員を自宅待機を命じた場合の休業ですが、感染症予防法では、家族が新型インフルエンザ等にかかっている者などについて、保健所等で調査を行い、「当

第4章　労働時間、休日、宿直等で留意すべき規程

該感染症にかかっていると疑うに足りる正当な理由のある者」と判断された場合については、外出自粛等の要請が行われます。

同居家族が罹患し、保健所から外出自粛等の要請が出された場合は、事業主が自宅待機を命じるまでもなく、自宅待機という措置をとらざるを得ません。

このように保健所等行政の要請により休んだ場合は、職員本人が罹患し、行政の要請により休んだ場合と同様、「賃金」や「休業手当」を支払う必要はありません。

これに対して、事業所内に感染の可能性がある者の出勤可否について、自宅待機とした場合はどうするか等について事業所として規定化しておく必要があります。

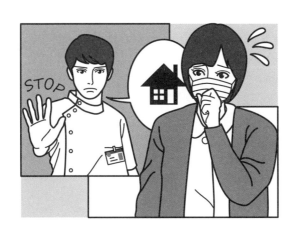

モデル就業規則

労働時間、休憩及び休日

（労働時間及び休憩時間）

第○条　施設の所定労働時間は、１日につき60分の休憩を除き８時間00分、１週につき40時間00分とし、始業、終業および休憩の時刻は次のとおりとする。

※一般的には介護施設は１カ月単位の変形労働時間制を活用しているため、その場合はその旨も記載する。

（１）介護職員・看護職員・介護支援専門員・機能訓練指導員の勤務時間、休憩時間は次のとおりとする。

	始業時刻	終業時刻	休憩時間
早番	○時○○分 ○時○○分	○時○○分 ○時○○分	交替で ○時○○分～○時○○分の間に○分
日勤	○時○○分 ○時○○分	○時○○分 ○時○○分	交替で ○時○○分～○時○○分の間に○分
遅番	○時○○分	○時○○分	交替で ○時○○分～○時○○分の間に○分
夜勤	○時○○分	○時○○分	○時○○分～○時○○分の間に○分

（２）事務職員の勤務時間、休憩時間は次のとおりとする。

	始業時刻	終業時刻	休憩時間
早番	○時○○分	○時○○分	○時○○分～○時○○分の間に○分
日勤	○時○○分	○時○○分	○時○○分～○時○○分の間に○分
遅番	○時○○分	○時○○分	○時○○分～○時○○分の間に○分

（３）調理職員の勤務時間、休憩時間は次のとおりとする。

	始業時刻	終業時刻	休憩時間
早番	○時○○分	○時○○分	○時○○分～○時○○分の間に○分
遅番	○時○○分	○時○○分	○時○○分～○時○○分の間に○分

2　前項の始業および終業の時刻とは、業務の開始（実作業の開始）時刻および業務の終了（実作業の終了）時刻をいう。

第4章　労働時間、休日、宿直等で留意すべき規程

モデル規程

（1カ月単位の変形労働時間制）

第○条（労働時間及び休憩時間）の規定にかかわらず、施設は、職員に対し、当該施設に職員の過半数で組織する労働組合がある場合においては、その労働組合、職員の過半数で組織する労働組合がない場合においては、職員の過半数を代表する者と、労働基準法第32条の２に基づき、次の事項を定めた労使協定を締結して１カ月単位の変形労働時間制による労働をさせることがある。

（１）対象となる職員の範囲

（２）変形期間

（３）変形期間の起算日

（４）変形期間を平均し１週間あたりの労働時間が週法定労働時間を超えない定め

（５）変形期間における各日・各週の労働時間

（６）各労働日の始業・終業時刻および休憩時間

（７）有効期間

2　前項の場合、締結した労使協定を就業規則に添付して就業規則の一部とし、就業規則に定めのない項目は、当該協定の定める内容によるものとする。

（始業、終業時刻および休憩時間の変更）

第○条　前条（所定労働時間、始業・終業の時刻及び休憩時間）の始業・終業の時刻及び休憩時間は、業務上の必要がある場合には、事前に通知した上で、これらを繰り上げ、または繰り下げることがある。

（始業及び終業時刻の記録）

第○条　職員は、始業及び終業時にタイムカードを自ら打刻し、始業及び終業の時刻を記録しなければならない。

（一斉休憩の除外）

第○条　業務の都合により休憩時間を一斉に与えることができない場合には、所定の休憩時間を繰り上げまたは繰り下げることがある。

2　前項の場合、必要な職種については職員代表と書面による協定により定めることとする。

（休日）

第○条　職員の休日は、次のとおりとする。

177

（1）月○日間
（2）夏季休業（7月から9月までの間で3日間）
（3）年末年始（12月から2月までの間で3日間）
（4）その他、施設が定める日
2　施設の法定休日は○○とする。

〈規定例―1〉
　法定休日は、○曜日とする。
※法律上、法定休日を特定することは義務づけられていませんので、就業
　規則に特に記載しない場合や下記の様な規定を設ける場合もあります。
〈規定例―2〉
　法定休日は、毎週○曜日を起算日とする1週間における最後の1日の休
　日とする。
〈規定例―3〉
　法定休日は、月の初日を起算日とする4週間における最後の4日の休日
　とする。

（休日の振替）
第○条　施設は、業務の都合上必要がある場合は、前条の休日を他の日に振り
　替えることがある。
2　休日を振り替えるときは、あらかじめ振り替えるべき休日を特定して行う
　ものとする。
3　職員が、前項の通知を受けたにもかかわらず、正当な理由無く、振替によ
　り勤務日となった日に勤務しないときは、欠勤として扱う。

（代休）
第○条　第○条（休日）の休日に勤務させた場合は、原則として代休を与えるが、
　無給とする。ただし、代休を与えなかった場合は休日勤務として取り扱う。

（臨時の休業）
第○条　経営上の都合または天災事変等やむを得ない事由によって通常の業務
　ができないときは、職員の全部または一部について臨時に休業させることが
　ある。
2　前項の場合、その休業の事由が施設の責めによるときには、平均賃金の

第4章　労働時間、休日、宿直等で留意すべき規程

> モデル規程

60％以上の休業手当を支払う。

（災害時の勤務）

第○条　施設は、災害その他避けることのできない事由によって臨時の必要がある場合には、労働基準法第33条の規定に基づき事前に所轄労働基準監督署長の許可を得ることにより、その必要の限度において法定の労働時間を超えて、または法定の休日および深夜に勤務を命ずることができる。ただし、事態急迫のために所轄労働基準監督署長の許可を事前に受ける余裕のない場合においては、事後に遅滞なく届け出るものとする。

（時間外勤務）

第○条　施設は、業務上必要がある場合には、所定労働時間を超える勤務を命じることがある。

2　法定労働時間を超える勤務を命じる場合には、職員代表と締結し所轄労働基準監督署長に届け出た「時間外労働・休日労働に関する協定届」の範囲内で命ずるものとする。ただし、災害その他避けられない事由によって臨時の必要がある場合には、本規則の「災害時の勤務」の規定に基づき、その必要の限度において命じることができる。

3　職員の希望により所定労働時間を超えて勤務する場合は、事前に所属長の許可を得なければならない。ただし、管理者不在、突発的な事由のため事前に許可を得られない場合は、事後に申し出る事とする。

　施設は許可なく所定労働時間を超えて勤務した場合および管理者不在、突発的な事由のための事後申出の業務内容が不適切と判断した場合は、その部分については無給とする場合がある。

（休日勤務）

第○条　施設は、業務上必要がある場合には、所定の休日に勤務を命じることがある。

2　法定休日に勤務を命じる場合には、職員代表と締結し所轄労働基準監督署長に届け出た「時間外労働・休日労働に関する協定届」の範囲内で命ずるものとする。ただし、災害その他避けられない事由によって臨時の必要がある場合には、本規則の「災害時の勤務」の規定に基づき、その必要の限度において命じることができる。

3　職員の希望により所定の休日に勤務する場合は、事前に所属長の許可を得なければならない。施設の許可なく勤務した所定の休日については無給とする。

179

（深夜勤務）

第○条　施設は、業務上必要がある場合、または本規則の「災害時の勤務」の規定による場合には、午後10時から午前5時までの深夜に勤務（以下「深夜勤務」という）を命じることがある。

（宿直勤務）

第○条　宿直勤務とは、施設の定める勤務要領により、仮眠をしながら、施設内の定期的巡回・応急処置・物品の受け払い・施設・備品・書類その他の保全などの業務に従事することをいう。

2　宿直勤務中に前条の業務の基準を超え、または他の業務に従事したときは、その時間については時間外勤務を行ったものとする。

3　宿直の勤務時間は、以下のとおりとする。

　　宿直：○時から○時まで

4　宿直の回数は月○回を限度とする

（待機〈オンコール〉）

第○条　連絡可能な状態に待機する職員に対し以下のとおり待機手当を支給する。ただし、一回の待機時間が○時間以上とする。

　　交代制で待機する場合について、1カ月の上限回数を○回とする。

Q1 始業や終業時のユニホームへの着替えは、業務上必要な準備時間として、労働時間とみなすため、所定の時間を超えれば、時間外労働として割増賃金の支払いは必要になる。

始業や終業時のユニホームへの着替え時間については、着替えが業務上の義務に該当する場合には、着替え時間は労働時間となりますのでこのケースの対応は○になります。

仮にユニホームへの着替えを義務化していないような事業所であれば、始業終業時の着替え時間は、労働時間ではない旨、就業規則等への規定が必要になります。また併せて、事業所内での周知徹底（特に雇入れ時には明示すること）が必要になります。

Q2 毎月1回、夕方から全職員を対象に自主参加で、2時間ほど研修会を開催している場合、いくら自由参加とはいえ、研修会なので労働時間になるため、所定の時間を超えれば、時間外労働として割増賃金の支払いは必要になる。

Q&A　○×どっち？

　研修会、勉強会については、参加自体が義務ではなく、自由参加であれば労働時間にはなりませんので×です。ただし、自由参加といいながら、出欠をとり、参加しない者に対して、賃金や評価、待遇面で不利益を生じさせる場合には、実質的に強制参加の研修会と判断される可能性が高いです。

　また、待遇面での不利益がない場合であっても、事業所内の暗黙の了解といったような環境面がある場合も、同様に強制参加の研修会と判断される可能性が高いです。

　後々、未払い残業代というかたちで職員等から請求され、支払わざるを得なくなることが多い事例ですので、開催時には明確に提示することが必要になります。

職員が自らの意思で自宅作業を行っていた場合、自宅であっても必要な業務を行っていることから、労働時間と考えられるため、本人の申告通りに、時間外労働として割増賃金の支払いが必要になる。

183

本人の意思で持ち帰った場合は、仮に業務であったとしても労働時間とはなりませんので×です。しかし、事業所側がこれを黙認している場合や、持ち帰らなければ明らかにこなせない業務量である場合などは、黙示的な指揮命令があったと判断され、時間外手当支払の必要性が出てくる可能性があります。

　持ち帰った資料が、事業所内の重要情報や利用者情報を含む場合、機密情報・個人情報の持ち出しということになりコンプライアンス違反にもつながります。

　近年、このようなケースから利用者情報を漏えいし、事業所側の管理責任を問われるケースも増えてきていますので、就業規則への明示と、日頃から事業所内で周知徹底に努めてください。

職員に対して、休憩時間は昼間40分、その他15時に10分、終業10分前に10分と休憩時間を分割して支給しても問題ない。

　　休憩時間を分割して与えることは禁じられてはいませんが、労働時間の中途でなければいけません。したがってこのケースは×です。

　休憩時間は必ずしも1回で全て与える必要はな

Q&A ○×どっち？

く、分割して与えることも可能です。しかし労働時間の中途にという要件がありますので、休憩後に業務終了となるような休憩の与え方は認められません。また、「今日は昼に休憩をとれなかったので、その時間分、早めに帰ります」という内容も法律違反になります。

Q5 その日のシフト面で、人員不足の場合に限り、休憩を利用者と一緒に食事をしながらとるようにすることと就業規則に規定したが……。

休憩時間の自由利用の原則に反することは認められず、そのような状況は休憩ではなく、労働時間として考えられ、別に休憩時間を与えるか、別途、賃金の支払い義務が生じることになります。

その他に昼休み中の電話当番などがありますが、これも手待時間として労働時間に該当しますのでこのような規定化は×となります。

※児童自立支援施設に勤務する職員で、児童と起居をともにする者については例外的に休憩時間の自由利用が適用されません。また、乳児院、児童養護施設、知的障害児施設、盲ろうあ施設、肢体不自由児施設へ勤務する職員で児童と起居をともにする者は労働基準監督署長の許可を受けた場合、休憩時間の自由利用が適用されません。

Q6 シフトで火曜日と水曜日が公休になっている職員が、急遽、連日出勤し対応した。この場合、法定休日を定めていなければ、休日手当（1.35）の支給は必要ない。

A 法定休日を定めていない場合であっても、休日手当の支払いは必要になりますので×です。

「1週間」とは、就業規則等で特に定めがなければ暦週（日曜日から土曜日まで）を指します。週1日の法定休日を指定しない場合、いずれを法定休日としても通常は問題ありません。ただし、法定外休日の勤務は時間外労働として計算しますので、両日共に勤務した場合は、「法定休日が特定されていない場合で、暦週（日〜土）の火曜日及び水曜日の両方に労働した場合、当該暦週において後順に位置する水曜日における労働が法定休日労働となる」と行政解釈で示されています。

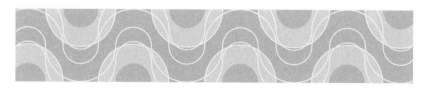

Q&A ○×どっち？

Q7 人員不足で、急遽、公休者を出勤させた場合、就業規則により、出勤を命じられた職員には割増賃金を支払うが、代休を与えなくてもよい。

A 就業規則等によりますが、割増賃金（125％または135％）を支払っているのであれば、代休を与えなくても問題ありません（三六協定締結済が前提）。したがってこのケースは○となります。

ただし、職員の健康管理上の問題を考えれば、介護の現場業務は、心身ともに疲労が蓄積されやすいため、代休を与えた方が良いと思われます。代休は休日出勤日の労働分として、割増賃金を支払う必要がありますので、一般的には代休の日は、無給としている事業所がほとんどです。

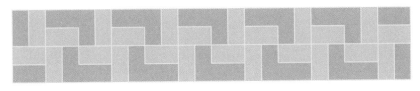

第5章

休職、休暇で留意すべき規程

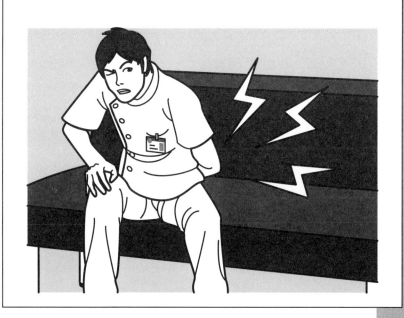

1.休職命令措置とその取扱い

　休職とは、会社や事業所に在籍したまま労働義務が免除され、しかし雇用関係は継続することをいいます。

　たとえば、うつ病等の精神疾患を患っている職員で、本人が就業の継続の意思を示しても、状況によっては、事業所側が強制力をもって休職を命じることが必要な場合があります。

　通常の就業規則では、職員の自主性に委ねる規定が多く見受けられます。

　しかしこれでは、出勤と欠勤を繰り返している場合には対応できません。たとえば、「心身等の故障により労務の提供が不完全であり、その疾患が治癒しないなど業務に支障が生じると事業所が判断した場合に休職を命じる」など、ケースを明確に設定しておきましょう。

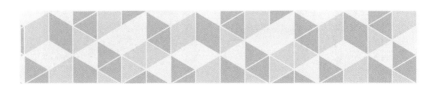

第5章　休職、休暇で留意すべき規程

　また、就業規則による休職命令には、発令の合理性・相当性が必要となりますので、一定の限界があることも承知しておいて下さい。

　休職を経ずに解雇できるか否かは、休職制度を設けている場合、医師の診断を受けるまでもなく、将来にわたり回復の見込みがないことが明らかな場合などの特段の事情を除き、休職を経ない解雇は解雇権濫用になります。

　次に、休職期間とその取扱いですが、就業規則の見直しを行っていない事業所ほど危険な部分です。まず、この休職期間が現在の状況に合っているかどうかの確認が必要です。

　中小の事業所であっても、かつては休職期間が1～3年という規定も見受けられました。しかし、こうした水準は一般企業でいえば大企業レベルの待遇です。数百人規模の医療機関や介護施設では問題ないかも知れませんが、中小規模の場合、一律で1年間の休職期間というのは、現実的に厳しいと言わざるをえません。

　また、期間の設定については一律3カ月という規定方法もありますが、勤続年数に応じて、原則、勤続年数1年未満は休職期間1カ月、1～3年は3カ月、3年以上は6カ月、というように休職期間を変化させる方法もあります。

※休職期間の設置によるトラブル例

在籍期間	休職期間
～1年未満	2カ月
～3年未満	3カ月
～5年未満	6カ月

　仮に上記のような期間が設定されている場合、極端な話ですが、入職日の翌日から休職が可能ということになります。

191

2. 同一理由による欠勤・休職の取扱い

　一定の休職期間を定めても、同一事由で欠勤や休職を繰り返す場合は、特段の定めがない場合、休職期間が都度リセットされます。つまり、一度復職すれば、また最初から休職期間がカウントされます。したがって、休職事由と同一事由により一定期間（1〜3カ月程度）以内に欠勤、休職した場合には、その期間は当初の休職期間と通算する旨の規定が必要であり、この規定があることで、休職を繰り返す職員への対応が、よりスムーズになります。

　休職期間中でも、病状の経過報告や今後について確認するため、出勤を命じる場合がある旨の規定も必要です。

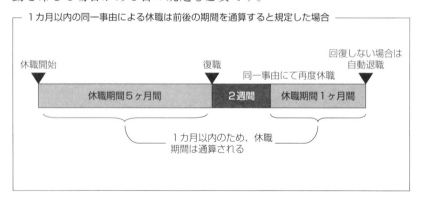

3.休職中の労働条件は？

　休職中の労働条件として最低限規定しておくべきこととして、休職中の賃金と社会保険料があります。賃金については、有給、無給は問いませんが、一般的には無給が多いようです。通常、私傷病の場合には、休業4日目から健康保険法に基づく傷病手当金が一定条件の下で支給され、最低限の生活は保障されます。

　また、社会保険料は、休職中でも事業所負担分は事業所が、職員負担分は職員が負担します。したがって、休職期間中が無給の場合は、一定期日までに職員から社会保険料を振り込ませるなどの規定が必要です（住民税の特別徴収を行っている場合も同様です）。

　休職や復職の際、職員に診断書を提出させることはよくありますが、それだけの対応では不十分です。休職中の職員が復職の際（まだ十分回復していないにもかかわらず）、主治医に頼み、勤務可能という内容の診断書を提出してくる場合があります。

　この結果、復職してすぐに欠勤や再度休職にしてしまうのでは、お互いのためになりません。その対応として、事業所側が休職者の主治医と事前に面談した上で、本人に状況を確認する旨、また事業所の指示する医師への受診を命ずることができる旨の規定を設けておきます。最も重要な部分は、診断書や主治医の意見などを確認したとしても、最終的な判断は事業所側が行うという規定を設けることです。

193

4.職場復帰システムには明確な支援体制を

　多くの就業規則は、休職に関しては念入りに規定している一方、復職に関しては、非常に曖昧で、規定内容が薄くなっているようです。

　したがって規則とは別に、しっかりとした支援のフローを作成することです。

　特に、復職に向けて「リハビリ」として勤務を実施する場合は、実施時の扱いを「休職中」とするか「復職」とするかを明確にしてください。これは、賃金発生の有無だけでなく、何かあった場合の労災問題や安全配慮義務など、さまざまな問題の発生に備えるためです。

　復職した職員を、どのようにサポートしていくか——これも大きな問題です。

　過重になりがちな日々の業務に加えて、復職者をサポートすることは、担当者の負荷を増やします。個々の職員に対応を委ねるのではなく、部署・部門全体でのフォローが必要です。

　また、長期休職者についての対応ですが、近年、精神疾患などの増加で長期休職者が増えています。自ら休職を申し出る職員もいれば、

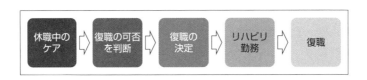

病気を認めたがらない職員もおり、対応方法も個々の事案で変わります。休職が長期間になる場合は、本人のほか、主治医、ご家族などを交えて協議していく必要があります。

　精神疾患とはいえ、職を失うということは本人にとって生活基盤を揺るがす大問題です。事業所側は、休職期間満了まではできる限りの対応を行い、休職期間満了時に回復の兆候が見られないようであれば、関係者との話し合いの中で、自動（自然）退職の方向へ進めていくのがよいと思います。

　就業規則を確認すると、休職期間の規定はあっても、その後の対応について何ら規定されていないケースがよくあります。

　その場合、一般的には事業所側が期間を定めて解雇予告をするという手続きになりますが、これでは手続きがかなり煩雑になります。したがって、就業規則には、休職期間満了後も、休職事由となった私傷病等が回復しておらず、従前の職務に復帰できない場合は、休職期間満了時点で自動（自然）退職とする、といった規定を設けておきます。

　この内容を規定しておくことで、一般退職と何ら変わらない手続きで対応できるのです。

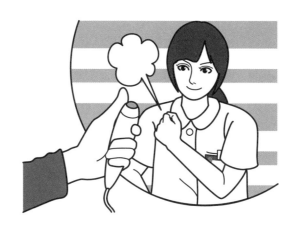

5.休日と休暇の違いを 整理しておこう

　休日と休暇は似ていますが明確に異なります。労働基準法の定義によると、休日は労働義務のない日、休暇は、労働義務のある日に労働が免除される日とされています。

　年次有給休暇は、職員が心身のリフレッシュや自己啓発などを図れ

内容	休日	休暇
労働の義務	なし	本来はあるが、職員の申請により免除される
法定内 法律上の義務付けあり	週1日または月4回以上、必ず与えなければならない	・年次有給休暇 ・産前産後休暇 ・育児介護休暇　等
法定外 就業規則・労働契約等での規定あり	事業所の休日 　※法定内休日を超えた分	・有給休暇 　※法定年次有給休暇を超えた部分 ・特別休暇（年末年始・慶弔等） ・リフレッシュ休暇　等
出勤した場合	割増賃金の対象 法定休日………35％以上 法定外休日……25％以上	割増賃金の対象外

るように、賃金の支払いを受けながら休暇をとることを認めた制度です。

事業所は、雇入れの日から起算して6カ月間継続勤務し、全労働日の8割以上出勤した職員に対して、継続しまたは分割した10労働日の有給休暇を与えなければなりません。

1年6カ月以上継続勤務した職員に対しては、6カ月を超えた日から起算した継続勤務年数1年ごとに、継続勤務2年目までは1労働日ずつ、3年目以降は2労働日ずつが、最大10労働日(合計20日)まで加算されます。

介護現場においては、人員不足の関係から職員が思うように有給を使用できないケースが多く、その点について様々な問題が起こっています。したがって事業所は、以下のようなポイントを理解し、適切な管理を行う必要があります。

第1に時季変更権です。

事業所運営の正常な運営を妨げる場合において、事業所が職員に対し有給使用の時季を変更することができる権利を指します。しかしながら、日常的に忙しい、慢性的な人員不足で代替要員を確保すべく努めていない等の理由では本権利は行使できません。

第2に、有給の半日(時間単位)付与です。

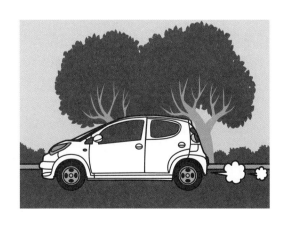

年次有給休暇は、日単位で取得することが原則ですが、職員が希望し、事業所が同意した場合であれば、労使協定が締結されていない場合でも、日単位取得の阻害とならない範囲で、半日単位で与えることが可能です。

　第３に有給の計画的付与です。

　労使協定を締結することで、年次有給休暇のうち「５日を超える日数」については、労使協定で定めた日に付与することができます。

　介護現場で見受けられる使用方法としては、夏季・冬季休暇などに充てるケースがあります。付与日をあらかじめ定めることが適当でない職員については、年次有給休暇の計画的付与に関する労使協定で除外することも可能です。

　労使協定を締結した後で、計画的付与日数相当分まで休暇を請求してきた場合、事業所側はそれを拒否できます。ただし、有給残日数が５日未満の職員がいる場合、年次有給休暇日数を増やすか、不足する日数分の休業手当の支払いが必要で、通常は、特別休暇を付与して処理することが一般的です。

　また、必要な知識として「有給の買取」に関する事項があります。

　有給の買取は原則として禁止されています。職員からの申し出があった場合でも許されません。ただし、退職時や時効により消滅した休暇分に関しては例外的に買い取ることが許されます（あくまで任意であり事業所の裁量に委ねられます）。なお、買取を行う場合、単価についても任意に設定できますのであらかじめ規定しておくとスムーズです。

┌─ **モデル就業規則** ─────────────

休暇等

（休暇の種類）
第○条　休暇の種類は、次のとおりとする。
　（1）年次有給休暇
　（2）特別休暇
　（3）産前産後休業
　（4）生理休暇
　（5）母性健康管理のための休暇等
　（6）育児休業
　（7）介護休業
　（8）子の看護のための休暇
　（9）介護休暇
　（10）裁判員休暇

（年次有給休暇）
第○条　採用日から６カ月間継続勤務し、所定労働日の８割以上出勤した職員
　に対しては、10日の年次有給休暇を与える。その後１年間継続勤務するご
　とに、当該１年間において所定労働日の８割以上出勤した職員に対しては、
　下の表のとおり勤続期間に応じた日数の年次有給休暇を与える。

勤続年数	1年6カ月	2年6カ月	3年6カ月	4年6カ月	5年6カ月	6年6カ月以上
休暇日数	11日	12日	14日	16日	18日	20日

（年次有給休暇の半日単位での付与）
第○条　職員代表との書面による協定に基づき、前条の年次有給休暇を半日単
　位で年次有給休暇を付与することができる。
前半休　午後○時～午後○時
後半休　午後○時～午後○時
【半日単位で取得した場合は、所定の終業時刻を超えた労働は許可しないもの
　とする。】

第5章　休職・休暇で留意すべき規程

モデル規程

（年次有給休暇の計画的付与）

第○条　前条にかかわらず、労働基準法の定めるところにより労使協定を締結した場合においては、施設は各職員の有する年次有給休暇のうち5日を超える休暇について、協定の定めるところにより計画的に付与することができる。

2　前項の協定が締結された場合においては、職員は協定の定めるところに従って年次有給休暇を消化したものとみなす。

※有給休暇の付与日を1月1日に統一する場合の規程例
（年次有給休暇の付与）

第○条　年次有給休暇は、毎年1月1日から当年12月31日までを1計算年度として、勤続年数に応じ、下表の日数を毎年1月1日に付与する。

2　前項の勤続年数1年目の年次有給休暇については、下表の入職日に応じて、付与するものとする。

入社日	1/1～ 1/31	2/1～ 2/末	3/1～ 3/31	4/1～ 4/30	5/1～ 5/31	6/1～ 6/30
初年度 付与日数	10日	10日	10日	10日	10日	10日
付与日	7/1	7/1	7/1	8/1	9/1	10/1

3　前項の勤続年数1年目の年次有給休暇については、下表の入職日に応じて、付与するものとする。

入社日	7/1～ 7/31	8/1～ 8/31	9/1～ 9/30	10/1～ 10/31	11/1～ 11/30	12/1～ 12/31
初年度 付与日数	8日	6日	4日	2日	1日	0日
付与日	10/1	11/1	12/1	12/1	12/1	―

（特別休暇）

第○条　特別休暇

施設は、職員から申し出があったときは、その事由により次のとおり特別休暇を与える。

（1）職員の結婚：【結婚式または入籍のいずれか遅い日】の翌日から起算して○カ月以内の任意の○日間

（2）子（養子を含む）の結婚：【結婚式または入籍のいずれか遅い日】の翌日○日間

（3）配偶者の出産：出産の日の翌日から○日間

（4）配偶者の死亡：死亡の日の翌日から○日間

（5）職員の父母（養父母を含む）、子（養子を含む）の死亡：死亡の日の翌日から○日間

（6）職員の祖父母【同居に限る】・兄弟姉妹【同居に限る】、配偶者の父母【同居に限る】・祖父母【同居に限る】の死亡：死亡の日の翌日○日間

2　特別休暇取得の起算日については、第1項の規定を原則とするが、職員等の事情を考慮して、別途施設が認める日とする場合がある。

3　特別休暇は、その日数を分割せず暦日によって連続して与えるものとする。なお、その日が本規則に定める休日にあたる場合には、当該休日は特別休暇日数に通算する。

4　職員は、特別休暇を申し出ようとするときは、あらかじめ（その事由が利用者の結婚による場合には、取得予定日の1カ月前までに）第1項休暇の取得事由および取得予定日を明記した「特別休暇願」を施設に提出しなければならない。

5　職員は、何らかの事由により、あらかじめ前項の申し出をすることができなかった場合には、当日始業時刻までに電話等で施設に連絡するものとし、出勤後すみやかに所定の手続きによって申し出なければならない。

6　職員は、前項の連絡および申し出を受け、職員があらかじめ（その事由が利用者の結婚による場合には、取得予定日の1カ月前までに）申し出をしなかったことについて、やむをえない事由であると認めた場合においては、前項の申し出にかかわる日に特別休暇を取得したものとして取り扱うことがある。なお、やむを得ない事由であると認められない場合には、欠勤あるいは年次有給休暇の取得として取り扱う。

7　特別休暇を取得した日については、通常の給与を支払うものとする。ただし、取得した日が本規則に定める休日にあたる場合を除く。

※特別休暇に関しては法的義務がないため、休暇を無給とするとしても問題ありません。

（産前産後の休業）

第○条　6週間（多胎妊娠の場合は14週間）以内に出産予定の女性職員から請求があったときは、休業させる。

2　産後8週間を経過していない女性職員は、就業させない。

第5章　休職・休暇で留意すべき規程

モデル規程

3　前項の規定にかかわらず、産後6週間を経過した女性職員から請求があった場合は、その者について医師が支障ないと認めた業務に就かせることがある。

（生理休暇）
第○条　生理日の就業が著しく困難な女性職員が請求した場合には、必要な期間の休暇を与える。
2　本条に定める生理日の休暇を取得した日または時間については、無給とする。

（母性健康管理の措置）
第○条　妊娠中または出産後1年を経過しない女性職員から、所定労働時間内に、母子保健法（昭和40年法律第141号）に基づく保健指導または健康診査を受けるために申出があったときは、次の範囲で時間内通院を認める。
（1）産前の場合
　　　　妊娠23週まで　………………　4週に1回
　　　　妊娠24週から35週まで　……　2週に1回
　　　　妊娠36週から出産まで　……　1週に1回
　　　ただし、医師または助産師（以下「医師等」という。）がこれと異なる指示をしたときには、その指示により必要な時間
（2）産後（1年以内）の場合
　　医師等の指示により必要な時間
2　妊娠中または出産後1年を経過しない女性職員から、保健指導または健康診査に基づき勤務時間等について医師等の指導を受けた旨申出があった場合、次の措置を講ずる。
（1）妊娠中の通勤緩和措置として、通勤時の混雑を避けるよう指導された場合は、原則として○時間の勤務時間の短縮または○時間以内の時差出勤を認める。
（2）妊娠中の休憩時間について指導された場合は、適宜休憩時間の延長や休憩の回数を増やす。
（3）妊娠中または出産後の女性職員が、その症状等に関して指導された場合は、医師等の指導事項を遵守するための作業の軽減や勤務時間の短縮、休業等の措置をとる。

（育児・介護休業、子の看護休暇等）
第○条　職員のうち必要のある者は、育児・介護休業法に基づく育児休業、介護休業、子の看護休暇、介護休暇、育児のための所定外労働の免除、育児・

介護のための時間外労働及び深夜業の制限並びに所定労働時間の短縮措置等
　　（以下「育児・介護休業等」という。）の適用を受けることができる。
２　育児休業、介護休業等の取扱いについては、「育児・介護休業等に関する
　　規則」で定める。

（裁判員等のための休暇）
第○条　職員が裁判員若しくは補充裁判員となった場合または裁判員候補者と
　　なった場合には、次のとおり休暇を与える。
　　（1）裁判員または補充裁判員となった場合　　　　　　　必要な日数
　　（2）裁判員候補者となった場合　　　　　　　　　　　　必要な時間

（休暇・休業の取扱い）
第○条　年次有給休暇の出勤率計算においては、次の不就労日を出勤扱いとす
　　る。
　　（1）第○条に定める年次有給休暇を取得した日
　　（2）第○条に定める特別休暇を取得した日
　　（3）第○条に定める産前産後の休業を取得した日
　　（4）第○条に定める育児休業を取得した日
　　（5）第○条に定める介護休業を取得した日
　　（6）第○条に定める業務上の傷病による休業を取得した日

休職制度は、労働基準法上、必ず設けなければならない。

多くの事業所の就業規則には休職規程がありますが、休職の規程は就業規則の絶対的必要記載事項ではなく相対的必要記載事項であり、その定めをする場合には、規定しなければならない事項とされています。したがって×となります。

休職あるいは復職時に、当該職員から、プライバシーの侵害になるので、主治医の診断書の提出を拒否された。この場合、いかなる理由があっても、診断書の提出を求めることはできない。

×です。プライバシーとは、一般には「個人情報や私生活の情報を公開されない権利」です。
　しかし、このプライバシーの定義とは、何らかの契約関係のない個人における権利の問題であり、労働契約を締結している職員は、当該労働契約の内容に、労働債務を履行することができる健康状態を有しているということが、当然に含まれていることから、一般のプライバシーと同様に

Q&A ○×どっち？

捉えるべきではありません。

　労働契約を締結した職員が、労務提供をするにあたっては、本当に健康かどうかという疑義が生じた場合は、事業所はそれを確認することができ、安全配慮義務を考慮すれば、むしろ確認しなければなりません。

　まして、休職に伴う労務不能、復職可否の判断のために、事業所が健康情報を取得するのは、当然のことです。

Q3 医師の受診を拒否するケースに対応するにはどうすればよいか。

　たとえ就業規則上の根拠があったとしても、一方的に受診を強要することはできないとする判例（最判Ｓ61．3．13電電公社帯広局事件 労働判例470号6頁）があります。とはいうものの、事業所は職員に対する安全配慮義務があります。誰が見ても健康状態に問題があることが明らかと認められれば、休職を命じて様子を見るということも必要かと思われます。

　このような場合に備え、就業規則に「職員の勤務時の状態等から、業務の遂行により健康状態が悪化することが懸念される場合であって、当該職員が医師の診断書の提出を拒んだとき、または健康状態の正確な把握に協力しない場合には、第〇条の欠勤期間

207

を経ることなく直ちに休職を命ずる。」等の規定や、さらに、復職を希望する休職中の職員に対しては「事業所は健康状態の正確な把握のため、事業所が指定する医師への受診を求めることがある。この場合、職員が正当な理由なく受診を拒んだ場合は、事業所は復職命令を行わない。」等、規定をしておくことで、リスクを軽減できます。

職員から、引き継ぎ等もなく、直ちに有給休暇を使用して退職したいと申し出があった。この場合、有給休暇を消化させる義務があるために職員の申し出を拒否できない。

×です。退職を予定している職員からの有給休暇の請求だとしても、業務の引継ぎをスムーズに行うことができない等の場合には、在職中の請求であれば、有給休暇の時季を変更する権利があります。しかし、「多忙」、「代替要員がいない」等の理由では、時季変更権を行使することはできません。したがって、この場合は事業所の実情を十分職員に伝え、理解を得ることしか方法はないと思われます。

Q&A ○×どっち？

Q5 職員から退職の申し出があり、あわせて未消化の年次有給休暇を、すべて使用したいと申し出があった。ただ、すべて消化させるとなると、退職日までには消化しきれない。この場合、雇用契約の延長が必要になる。

×です。事業所は請求された時季が事業の正常な運営を妨げる場合は、他の時季に有給休暇を与えることができます（時季変更権）。

　しかしながら、事業所がこの時期変更権を行使するには、有給休暇を与えたときに本当に業務に支障をきたすことが、客観的、具体的に明らかでないと難しいのが実情です。

　このケースが認められるのは、職員全員が同時に有給休暇を請求してきた場合や、事業所内でトラブルが発生し、休まれては対応しきれないといったケースが該当します。時季変更権は退職予定日を超えては行使できません。

　退職後は、他の時季に有給休暇を与えることができないため、時季変更権を行使できず、有給申請者の請求が通ることになります。たとえば、退職予定日まで14日しかなく、14日間の有給休暇申請を出されても、原則としてこれを拒否できません。ただ、雇用契約を延長してまで有給を付与する義務はありません。

Q6 特別休暇は、その名称や日数は問わないが、必ず設けなければならない。

×です。特別休暇（別名、慶弔休暇等）は必ず設けなければならないということはありませんが、設ける場合は就業規則等への明示が必要になります。

運用に際しては、どのような時にいつ・どの位取得できるのか（あるいは取得できないのか）を細かく規定しておく必要があり、規定していない事業所では運用時に取得可能か否か判断に困るケースや、ケースバイケースで対応し職員間で不公平が生じてしまい、不満要因となっているケースもありますので注意が必要です。

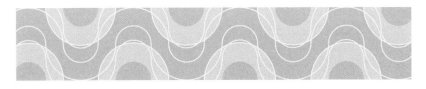

第6章

退職、解雇で留意すべき規程

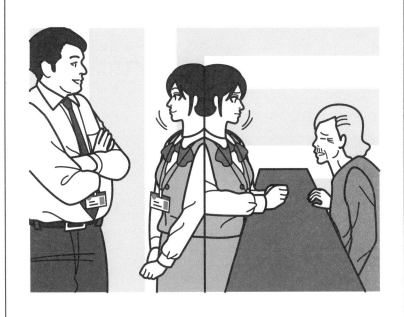

1.法制化による定年退職年齢の措置義務

　定年とは、職員が一定の年齢に達したことを退職の理由とする制度をいいます。職員の定年を定める場合は、定年年齢は60歳を下回ることはできません（高年齢者等の雇用の安定等に関する法律（昭和46年法律第68号）第8条）。また、高年齢者等の雇用の安定等に関する法律第9条において、事業主には65歳までの高年齢者雇用確保措置が義務付けられています。したがって、定年（65歳未満のものに限る）の定めをしている事業主は、①定年の引上げ、②継続雇用制度の導入、③定年の定めの廃止の、いずれかの措置を講じなければなりません。

　なお、平成25年3月31日までに労使協定により、継続雇用制度の対象者を限定する基準を定めていた事業主については、高年齢者等の雇用の安定等に関する法律の一部を改正する法律（平成24年法律第78号）の経過措置として、平成37年3月31日までは、老齢厚生年金の支給開始年齢以上の年齢の者について、継続雇用制度の対象者を限定する基準を定めることが認められています。

212

第6章　退職、解雇で留意すべき規程

期　　　間	年齢
平成25年4月1日〜平成28年3月31日	61歳
平成28年4月1日〜平成31年3月31日	62歳
平成31年4月1日〜平成34年3月31日	63歳
平成34年4月1日〜平成37年3月31日	64歳
平成37年4月1日以降	65歳

2.自己都合退職と事業所都合退職の違い

　自己都合退職は、転職や引っ越しなど、自分の都合や自分の意志で労働契約の解除＝退職をすることです。それに対し、事業所都合退職は、倒産や経営悪化に伴い、事業所側から労働契約の解約申し出がある場合など、労働契約の解除＝退職の主な原因が事業所（雇用主）側にあるもの、と定義されています。

　職員にとって、事業所都合退職のメリットは、ハローワークで失業手当を自己都合退職より早期に受給できることですが、事業所側からすれば公的助成金の支給制限がかかってしまうなど、デメリットもあります。事業所の中には、職員への配慮から自己都合を事業所都合の退職として、早期に失業手当の受給を支援しているところもありますが、事業所にとってのリスクがまったくないというわけではありません。

　また、介護福祉施設で問題となるケースは、問題職員との話し合いの結果、退職に至った場合の退職が自己都合か事業所都合かでトラブルになるケース、いわゆる退職勧奨の問題です。

　職員が退職を拒否してもなお退職を促す、または退職してもおかしくないような不当な扱いをした場合は、事業所都合による退職となります。事業所側から退職するよう切り出した（解雇など）場合も事業所都合の退職です。

　一方、職員から退職を切り出した場合は自己都合退職となります。

214

第6章　退職、解雇で留意すべき規程

このあたりをうやむやにしておくと、後から自己都合か事業所都合かで大きなトラブルに発展するケースがありますので、明確にしておきましょう。

　就業規則では、一般的に退職希望日の30日前に申し出ることを義務付けている事業所が多く、したがって即退職したという職員の申し出を、就業規則を根拠に拒むケースもあります。

　しかし、事業所の承認がなくても、民法（明治29年法律第89号）の規定により、退職の申し出をした日から起算して原則として、14日を経過時点で退職が有効となります（民法第627条第1項及び第2項）。

　介護現場では、恒常的な人材不足のため、退職を希望する職員の引き留めを行う場合がありますが、上記を知らずに一方的に拒み続けると、職員の方が労働基準監督署等へ相談をするケースも出てきます。経営上、引き留めはやむを得ないと思いますが、上記を把握したうえで、職員との交渉を行うことが必要となります。

215

3.介護現場で起こるトラブルと規定類の整備

　トラブルを防ぐための基本は、就業規則をはじめとする規定類をしっかり整備しておくこと。これによって適切な対応ができますし、解雇や制裁の事由も明確に規定しておけば、根拠をはっきり示すことができます。

　これらの規定類を軽視する事業所は、退職の際に職員から不信感を持たれ、様々なトラブルが発生しているようです。解雇トラブルに備えた「議事録」、「経緯書」や「指導記録」などの整備も必要になります。

　いわゆる「証拠」です。

　これらの証拠は、いざという時に事業所側の主張の正当性をバックアップしてくれるものであり、面倒ですが、都度、作成することを習慣にされることをお勧めします。なお、「議事録」や「指導記録」などは、出席者の署名を取っておくのが望ましいでしょう。

　退職時のポイントですが、退職する職員全員から、「退職に合意する旨の証明書」を提出してもらいます。自己都合の退職であることが明確に分かる内容であれば問題ありません。併せて、情報漏えい禁止についても記載できる書式がよいと思います。

　各県の労働局や労働基準監督署に寄せられる相談で、最も多いのが「解雇」です。職員と経営陣の考え方には、大きな隔たりがあります。「解雇」をめぐるやり取りの中で誤解が生じたり、感情的な発言など

216

第6章　退職、解雇で留意すべき規程

があったりすると、修復不可能なほどに関係が悪化することもあります。

　一度は話し合いで「合意退職」という形で済んだはずのものが、後日、異論を唱えられる事態も少なくありません。

　逆に事業所側の対応による問題もあります。

　一例を挙げると事業所長が、態度の悪い職員に対し「もう来なくてもいい」と言って即時解雇したり、軽微な失敗で懲戒解雇してしまったりというものです。社労士等のコンサルタントに事前に相談することもなく、トラブルが深みにはまってからの事後相談で、すでに手遅れという事態もありますので、事前に「解雇」の考え方については理解しておく必要があります。

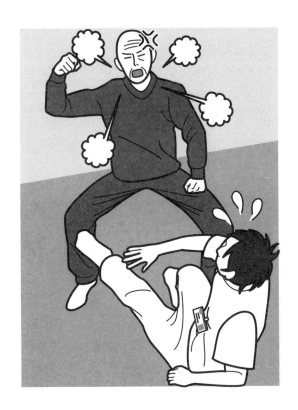

217

4.不当解雇にならないための5つのチェック項目

　第1は、遅刻や欠勤が多いかどうかです。

　出勤率8割未満が目安となりますが、その上で、遅刻や欠勤理由が解雇に該当するかどうかを検討する必要があります。ただし、無断欠勤や虚偽の報告などが確認された場合、この限りではありません。

　第2は、私生活に問題がある場合です。

　基本的には、事業所側はプライベートまで干渉できませんので、私生活の問題を理由に解雇はできません。しかし、問題が業務にまで影響してくる場合は検討が必要です。ただ、いきなり解雇するのではなく、まずは、指導を行い訓戒や減給などの懲戒処分から行うべきです。

　第3は、経歴を詐称していた場合です。

　軽微なものであれば解雇事由には至りませんが、就業規則上で「採用を決定する上で重要な経歴詐称であれば、解雇に該当する」旨の規定があれば、解雇することが可能です。医療機関や介護施設は有資格者が多い職場ですので、採用時の資格証等での資格確認は必須となります。

　第4は、協調性がないという場合です。

　単に協調性がないことを理由に即解雇はできません。あくまで業務上で支障が生じ、配置転換や指導（記録を残す）を行った上で改善がない場合は、減給や降格といった懲戒処分を経て、最終手段として解

雇となります。この場合、状況証拠の積み重ねを怠らないでください。たとえば業務終了後や休日など、プライベート時に付き合いが悪いというのは該当しませんので注意してください。

第5は、能力不足です。

一般的に採用時の条件が大きく左右します。たとえば、管理職で採用された人が、期待されている責任をまったく果たしていない場合などです。採用の際に、管理職としての責務、求める能力や職務内容を詳細に記録し、また雇用契約書の業務内容にも具体的に明示しておく必要があります。

一般職の場合は当然のことながら、いきなり解雇というわけにはいきませんので、繰り返し具体的な指導を行い、改善に努めなければなりません。それでも変化がみられなければ減給などを行っていきます。

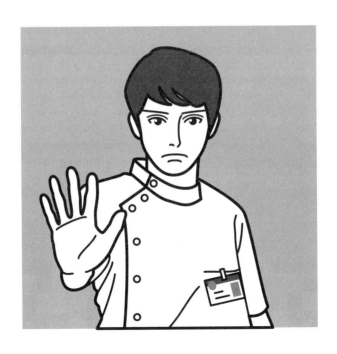

年　月　日

〇〇〇〇　殿

施設長〇〇〇〇　印

指　導　書

　これまで、貴殿に求める職務遂行能力を口頭で伝えてきましたが、貴殿はまだ到達できておりません。そこで、本書面において、貴殿に求める職務遂行能力を改めてお伝えします。
　つきましては、下記事項をよく確認し、改善に努力するよう指導します。

記

1　知識
　　下記の知識をマスターし、日々業務に活用していること。
　　・認知症についての知識
2　上司に対する報連相
　　・報連相マニュアルを熟読の上、適切な対応を心掛けること
3　他の職員との協調融和
　　①共通の目標のために、自ら進んで協力すること。
　　②チーム内の連絡を密にして、業務効率を上げること。

以上

　・この注意書に対して、事実と相違する等、貴殿の言い分があるときは、文書を受け取った時から7日以内に文書で施設長宛提出してください。
　・注意書に従うときは、速やかに下記記入の上、施設長へ提出してください。

記

　年　月　日に受領致しました。
　今後、注意された事項について、改善のため努力することを約します。

　氏名　　　　　　　　　　印

第6章　退職、解雇で留意すべき規程

年　月　日

○○○○　殿

施設長○○○○　印

注　意　書

　貴殿は、これまで口頭で何度も注意を受けているにもかかわらず、上司の指示に従わず、独断での業務を繰り返しており、施設運営に大きな支障を与えているといわざるを得ません。

　貴殿のかかる勤務態度は、ほかの職員への業務に重大な支障を与えかねません。また、貴殿のかかる行為は、就業規則○条に違反するものです。

　つきましては、今後、このような勤務態度を改善されるよう、本書をもって注意致します。

・この注意書に対して、事実と相違する等、貴殿の言い分があるときは、
　文書を受け取った時から7日以内に文書で施設長宛提出してください。
・注意書に従うときは、速やかに下記記入の上、施設長へ提出してください。

記

　年　　月　　日に受領致しました。
今後、注意された事項について、改善のため努力することを約します。

　　氏名　　　　　　　　　　印

221

解雇予告通知書

〇〇年〇〇月〇〇日

〇〇部〇〇課
〇〇　〇〇　殿

　このたび、当法人は貴殿を就業規則第〇〇条により、解雇します。
　解雇の日を、本通知発送の日より30日後といたします。なお、この通知書は、労働基準法第20条を根拠とするものです。
　なお、上記解雇の効力発生の日までの賃金については、〇〇月〇〇日に所定の口座に振込みます。

社会福祉法人〇〇〇〇
理事長　〇〇　〇〇　印

第6章　退職、解雇で留意すべき規程

退職合意書

　社会福祉法人○○○○（以下「甲」という）と　　　　　　（以下「乙」という）
とは、雇用契約に関して、以下の通り合意する。

1　甲と乙は、当事者間の雇用契約を　　年　　月　　日限り、合意解約する。
2　甲は、乙に対して、退職金として金○○○○円を支払うものとし、これ
　を　　年　　月　　日に、乙の指定する下記の預金口座に振込送金する方
　法で支払う。
　　・銀行名
　　・支店名
　　・預金の種類
　　・口座番号
　　・名義人
3　甲は本件合意解約に関し、雇用保険の離職証明書の離職事由は、労働者
　の個人的な事情による離職で処理する。
4　甲は、乙が第1条で定める日まで出勤した場合には、給料として　　年
　　　月　　日に、日割り計算した額を第2条の預金口座に振込送金する方
　法で支払う。
5　甲は、今後乙の不利益となる情報を開示せず、第三者から乙の退職原因
　を問われた場合には、円満退職したことのみを告げるものとする。
6　乙は甲の施設運用上の秘密および個人情報にかかる資料は、正本、複写
　等の別を問わず、すべて甲に返却しており、現在は一切所持していないこ
　とを誓約すると共に、甲の在職中に知り得た施設運用上の秘密および個人
　情報について、甲が特に許可した場合を除き、退職後も他に漏洩しないも
　のとする。
7　甲と乙は、本退職合意書に定めるほか、何らの債権債務がないことを相
　互に確認する。

　本覚書の証として本書を2通作成し、記名押印して各々1通を保管するも
のとする。

　　　年　　月　　日

　　　　　　　　　　　　　　　甲　使用者
　　　　　　　　　　　　　　　社会福祉法人○○○○
　　　　　　　　　　　　　　　理事長　　　　　　　　　　　　　印

　　　　　　　　　　　　　　　乙　住所
　　　　　　　　　　　　　　　　　氏名　　　　　　　　　　　印

223

モデル就業規則

第1章　定年、退職及び解雇

（定年等）

第○条　職員の定年は、満65歳とし、定年に達した日（65歳の誕生日の前日）の属する月の末日をもって退職とする。

（退職）

第○条　前条に定めるもののほか、職員が次のいずれかに該当するときは、退職とする。

（1）退職を願い出て施設が承認したとき、または退職願を提出して30日を経過したとき

（2）期間を定めて雇用されている場合、その期間を満了したとき

（3）第○条に定める休職期間が満了し、なお休職事由が消滅しないとき

（4）死亡したとき

（5）施設に連絡がなく30日が経過してもなお所在不明のとき

2　職員が退職し、または解雇された場合、その請求に基づき、使用期間、業務の種類、地位、賃金または退職の事由を記載した証明書を遅滞なく交付する。

（普通解雇）

第○条　職員が次のいずれかに該当するときは、解雇することがある。

（1）勤務状況が著しく不良で、改善の見込みがなく、職員としての職責を果たし得ないとき

（2）勤務成績または業務能率が著しく不良で、向上の見込みがなく、他の職務にも転換できない等就業に適さないとき

（3）業務上の負傷または疾病による療養の開始後3年を経過しても当該負傷または疾病が治らない場合であって、職員が傷病補償年金を受けているときまたは受けることとなったとき（施設が打ち切り補償を支払ったときを含む）

（4）精神または身体の障害により業務に耐えられないとき

（5）試用期間における作業能率または勤務態度が著しく不良で、職員として不適格であると認められたとき

（6）第○条第○項に定める懲戒解雇事由に該当する事実が認められたとき

（7）事業の運営上または天災事変その他これに準ずるやむを得ない事由により、事業の縮小または部門の閉鎖等を行う必要が生じ、かつ他の職務への

第6章　退職、解雇で留意すべき規程

モデル規程

転換が困難なとき

（8）その他前各号に準ずるやむを得ない事由があったとき。

2　前項の規定により職員を解雇する場合は、少なくとも30日前に予告をする。予告しないときは、平均賃金の30日分以上の手当を解雇予告手当として支払う。ただし、予告の日数については、解雇予告手当を支払った日数だけ短縮することができる。

3　前項の規定は、労働基準監督署長の認定を受けて職員を第○条に定める懲戒解雇する場合または次の各号のいずれかに該当する職員を解雇する場合は適用しない。

（1）日々雇い入れられる職員（ただし、1ヵ月を超えて引き続き使用されるに至った者を除く）

（2）2ヵ月以内の期間を定めて使用する職員（ただし、その期間を超えて引き続き使用されるに至った者を除く）

（3）試用期間中の職員（ただし、14日を超えて引き続き使用されるに至った者を除く）

4　第1項の規定による職員の解雇に際して職員から請求のあった場合は、解雇の理由を記載した証明書を交付する。

（解雇制限）

第○条　前条の規定にかかわらず、次の各号の　に該当する期間は解雇しない。

（1）業務上負傷し、または疾病にかかり療養のため休業する期間及びその後30日間

（2）産前産後の女性が産前産後の休業をする期間及びその後30日間

2　前項の規定は、次の各号の一に該当するときは、適用しない。

（1）天災事変その他やむを得ない事由のため事業の継続が不可能になった場合で、あらかじめ労働基準監督署長の認定を受けたとき

（2）第○条の定めに基づく業務上の傷病による休業中の職員が、療養開始後3年を経過した日において職員災害補償保険の傷病補償年金を受けているとき、もしくはその日以降において傷病補償年金を受けることになったとき

（退職者の義務）

第○条　職員が退職しまたは解雇された場合には、下記の各号を行うこととする。

（1）退職または解雇の日までに、一切の業務を施設が指定した者に引き継がなければならない。

225

この場合、引継ぎが完了しないときは、その引継ぎが完了するまでの間、
　　退職金その他賃金は支払わない。
　（2）身分証明書、健康保険被保険者証、その他施設から貸し出された物品を
　　退職または解雇の日までに返還しなければならない。また、施設に対する
　　債務がある場合には、これを完済しなければならない。
2　施設は、職員が死亡または退職した場合で権利者から請求があったときに
　は、請求の日から7日以内に賃金を支払い、また、争いのない部分について
　職員の権利に属する金品を返還する。
3　職員は、退職時の誓約書を施設に提出しなければならない。

第2章　退職金規程

（目的）
第〇条　この規程は、就業規則第〇条（退職金）に基づき、職員が死亡または
　退職した場合の退職金支給について、必要な事項について定める。

（用語の定義）
第〇条　この規程において「退職の日」とは、職員が退職し、または解雇され
　た日をいう。
2　この規程において「基本給月額」とは、職員の退職の日における基本給を
　いう。

（支給対象）
第〇条　退職金の支給を受ける者は、就業規則第〇条第1項（職員の定義）に
　規定する職員とする。

（退職金の支給制限）
第〇条　職員が次の各号の一に該当する場合には、退職金は支給しない。
　（1）懲戒免職の処分を受けたとき
　（2）禁固以上の刑に処せられ、退職し、または解雇されたとき
2　職員が退職し、または解雇された場合において、在職中の職務に関し、懲
　戒免職を受ける事由に該当する事実が明らかになったときは、既に支給した
　退職金を返還させ、または退職金を支給しないことができる。

第6章　退職、解雇で留意すべき規程

モデル規程

（退職金の支給）
第○条　退職金は、職員が退職した場合はその者（死亡による退職の場合はその遺族）に支給する。

（遺族の範囲および順位）
第○条　前条に規定する遺族は労働基準法施行規則第42条から第45条までの遺族補償の順位に従って支給する。

（遺族からの排除）
第○条　次に掲げる者は、退職金の支給を受けることができる遺族としない。
　（1）職員を故意に死亡させた者
　（2）職員の死亡前に、当該職員の死亡によって退職金の支給を受けることができる先順位または同順位の遺族となるべき者を故意に死亡させた者

（支給範囲）
第○条　退職金の支給は勤続1年以上の職員が退職したときに支給する。ただし、第○条（自己都合退職の場合の退職金）適用者は、勤続○年以上とする。

（勤続年数の計算）
第○条　勤続年数の計算は、次のとおりとする。
　（1）勤続年数の定義
　　ア　試用期間中は勤続年数に算入する
　　イ　休職期間は勤続年数に算入しない
　　ウ　育児休業期間および介護休業期間の勤続年数の算定にあたっては勤続年数に算入しない
　（2）1年未満端数の処理
　　ア　第○条（定年退職等の場合の退職金）適用者については、勤続満1年を越えた後の1ヵ月以上の勤務期間については1年とみなす
　　イ　第○条（自己都合退職の場合の退職金）適用者については、勤続満1年を越えた後の1年未満端数については、6ヵ月以上をもって1か年に換算し、未満は切り捨てるものとする
　（3）1ヵ月未満端数の処理
　　　前各号いずれの場合においても、1ヵ月未満については16日以上をもって1ヵ月に換算し、未満は切り捨てるものとする

227

（端数処理）
第○条　退職金の計算において100円未満の端数が生じたときは、100円単位に切り上げる。

（定年退職等の適用範囲）
第○条　定年退職等に該当する者は、次の各号に掲げるものとする。
　（1）就業規則第○条（定年等）に規定する、定年に達したことにより退職した者
　（2）事業の縮小、その他業務上やむを得ない都合により解雇された者
　（3）職員となった日以降、業務上の傷病、疾病により退職した者
　（4）通勤による災害により退職した場合
　（5）死亡により退職した者

（定年退職等の場合の退職金）
第○条　前条の規定に該当し、退職した者に対して支給する退職金の額は、退職の日におけるその者の基本給月額に勤続年数に対応した支給率を乗じて得た額とする。

（自己都合退職の場合の退職金）
第○条　第○条（定年退職等の適用範囲）第1項に該当する場合を除くほか、退職した者に対して支給する退職金の額は、退職の日におけるその者の基本給月額に別表2（略）の勤続年数に対応した支給率を乗じて得た額とする。

（非違により勧奨を受けて退職した者に対する退職金）
第○条　第○条（定年退職等の場合の退職金）および第○条（自己都合退職の場合の退職金）の規定にかかわらず、職員が非違により勧奨を受けて退職した場合においては、非違の程度に応じて退職金を支給せず、または第○条（自己都合退職の場合の退職金）の規定により計算した額から一部を減額した額をもってその者の退職金の額とする。

（休職等の場合の基本給月額）
第○条　職員が退職の日において、休職、停職、減給その他の理由により、その給料の一部または全部を支給されない場合は、当該理由がないと仮定した基本給月額とする。

第6章　退職、解雇で留意すべき規程

モデル規程

（口座振替による支払）
第○条　職員の退職金は、受給者から申し出のある場合は、口座振替の方法に
　　より支払うことができる。

（制度の運営）
第○条　施設は、経済情勢の変動または施設の財政状況に応じて本制度を改廃
　　することがある。

　　　　附　則
　　この規則は、＿＿＿＿年＿＿＿＿月＿＿＿＿日から施行する。

Q1 今後も定年年齢の引き上げが予想されるため、面倒なので規則には定年年齢の定めをしないと規定しておく方が効率的である。

A これは×です。現状、定年年齢は60歳を下回ることはできず、かつ継続雇用制度の導入により65歳までの雇用維持への移行段階にあります。今後については定かではありませんが、介護福祉業界で定年年齢の定めなしという規定を設けることは、一定のリスクがあることを理解しておく必要があります。介護福祉業界では60歳以上の職員数も決して少なくありません。個々の状況にもよりますが、肉体労働でもある介護現場では、やはり年齢からくる体力・判断力の衰えは隠しきれませんので、その状況により無理のない雇用形態への移行が必要になってきます。その際、この定年及び継続雇用の規定がとても有効になります。

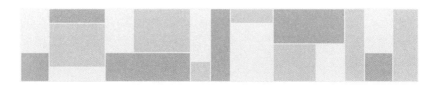

Q&A ○×どっち？

退職労働者が給料の残額を請求してきたが、所定の給料支払日に支払えばよい。

退職労働者から請求があった場合には、給料日前であっても、請求を受けた日から7日以内に支払わなければなりません。したがってこの対応は×です。

デイサービスの生活相談員として、介護福祉士資格を有しているという条件で採用した職員が、実は資格を有しておらず、虚偽だったということが判明した場合は、解雇しても問題ない。

問題はありませんので○です。生活相談員の要件を満たす他の資格があれば、検討の余地はありますが、生活相談員の要件を満たしていなければ、採用を決定する上での、重要な経歴詐称に該当するため、解雇は妥当と考えられます。

第7章

健康診断、ストレスチェックで留意すべき規程

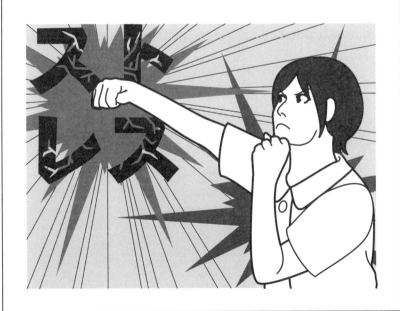

1.雇入れ時の健診と定期健診―その正しい理解を

　労働安全衛生規則第43条では、職員を雇入れた際に、健康診断を行うことが義務付けられています。医師による健康診断を受けた後、3カ月を経過しない者を雇入れる場合、その職員が健康診断の結果を証明する書面を提出したときは、その健康診断の項目に相当する項目については、省略することができます。

　事業所は、この健康診断の結果に基づき、健康診断個人票を作成して、これを5年間保存しなければなりませんが、介護施設では実施率は決して高いとはいえず、さらに「雇入れ時の健康診断」について正しく理解をしているところは少ないように感じます。なかには実施はしているものの、実施に至る過程や管理方法に問題のある施設もあります。

　一方、定期健康診断ですが、職員を雇用する事業所では、職場の健康診断を毎年1回行う必要があります。

　夜勤がある職員に対しては、半年に1回健康診断を行う必要があります。正規職員以外で、次のいずれにも該当する場合は、パートであっても、職場の健康診断を行う必要があります。

（1）採用後1年雇用が続いている、または1年以上雇用される見込みがある雇用条件のパート職員

（2）週の所定労働時間が、常勤職員の4分の3以上であるパート職員

第 7 章　健康診断、ストレスチェックで留意すべき規程

　ただし、職員自身に持病があり、検査などを受けている場合、あるいは妊娠している女性などは、主治医の指示に従って、健康診断を行うかどうかを見極める必要があります。

　この健康診断は、法的義務でもあるのですが、健康診断の結果を活かすことが大切です。それは、健康診断後の結果で明らかになった症状や健康上の注意点を、日頃の勤務で配慮する必要があるからです。

　たとえば、血糖値が著しく高く、糖尿病が疑われるにも関わらず治療を行っていない職員などには、血糖値の急激な変化による眠気等が懸念されるため、宿直業務等は控えるなど、治療を促すとともに、その職員の症状にあわせて勤務を考えなければいけません。

　もし、職員の健康上配慮すべきところをおろそかにして、勤務に就かせ、職員の症状が悪化した場合は、事業所の安全配慮義務が問われることになります。

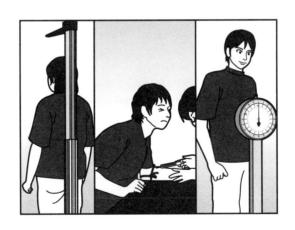

235

2.健康診断の結果に対しては 適切な措置が必要

　事業所は、健康診断の項目に異常の所見があると診断された職員の健康診断の結果に基づいて、その職員の健康を保持するために必要な措置について、医師の意見を聴かなければなりません。

　その場合、健康診断が行われた日（あるいは職員が健康診断の結果を証明する書面を事業所に提出した日）から３カ月以内に行い、聴取した医師の意見を、健康診断個人票に記載する必要があります。

　そして事業所は、健康診断の結果についての医師の意見を勘案して、必要があると認めるときは、その職員の実情を考慮して、次のような適切な措置を講ずる必要があります。

① 就業場所の変更

② 作業の転換

③ 労働時間の短縮

④ 深夜業の回数の減少等の措置

⑤ 作業環境測定の実施

⑥ 施設または設備の設置または整備

⑦ 医師の意見の衛生委員会、安全衛生委員会、労働時間等設定改善委員会への報告

⑧ その他の適切な措置

その他にも事業所には、職員に対する健康診断の結果の通知、特に

236

第7章　健康診断、ストレスチェックで留意すべき規程

健康の保持に努める必要があると認める職員に対して、医師または保健師による保健指導を行うように努める必要があります。

なお、常時50人以上の職員を使用する事業所は、労働安全衛生規則第44条、45条、48条に基づく健康診断を実施したときは、定期健康診断結果報告書（様式第6号）を、所轄労働基準監督署長に提出しなければなりません。

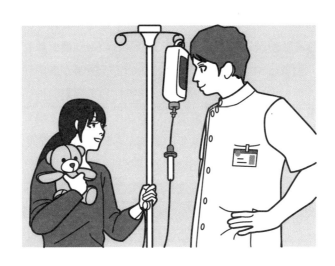

3.腰痛に関する事業所側の リスク管理

　労災について、職員への周知と適切な運営を心掛けなければ、事業所側が大きなリスクを抱え込むことになりかねません。労災に関する正しい理解と事業所側のリスク管理について触れておきましょう。

　介護現場で見受けられる労災事例として、腰痛や針刺し、利用者からの暴行、そして精神疾患等があります。この中で問題になるのが腰痛です。介護職は利用者のケアで腰を痛めるケースが多い仕事です。

　しかし、労災の判断基準である業務遂行性と業務起因性から考えると、ケアの最中に発生した急性腰痛（いわゆるぎっくり腰）は、認定される可能性が高いものの、長年の業務から慢性的な腰痛を発症しているケースでは労災認定の可能性は低くなります。

　よくある例として、現場で軽度の腰痛を発症したものの、それほど症状がひどくないということで、申告しないまま時間が経過し、後になって症状が悪化してしまい、この時点で「これって労災ですよね」と申告しているケースです。

　医療機関の受診もなく、受傷時の状況も曖昧な状態では労災認定される確率は大幅に下がります。慢性的な腰痛を抱えつつも、業務中にさらに症状が悪化した場合は、その部分について労災が適用されますので、その点も注意しなければなりません。

238

第7章　健康診断、ストレスチェックで留意すべき規程

4.感染症に対する労災認定の可否

　現場でよく問題になるのは事業所内での感染症です。

　介護現場では、様々な感染症リスクがあります。このような場合、労災認定になるか否かという問題が当然起こります。

　これについての考え方は以下の通りです。

　事業所内感染の可能性が高くても、潜伏期間を考え、他での感染ルートがないということが、客観的に明らかでなければ労災認定になる可能性は低いものとなります。

　つまり、ノロウィルスや季節性のインフルエンザについては、たとえ事業所内感染の可能性が強く疑われても証明することは難しく、かつ潜伏期間中、自宅にも帰らず事業所内に寝泊まりしていない限り、他の感染ルートを否定することも難しいという考え方になります。

　「感染症の予防及び感染症の患者に対する医療に関する法律」では、感染症の定義づけがされています。この法律では、現場でよく問題になる、インフルエンザとノロウィルス（感染性胃腸炎）は、「五類感染症」に分類されています（P.174参照）。

　原則、4・5類感染症は就業制限はなく、5類感染症であるインフルエンザやノロウィルスは、感染しても就業制限はないので、施設がインフルエンザやノロウィルスに感染した場合、職員自身で休業を申出たのであれば問題ないのですが、事業所のルールで出勤停止にする

239

のであれば、その期間は、休業手当の支払いが必要になります。

多くの事業所では、インフルエンザは熱が引いてから3日程度、ノロウィルスは、医師が保菌状態でないと判断するまで、自宅待機にしているようです。

一方、1〜3類感染症は、就業制限に該当するため、都道府県知事等が当該患者本人に対して、必要に応じて就業制限に該当する旨を通知します。就業制限は、現場職員等に限られ、利用者に直接触れない職員は、原則、就業制限はかかりません。

もちろん、感染症法の就業制限に該当すれば、休業手当の支払いの必要はありませんが、それ以外（事業所の判断で休業させる場合）であれば、休業手当を支払う必要があります。

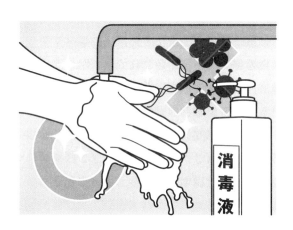

5.利用者の暴行対応と労災隠し

　通常、傷害などの相手が存在している場合には、労災の対象とはなりません。しかし、利用者が認知症や精神疾患などにより責任能力が問えず、損害賠償を行えない場合などは、対象となる場合があります。事業所側としては、利用者とのトラブルが大ごとになるのは避けたいでしょうが、事業所内の秩序を維持するためにもうやむやにせず、警察への通報や事業所全体の問題として対応することが必要です。

　また、「労災隠し」ということも耳にしますが、通常、労災隠しが行われる原因としては、

　①監督署への届出により査察が実施された場合、様々な安全対策の不備を指摘され、多大な安全対策費が必要になる可能性がある

　②査察により、他の労基法違反を指摘される可能性がある

　③一定規模以上の事業所は労災保険の「メリット制」の対象で、今後数年間の保険料が引き上げられる

　以上のようなことが考えられますが、労災隠しをすることによって、事業所は様々なリスクを抱え込むことになります。

　毎年多くの労災隠しが発覚し、送検の一途をたどっています。

　その多くが職員の申告によるものです。当然ですが、後から見つかるリスクはあります。それは前述のような事例を軽視して、職員を説得したり、手続きの面倒さから軽い気持ちで健康保険で処理した場合、

時間の経過と共に症状が悪化して障害が残る可能性があることです。

　健康保険には障害給付はありませんし、労災でもらえたであろう費用を損害賠償請求されかねません。

　このようなリスクを考えると、個々の職員への周知を徹底する必要があるといえます。そのためにはまず、法律（労働基準法および労働者災害補償保険法、労働安全衛生法）で規定されている内容が就業規則にしっかり定められているかどうかを確認します。併せて、採用時などにおける説明、管理者教育の徹底、管理マニュアルの整備などが求められます。

●労災の基本的対処

①労働者が労働災害により負傷した場合などには、労災保険給付の請求を労働基準監督署長に行う

②なお、休業４日未満の労災は、労災保険から休業補償が行えないので、使用者が労働者に対し休業補償を行う

③労働災害などによって労働者が死傷した場合、労働者死傷病報告（休業４日以上の場合には遅滞なく、休業４日未満の場合には３カ月ごと）を労働基準監督署長あてに提出する

④労働者が労働災害その他就業中または施設内もしくはその附属建設物内における負傷、窒息または急性中毒により死亡し、または休業したときは、遅滞なく、様式第23号による報告書を所轄労働基準監督署長に提出しなければならない。この場合、休業の日数が４日に満たないときは、事業者は、同項の規定にかかわらず、１月から３月まで、４月から６月まで、７月から９月までおよび10月から12月までの期間における当該事実について、報告書をそれぞれの期間における最後の月の翌月末日までに、所轄労働基準監督署長に提出しなければならない

242

第7章　健康診断、ストレスチェックで留意すべき規程

労働者死傷病報告

様式第23号（第97条関係）（表面）

労働保険番号（建設業の工事に従事する下請人の労働者が被災した場合、元請人の労働保険番号を記入すること。）　事業の種類

```
8 1 0 0 1 □ □ □ □ □ □ □ □ □ □ □ □ □ □
```
都道府県　所掌　管轄　　　基幹番号　　　枝番号　　統一部事業場番号

事業場の名称（建設業にあっては工事名を併記のこと。）

カナ

漢字

工事名

職員記入欄（派遣先の事業の労働保険番号）
都道府県｜所掌｜管轄｜基幹番号｜枝番号｜被一部事業番号｜派遣労働者が被災した場合は、派遣元の事業場の労働保険番号

事業場の所在地　　　　　　電話（　）　　構内下請事業の場合は親事業場の名称、建設業の場合は元方事業場の名称　派遣労働者が被災した場合は、派遣元の事業場の名称　提出事業者の区分　派遣元　派遣先

郵便番号　　　　　　労働者数　　発生日時（時間は24時間表記とすること。）　　　年　　月　　日　　時　　分
```
□□□ - □□□□ □□人  7:平成 → □□ □□ □□ □□ □□
```

被災労働者の氏名（姓と名の間は1文字空けること。）　　　生年月日　　　性別
カナ　　　　　　　　　　　　　　　　　1:明治 3:大正 5:昭和 7:平成 元号 年 月 日 （　）歳　男・女
漢字　　　　　　　　　　職種　　　経験期間　年 月 いずれかに○

休業見込期間又は死亡日時（死亡の場合は死亡欄に○）　傷病名　傷病部位　被災地の場所
休業見込　いずれかに○　死亡日時　月　週　日

災害発生状況及び原因
①どのような場所で ②どのような作業をしているときに ③どのような物又は環境に ④どのような不安全な又は有害な状態があって ⑤どのような災害が発生したかを詳細に記入すること。

略図（発生時の状況を図示すること。）

職員記入欄　起因物　店社コード　業種分類
事故の型　発注者種類　事業場等区分　業務上疾病 1:該当 2:非該当　自由設定項目

報告書作成者職氏名

年　　月　　日

事業者職氏名

労働基準監督署長殿　　　　　　㊞

受付印

243

6.ストレスチェックの 対象者と実施頻度

　改正労働安全衛生法の施行により、平成27年12月から従業員50人以上の事業所に「ストレスチェック」の実施が義務付けられました。

　ストレスチェックの対象となる事業所は、常時50名以上の職員を使用する事業所（50名未満の事業所は当分の間、努力義務）です。

　週1回しか出勤しないアルバイトやパート職員であっても、継続して雇用し、常態化しているのであれば、常時、使用している職員としてカウントに含まれます。すなわちストレスチェックを行うべき「常時使用する労働者」とは、次の①及び②のいずれの要件をも満たす者です（アルバイトやパート職員に対しては義務ではありません）。

① 　期間の定めのない労働契約により使用される者（契約期間が1年以上の者並びに契約更新により1年以上使用されることが予定されている者及び1年以上引き続き使用されている者を含む）であること。

② 　週労働時間数が、当該事業所において同種の業務に従事する通常の労働者の1週間の所定労働時間数の4分の3以上であること。

　ストレスチェックの実施頻度ですが、1年に最低1回実施することが求められます。また、定期健康診断時のストレスチェック実施も一定のルールで認められています。時期や複数回実施する場合は、労使間の合意や衛生委員会の調査審議により定めることが可能です。

244

第7章　健康診断、ストレスチェックで留意すべき規程

7.ストレスチェックの内容と実施する際の留意点

　ストレスチェックは、専門医療機関に通院中などの特別な事情がない限り、事業所等が設定した期間中にストレスチェックを受ける体制を整え、対象となる希望者に対し次に掲げる事項について検査を行わなければなりませんが、ストレスチェックを受検することは義務ではないため強いるようなことは避ける必要があります。

①　職場における当該労働者の心理的な負担の原因に関する項目
②　当該労働者の心理的な負担による心身の自覚症状に関する項目
③　他の労働者による当該労働者への支援に関する項目

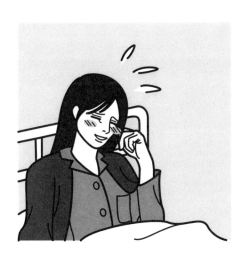

「職業性ストレス簡易調査票」の項目（57項目）

A あなたの仕事についてうかがいます。最もあてはまるものに○を付けてください。

1. 非常にたくさんの仕事をしなければならない
2. 時間内に仕事が処理しきれない
3. 一生懸命働かなければならない
4. かなり注意を集中する必要がある
5. 高度の知識や技術が必要なむずかしい仕事だ
6. 勤務時間中はいつも仕事のことを考えていなければならない
7. からだを大変よく使う仕事だ
8. 自分のペースで仕事ができる
9. 自分で仕事の順番・やり方を決めることができる
10. 職場の仕事の方針に自分の意見を反映できる
11. 自分の技能や知識を仕事で使うことが少ない
12. 私の部署内で意見のくい違いがある
13. 私の部署と他の部署とはうまが合わない
14. 私の職場の雰囲気は友好的である
15. 私の職場の作業環境（騒音、照明、温度、換気など）はよくない
16. 仕事の内容は自分にあっている
17. 働きがいのある仕事だ

B 最近1か月間のあなたの状態についてうかがいます。最もあてはまるものに○を付けてください。

1. 活気がわいてくる
2. 元気がいっぱいだ
3. 生き生きする
4. 怒りを感じる
5. 内心腹立たしい
6. イライラしている
7. ひどく疲れた
8. へとへとだ
9. だるい
10. 気がはりつめている
11. 不安だ
12. 落着かない

13. ゆううつだ
14. 何をするのも面倒だ
15. 物事に集中できない
16. 気分が晴れない
17. 仕事が手につかない
18. 悲しいと感じる
19. めまいがする
20. 体のふしぶしが痛む
21. 頭が重かったり頭痛がする
22. 首筋や肩がこる
23. 腰が痛い
24. 目が疲れる
25. 動悸や息切れがする
26. 胃腸の具合が悪い
27. 食欲がない
28. 便秘や下痢をする
29. よく眠れない

C あなたの周りの方々についてうかがいます。最もあてはまるものに○を付けてください。

次の人たちはどのくらい気軽に話ができますか？
1. 上司
2. 職場の同僚
3. 配偶者、家族、友人等

あなたが困った時、次の人たちはどのくらい頼りになりますか？
4. 上司
5. 職場の同僚
6. 配偶者、家族、友人等

あなたの個人的な問題を相談したら、次の人たちはどのくらいきいてくれますか？
7. 上司
8. 職場の同僚
9. 配偶者、家族、友人等

D 満足度について
1. 仕事に満足だ
2. 家庭生活に満足だ

【回答肢（4段階）】
A そうだ／まあそうだ／ややちがう／ちがう
B ほとんどなかった／ときどきあった／しばしばあった／ほとんどいつもあった
C 非常に／かなり／多少／全くない
D 満足／まあ満足／やや不満足／不満足

※ストレスチェック指針（平成27年4月15日）より

第7章　健康診断、ストレスチェックで留意すべき規程

8.ストレスチェックの
実施事務担当者

　ストレスチェック実施者となれるのは、産業医や保健師、および国が定める一定の研修を受けた看護師、精神保健福祉士です。また高ストレス者への面接指導は、医師に限定されています。また、ストレスチェックの実施事務について、人事に直接の権限を持つ監督的地位にある者は、ストレスチェックの実施の事務に従事できません。ここでいう事務とは、職員の健康情報を取扱う事務で、たとえば、以下のような業務をいいます。

① 　職員が記入した調査票の回収、内容の確認、データ入力、評価点数の算出等のストレスチェック結果を出力するまでの職員の健康情報を取り扱う事務

② 　ストレスチェック結果の封入等のストレスチェック結果を出力した後、職員に結果を通知するまでの健康情報を取り扱う事務

③ 　ストレスチェック結果の職員への通知の事務

④ 　「面接指導を受ける必要がある」と実施者が認めた者に対する面接指導の申出勧奨

⑤ 　ストレスチェック結果の集団ごとの集計に係る職員の健康情報を取り扱う事務

247

9.ストレスチェックの結果と その通知方法

　事業所は、ストレスチェックを受けた職員に対し、検査を行った医師等から当該検査の結果が通知されるようにしなければなりません。この場合、当該医師等は、あらかじめ当該ストレスチェックを受けた職員の同意を得ないで、当該職員の検査の結果を事業所に提供してはなりません。個人ごとに、容易に内容を見られない形で封をしたものを事業所に送付し、それを事業所内で各職員に配布することは可能です。

　職員の同意の取得は、書面または電磁的記録（メール等）によらなければなりません。また、この同意取得のタイミングについては、事前あるいはストレスチェック実施時に取得することは認められません。

ストレスチェックの同意取得のタイミング

実施前（実施前にメールで確認等）	×
実施時（調査票に同意の有無のチェック欄を設ける等）	×
結果を個々人に通知後	○
同意しない旨の申出がない限り、同意したとみなす方法	×

　また、ストレスチェックの結果、高ストレス状態であるとされた職員は、本人が希望すれば申し出ることで、産業医などの医師に面談ができるとされています。高ストレス状態であっても、プライバシーの

第7章　健康診断、ストレスチェックで留意すべき規程

観点から、事業所等はその結果を知ることができず、面接の申し出が
あって初めて対応できることになります。

モデル就業規則

第1章　総則

（目的）
第○条　この規程は、労働基準法、労働安全衛生法等関係法令および社会福祉法人△△△会（以下「施設」という）の就業規則に基づき、施設における安全衛生活動の充実を図り、労働災害を未然に防止するために必要な基本的事項を明確にし、職員の安全と健康を確保するとともに快適な職場環境の形成を促進することを目的とする。

（適用範囲）
第○条　施設の安全衛生管理に関して必要な事項は、労働安全衛生法関係法令（以下「法令」という）およびこの規程に定めるところによる。

（施設の責務）
第○条　施設は、安全衛生管理体制を確立し、危険性の調査およびその結果に基づき講ずる措置、安全衛生計画の作成、実施、評価および改善、健康診断の実施および労働時間その他の状況を考慮して面接指導の対象となる職員の面接指導の実施、精神的健康の保持増進対策等、労働災害を防止し、快適な職場環境の形成を促進するために、必要な措置を積極的に推進する。

（職員の責務）
第○条　職員は、施設が法令および本規程に基づき講ずる措置に積極的に協力し、労働災害防止および健康保持増進を図るため努めなければならない。

第2章　安全衛生及び災害補償

（安全衛生）
第○条　施設の安全衛生に関しては、別途定めるものとする。

（ストレスチェック）
第○条　労働安全衛生法第66条の10の規定に基づくストレスチェック制度実施規定は別に定める。

第7章　健康診断、ストレスチェックで留意すべき規程

モデル規程

（災害補償）
第○条　職員が業務上の事由または通勤により負傷し、疾病にかかり、または
　　死亡した場合は、労基法及び職員災害補償保険法（昭和22年法律第50号）
　　に定めるところにより災害補償を行う。

（打切補償）
第○条　施設は、業務上の傷病により労働基準法第75条の規定に基づく療養
　　の補償を受けている職員が、療養の開始後3年を経過しても当該傷病が治癒
　　しない場合、平均賃金の1,200日分の打切補償を行い、当該職員に対するそ
　　の後の補償を行わない。
2　前項の規定は、当該職員が療養の開始後3年を経過した日または同日後に
　　おいて職員災害補償保険法の傷病補償年金を受け、または受けることとなっ
　　た場合には、これに代えることができる。

（通勤災害）
第○条　職員が、通勤途上において負傷し、疾病にかかり、または死亡したと
　　き（以下、この条において「災害」という）は、職員災害補償保険法の規定
　　に従い保険給付を受けるものとする。
2　前項にかかわらず、当該災害について職員災害補償保険法に基づく所轄労
　　働基準監督署長の認定を得られないときは、職員は同法による保険給付を受
　　けることができない。また、施設が、当該災害について補償を行うことはない

（第三者行為災害と支給調整）
第○条　第三者の行為により生じた業務災害、通勤災害であって、本章による
　　補償を行った時は、施設はその補償の価格を限度として、補償を受けた職員
　　が第三者に対して有する損害賠償請求権を取得する。その災害について職員
　　が当該第三者と和解するときは、あらかじめ施設の許可を受けなければなら
　　ない。
2　第三者の行為により生じた業務災害、通勤災害であって、職員が第三者か
　　ら同一事由により損害賠償を受けたときは、その価額を限度として本規定に
　　よる補償を行わない。
3　第1項において取得する施設の第三者に対する損害賠償請求権、または第
　　2項において利用者が第三者から受けた損害賠償額には、それぞれ保険会社
　　に対する保険金請求権、または保険会社より受けた保険金額を含むものとする。

251

第3章　安全衛生管理　衛生管理体制

（安全衛生管理体制）
第○条　施設は、衛生管理者、産業医、衛生委員会を置き、法令に基づき必要な職務をおこなわせる。

（衛生管理者）
第○条　施設は、法令の定めるところにより衛生管理者を選任する。
2　衛生管理者は、衛生に係る次の技術的事項を管理しなければならない。
　（1）健康に異常のある者の発見及びその処置に関すること
　（2）作業環境の衛生上の調査に関すること
　（3）作業条件、施設等の衛生上の改善に関すること
　（4）労働衛生保護具、救急用具、福祉用具等の点検及び整備に関すること
　（5）労働衛生教育、健康相談等の職員の健康保持に必要な事項に関すること
　（6）職員の負傷及び疾病、それによる死亡、欠勤及び移動に関する統計の作成に関すること
　（7）その他、衛生日誌の記載等職務上の記録の整備に関すること等
3　衛生管理者は、少なくとも毎週1回職場を巡視し、設備、作業方法または衛生状態に有害のおそれがあるときは、直ちに介護職員の健康障害を防止するため必要な措置を講じなければならない。
4　施設は、衛生管理者が職務を遂行することができないときには、法令の定めるところにより代理者を選任し、これを代行させるものとする。

（産業医）
第○条　施設は、資格を有する医師の中から産業医を選任し、その者に職員の健康管理などの事項をなし得る権限を与えなければならない。
2　産業医は、次の事項の医学的分野を中心に管理しなければならない。
　（1）健康診断の実施および労働時間その他の状況を考慮して面接指導の対象となる職員の面接指導の実施、その結果に基づく職員の健康を保持するための措置に関すること
　（2）作業環境の維持管理および快適な職場環境の形成に関すること
　（3）作業の管理に関すること
　（4）前3号に掲げるもののほか職員の健康管理に関すること
　（5）健康教育、健康相談その他職員の健康の保持増進を図るための措置に関

第 7 章　健康診断、ストレスチェックで留意すべき規程

モデル規程

すること
（6）衛生教育に関すること
（7）職員の健康障害の原因調査および再発防止のための措置に関すること
3　産業医は、少なくとも毎月 1 回職場を巡視し、作業方法または衛生状態に
有害のおそれがあるときは、直ちに職員の健康障害を防止するため必要な措
置を講じなければならない。

（衛生委員会）
第○条　施設は、衛生委員会を設け、毎月 1 回以上開催するようにしなければ
ならない。
2　衛生委員会では、次の事項を調査審議し、施設に対し意見を述べなければ
ならない。
（1）安全または衛生に関する規程の作成に関すること
（2）危険性の調査及びその結果に基づき講ずる措置のうち、安全に係るもの
に関すること
（3）安全または衛生に関する計画の作成、実施、評価及び改善に関すること
（4）安全教育または衛生教育の実施計画の作成に関すること
（5）定期健康診断等の結果に対する対策の樹立に関すること
（6）長時間にわたる労働による職員の健康障害の防止を図るための対策の樹
立に関すること
（7）職員の精神的健康の保持増進を図るための対策の樹立に関すること
（8）その他安全衛生に必要と認められる事項に関すること
3　衛生委員会の委員構成は、以下に基づくものとする。
（1）議長は、事業の実施を統括管理する者
（2）衛生管理者
（3）産業医
（4）施設の職員で、衛生に関し経験を有する者
4　議長以外の委員の半数は、職員過半数を代表する者とする。
5　衛生委員会は議事録を作成し、これを 3 年間保存する。
6　委員会の議事内容について、施設の職員へ周知をおこなうものとする。

（職場管理者）
第○条　各職場の管理者は、労働災害を防止し、快適な職場を形成するため次
の事項を管理しなければならない。
（1）危険性の調査及びその結果に基づき講ずる評価及び改善

（2）労働災害の防止および健康障害の防止のため、作業方法を決定し、これに基づき職員を指導すること
（3）所管する設備・機器の安全を確保すること
（4）職場内の整理・整頓に努め、快適な職場環境を形成すること

第4章　安全衛生教育

（雇入れ時の教育）
第○条　施設は、職員を雇い入れ、または職員の作業内容を変更したときは、当該職員に対し、遅滞なく、当該介護職員が従事する業務に関する安全または衛生のため必要な次の事項について、教育を行わなければならない。ただし、当該介護職員が十分な知識及び技能を有していると認められる事項は、省略することができる。
（1）介護業務に関して発生するおそれのある疾病の原因及び予防に関すること
（2）整理、整頓及び清潔の保持に関すること
（3）事故時等における応急措置及び退避に関すること
（4）その他当該業務に関する安全または衛生のために必要な事項

（定期教育等）
第○条　施設は、職員に対し、業務に必要な技能や知識の向上を図るとともに、業務遂行に必要な情報を提供するため、定期的に研修会等を開催しなければならない。
2　職員は、施設が行う安全衛生教育に積極的に参加しなければならない。

第5章　健康管理等

（一般健康診断等及び面接指導）
第○条　施設は、常時使用する職員を雇い入れるときは、当該職員に対し、法令で定める項目について医師による健康診断（雇入れ時健康診断）を行わなければならない。
2.　施設は、常時雇用する職員に対しては、1年以内ごとに1回定期に、法令で定める項目について医師による健康診断（定期健康診断）を行わなければならない。

第7章　健康診断、ストレスチェックで留意すべき規程

モデル規程

3．施設は、雇入れ時健康診断及び定期健康診断を実施したときには、その結果に基づいて、健康診断個人票（労働安全衛生規則様式第5号）を作成し、これを5年間保存するとともに、当該健康診断を受けた職員に対し、遅滞なく、健康診断の結果を通知しなければならない。

4．また、定期健康診断を行ったときは、遅滞なく、定期健康診断結果報告書（労働安全衛生規則様式第6号）を所轄労働基準監督署長に提出しなければならない。

5．職員は、施設が行う健康診断を受けなければならない。ただし、施設の指定した医師が行う健康診断を受けることを希望しない場合、他の医師による健康診断結果証明書を施設に提出したときはこの限りでない。

6．施設は、健康診断の結果、特に健康の保持に努める必要があると認める職員に対し、医師、保健師による保健指導をおこなうよう努める。

7．施設は、健康診断の結果および月の時間外労働が100時間を越える場合の状況その他を考慮して面接指導の対象となる職員の面接指導の実施、その結果に基づく職員の健康を保持するための措置について、医師の意見を聴く。

8．面接指導の結果の記録を作成し、これを5年間保存する。

9．施設は、医師の意見を勘案し、その必要があると認めるときは、当該職員の健康状態等を考慮して、就業場所の変更、作業の転換、労働時間の短縮等の措置を講ずるほか、作業環境測定の実施、設備の設置、その整備及びその他の適切な措置を講ずる。

（感染症の予防及び感染者の就業禁止）

第○条　施設は、介護業務に従事する介護職員を感染症から保護し、かつ、利用者への感染を防止するため、日常的に介護職員の健康管理などを実施するとともに、感染症の予防の措置を取らなければならない。

2．施設は、感染性の疾患その他の疾病で、法令の定めるものにかかった職員に対し、その就業を禁止しなければならない。

3．施設から就業の禁止を指示された職員は就業してはならない。

（感染症の届出）

第○条　職員は、利用者あるいは同居者または近隣に感染症およびこれに準ずる疾病の患者が生じたときは、すみやかに施設に届け出てその指示を待たなければならない。

（健康の保持増進措置）

第○条　施設は、職員に対する健康教育、健康相談およびその他職員の健康の保持増進を図るため必要な措置を継続的かつ計画的に講ずるよう努める。

2　職員は、前1項の施設が講ずる措置を利用してその健康の保持増進に努めること。

（腰痛予防対策）

第○条　施設は、入浴・排泄等の介護作業や移乗関連用具での介護作業においては、介護職員の急激な身体の移動をなくし、かつ、身体の重心の移動を少なくする等できるだけ腰部に負担がかからない作業姿勢で行わせることとし、次の事項について配慮しなければならない。

（1）腰痛予防の教育を事前に実施すること

（2）作業前に準備体操を行うこと

（3）福祉用具を極力利用すること

（4）利用者の体重によっては、二人作業や移乗関連用具の活用を検討すること

（受動喫煙対策）

第○条　施設は、利用者宅での介護職員の受動喫煙に対して、利用者の喫煙状況に応じて派遣頻度や労働時間を調整するなど、受動喫煙の負荷をできるだけ減らすよう必要な措置を講じなければならない。

（メンタルヘルス）

第○条　施設は、介護職員が職場、利用者、その家族等の人間関係・長時間労働から生ずるストレスに対処できるよう支援等を行うとともに、職場環境等の改善、介護職員に相談対応等を行うなど継続的かつ計画的に心の健康の保持促進を図らなければならない。

（安全衛生保護具）

第○条　施設は、介護作業に必要な保護衣、保護手袋等適切な保護具を備え、当該業務に従事する介護職員に適切な保護具を使用させなければならない。

2　保護具は、同時に就業する職員の人数と同数以上を備え、常時有効かつ清潔に保持するとともに、使用によって、職員に疾病感染等のおそれがあるときは、各人専用のものを備え、または疾病を予防する措置を講じなければならない。

3　介護職員は、保護具着用を命じられたときには、これを着用しなければな

第7章　健康診断、ストレスチェックで留意すべき規程

モデル規程

らない。また、保護具の衛生的な管理に努めなければならない。

（秘密保持）
第○条　施設および職員の健康診断業務及び面接指導・相談業務に従事した者
　　は、業務上知り得た職員の健康上の秘密を他に漏らしてはならない。
2　健康診断結果、健康診断個人票、面接記録などの個人情報についても、施
　　設の個人情報保護方針に基づき、盗難、汚損、消失、漏洩等に留意して厳重
　　に管理する。

在宅介護サービス業の安全衛生管理基準

第1節　総則

（一般的事項）
第○条　施設は、介護職員の安全衛生を確保することが介護活動の基本であり、
　　快適な職場環境の実現につながることを認識し、次の事項に留意しなければ
　　ならない。
　1　利用者宅の整理、整頓、清掃、清潔に心がけると共に、常に安全な状態
　　　で作業を行えるようにすること
　2　介護作業に応じて、保護手袋、作業衣等適切な保護具を決め着用すること
　3　福祉用具の清掃、点検または修理の作業を行うときは、用具に応じ、電
　　　源を切る等の措置を施し、また作業域を確保して作業を行うこと
　4　福祉用具の利用開始前に点検を行うこと、また、使用後は放置せずに、
　　　整理整頓に努め、定められた場所に保管すること
　5　福祉用具や環境に合った作業方法と手順を定めた作業手順書を作成し、
　　　安全な作業を行えるようにすること
　6　介護職員の体調に注意し、体調の悪い場合については、軽作業への変更
　　　等配置替えをすること
　7　介護職員には、介護労働に関する安全衛生についての教育を、定期的に
　　　実施すること
　8　介護作業に先立ち準備体操を行うこと、また、作業の中間に、労働の負
　　　荷に応じて適切な休憩及び休息をとること

257

（業務マニュアルの作成）

第○条　施設は、介護作業を円滑に進め安全を確保するために、介護作業ごとに、作業の順序を明確にし、手順ごとに熟練を要する点や安全の要点等を定めた業務マニュアルを作成しなければならない。

（乗用車等運転作業）

第○条　施設は、介護労働に使用する施設の乗用車等の取扱いに際しては、次の事項に留意しなければならない。

1　必要な資格を有するものに運転、操作させること。また、運転免許証の携帯や車検証等の備え付けを確認すること

2　車両の日常点検を実施すること

3　車両は、常に整理、整頓、清掃に留意すること

4　介護等のために運転するときは、車両使用届を出させること

5　個人が所有する乗用車等を業務用に使用する場合は、事前に届けさせ許可を与え使用させること

6　介護労働に使用する自動二輪車、自転車についても、自動車と同様に管理すること

第2節　介護作業

（一般的事項）

第○条　介護職員は、介護作業にあたっては常に安全衛生を確保することが基本であることを認識し、次の事項に留意しなければならない。

1　利用者及び介護職員の安全衛生の確保を図ること

2　福祉用具の使用に当たっては、介護作業開始前に点検を実施すること

3　福祉用具は、利用者および介護職員の双方にとって、負担を軽減できるものを選定すること

4　乗用車等の利用にあたっては、交通事故の防止に努めること

5　新しい福祉用具に関しては、製品を安全に使用するための情報を介護職員に提供すること

（調理作業）

第○条　介護職員は、調理などの作業をするときは、次の事項に留意しなければならない。

第7章 健康診断、ストレスチェックで留意すべき規程

モデル規程

1　包丁等の調理器具、電子レンジ、食器洗浄機、乾燥機等の器具を適切に取り扱うこと
2　食器類を丁寧に取り扱うこと
3　利用者宅のガス器具等の取り扱いは、換気と火気管理を行うこと
4　食材に対する衛生面・食中毒に関する知識を持ち管理を行うこと
5　手指に関しては、常に清潔に務め、傷を負っているときは、保護手袋を使用すること

（入浴介助作業）
第○条　介護職員は、入浴介助の作業をするときは、次の事項に留意しなければならない。
1　入浴関連用具に関する取り扱いの知識を持ち、利用者の要介護度状態に応じ、正しい選択と操作を行うこと
（1）浴槽用簡易手すりを取り付ける時は、浴槽の淵に確実に締め付けること
（2）バスボードのストッパーは、浴槽の淵にしっかりかけること
（3）浴槽に使用する滑り止めマットは、確実に吸着させること
（4）シャワーキャリーを停止させるときは、ブレーキをかけること
2　利用者宅の給湯器の操作を確実に行うこと
3　利用者の身体の状況に合った移動・移乗作業を行うこと
4　利用者の居住場所と浴室の関係を把握し、安全な移動経路と移動方法を決めること
5　踏み台の替わりに浴槽内いすを使用しないこと
6　石鹸を使用するときは、滑ることを念頭に、取扱い・保管方法に留意すること

（洗濯作業）
第○条　介護職員は、洗濯作業をするときは、次の事項に留意しなければならない。
1　洗濯機や洗剤の知識を有し、操作及び点検を行うこと
2　回転中のドラムに手を入れないこと
3　洗濯物の運搬は、5kg以下になるようにすること
4　洗濯物を干す時や取り込む時は、足場の確認や物干し竿の落下防止に留意すること

259

（掃除作業）

第○条　介護職員は、掃除作業を行うときは、次の事項に留意しなければならない。

　1　掃除用具や洗剤の知識を有し、操作および点検を行うこと

　2　掃除に応じ適切な保護具を使用すること

　3　掃除時に脚立などを使用する場合は、開き止め、脚部の滑り止めキャップ等に異常がないことを確認して使用すること

　4　掃除時は、床材の材質や表面の状態、及び段差等に留意すること

（食事介助作業）

第○条　介護職員は、食事介助を行うときは、次の事項に留意しなければならない。

　1　自助具等の知識を有し、適切な介助にあたること

　2　食事場所への介助移動並びに食事介助を行うこと

　3　食品及び調理品の衛生確保に留意し、食中毒を発生させないようにすること

　4　起居関連用具としての電動ギャッチベッド等の操作を適切に行うこと

（排泄介助作業）

第○条　介護職員は、排泄介助作業を行うときは、次の事項に留意しなければならない。

　1　排泄関連用具や起居関連用具の取扱いに関する知識をもち、操作及び点検を行うこと

　2　利用者の身体状況に応じた移動介助、体位変換等を行うこと

　3　介助にあたっては、適切な保護具を使用すること

　4　おむつ交換や体位変換時は、ベッドの高さを介護作業のしやすい高さで行うこと

　5　汚物処理時は、適切に処理するとともに保護手袋を使用すること

（外出介助作業）

第○条　介護職員は、外出介助作業を行うときは、次の事項に留意しなければならない。

　1　車いす

　　（1）乗降時のブレーキの掛かり具合の確認

　　（2）車いすのタイヤの圧力状態の確認

第7章　健康診断、ストレスチェックで留意すべき規程

モデル規程

　（3）ベッドから車いすへの移乗技術
　（4）車いすでの段差移動の技術
　（5）急坂では、後方に注意しながらバックで運転すること
　（6）車いす等を停止させている場合は、必ずブレーキをかけること
2　電動車いす
　（1）法定速度を尊守すること
　（2）バッテリの充電度は、事前に確認をすること
3　歩行車
　（1）ブレーキの効き具合
　（2）歩行車の押し手高さと利用者の位置関係の適否
2　利用者の身体状況並びに利用者宅の環境に対応した移動介助、車の乗降介助、排泄介助等を行うこと
3　外出時には、戸締りや火元の確認を行うこと
4　外出するときは、事前にコース、時間、交通手段、トイレの有無等について確認を行うこと

（移乗・移動作業）
第○条　介護職員は、移乗・移動作業を行うときは、次の事項に留意しなければならない。
　1　移動作業は、利用者の身体的条件を良く確認し、適切な方法を取ること
　　（1）杖の先端ゴムチップは、摩耗が激しくなく、かつ硬化していないものを使用すること
　　（2）歩行器は、段差や路上等使用環境にあったものとすること
　　（3）歩行車は、利用者の押し手の高さが合っていること、及びブレーキの制御が容易であること
　2　リフトを使用して移乗作業を行う場合は、次の点に留意すること
　床走行リフト
　　（1）利用者を吊り上げたまま、目的以外の移動をしないこと
　　（2）吊り具をハンガーに引っ掛けるときは、掛かり具合の点検を確実に行うこと
　　（3）吊り上げているときは、脚部を広げたままにさせること
　壁面設置型リフト
　　（1）吊り具をハンガーに引っ掛けるときは、掛かり具合の点検を確実に行うこと
　　（2）吊り上げるときは、アーム先端と利用者の重心位置を同心にすること

261

（3）アームの回転半径内に障害物を置かないこと
据置型リフト
（1）吊り具をハンガーに引っ掛けるときは、掛かり具合の点検を確実に行うこと
（2）吊り上げるときは、レールの真下で本体が走行可能なところで行うこと
（3）車いすに移乗させるときは、車いすにブレーキをかけること
3　リフトに使用する吊り具は、傷、変形、切れ等がないものを使用すること

（体位変換作業）
第○条　介護職員は、体位変換作業を行うときは、次の事項に留意しなければならない。
　1　介護職員自身の姿勢の安定を図ること
　（1）重心を低くする
　（2）ひざを曲げる
　（3）利用者にできる限り接近する
　（4）両手・両足の力のバランスを取る
　2　利用者への対応
　（1）事前に説明を行なうこと
　（2）ひざ関節を曲げてもらう、ひざを立ててもらう等利用者の協力を得るようにすること

第3節　非定常作業

（重量物作業）
第○条　介護職員は、介護作業で付帯的に発生する重量物を取り扱う場合は、次の事項を尊守しなければならない。
　1　重量物を取り扱うときは、軽く準備体操を行うこと
　2　重量物を取り扱う場合は、腰部に負担のかからない作業姿勢で行うこと

（突発作業）
第○条　介護職員は、突発作業が生じたときは、次の事項を尊守しなければならない。
　1　介護中に発生が予測されるものについては、事前に対応措置を決めておくこと

第7章　健康診断、ストレスチェックで留意すべき規程

モデル規程

2　福祉用具の点検中に発見した異常個所については、その場で処置するか使用禁止などの措置をとること

第4節　緊急事態への対応

（マニュアルの整備）

第○条　施設は、あらかじめ想定される緊急事態が発生した場合に対応するため、緊急事態対応マニュアルを作成するとともに、その体制を整備しなければならない。

（教育訓練の実施）

第○条　施設は、緊急事態に対する適切な能力を付与するため、緊急事態対応マニュアルに基づき、すべての介護職員に適切な教育と訓練を行わなければならない。

1　教育訓練は、年間計画に基づき、少なくとも年1回以上定期的に実施すること

2　教育訓練を行ったときは、その内容を記録し、これを3年間保存すること

（緊急事態発生時の措置）

第○条　施設は、緊急事態が発生した場合は、労働災害を防止するために、緊急事態対応マニュアル等により適切な行動を取らなければならない。

（事後措置）

第○条　施設は、事故・災害が起こった場合は、初期対応が終了した後に、次の措置を行わなければならない。

1　現場保存の解除指令を出すこと、なお、警察、消防等の関係行政機関の指示により現場保存を行っている場合には、当該行政機関の指示に基づいて行うこと

2　事故災害等の原因を究明し、事故・災害の報告書を作成すること

3　再発防止策の立案とその実施を推進すること

4　緊急事態対応マニュアル類の見直し改訂及び教育訓練の実施をすること

5　介護先で緊急事態に遭遇した場合の措置は、速やかに管理者に報告し、マニュアルの不適事項に関しては、改訂を行なうこと

6　介護職員が被災した場合は、職員死傷病報告を所轄労働基準監督署に提

263

出すること

　　附　則
（施行期日）
　この規則は、＿＿＿年＿＿＿月＿＿＿日から施行する。

ストレスチェック制度実施規程

第1章　総則

（規程の目的・変更手続き・周知）
第○条　この規程は、労働安全衛生法第66条の10の規定に基づくストレス
　チェック制度を実施するに当たり、その実施方法等を定めるものである。
2　ストレスチェック制度の実施方法等については、この規程に定めるほか、
　労働安全衛生法その他の法令の定めによる。
3　施設がこの規程を変更する場合は、衛生委員会において調査審議を行い、
　その結果に基づいて変更を行う。
4　施設は規程の写しを職員に配布または社内掲示板に掲載することにより、
　適用対象となる全ての職員に規程を周知する。

（適用範囲）
第○条　この規程は、次に掲げる施設の全職員および派遣職員に適用する。
　1　期間の定めのない労働契約により雇用されている正規職員
　2　期間を定めて雇用されている契約職員
　3　パートタイム職員
　4　人材派遣会社から施設に派遣されている派遣職員

（制度の趣旨等の周知）
第○条　施設は、社内掲示板に次の内容を掲示するほか、本規程を職員に配布
　または社内掲示板に掲載することにより、ストレスチェック制度の趣旨等を
　職員に周知する。
　1　ストレスチェック制度は、職員自身のストレスへの気付き及びその対処
　　の支援並びに職場環境の改善を通じて、メンタルヘルス不調となることを

第7章　健康診断、ストレスチェックで留意すべき規程

| モデル規程 |

未然に防止する一次予防を目的としており、メンタルヘルス不調者の発見を一義的な目的とはしないものであること。

2　職員がストレスチェックを受ける義務まではないが、専門医療機関に通院中などの特別な事情がない限り、全ての職員が受けることが望ましいこと。

3　ストレスチェック制度では、ストレスチェックの結果は直接職員に通知され、職員の同意なく施設が結果を入手するようなことはないこと。したがって、ストレスチェックを受けるときは、正直に回答することが重要であること。

4　職員が面接指導を申し出た場合や、ストレスチェックの結果の施設への提供に同意した場合に、施設が入手した結果は、職員の健康管理の目的のために使用し、それ以外の目的に利用することはないこと。

第2章　ストレスチェック制度の実施体制

（制度担当者）

第○条　ストレスチェック制度の実施計画の策定及び計画に基づく実施の管理等の実務担当者は総務課職員とする。

2　ストレスチェック制度担当者の氏名は、別途、社内掲示板に掲載する等の方法により、職員に周知する。また、人事異動等により担当者の変更があった場合には、その都度、同様の方法により職員に周知する。第○条（実施者）のストレスチェックの実施者、第○条（実施事務従事者）のストレスチェックの実施事務従事者、第○条（面接指導の実施者）の面接指導の実施者についても、同様の扱いとする。

（実施者）

第○条　ストレスチェックの実施者は、施設の産業医及び保健師の2名とし、産業医を実施代表者、保健師を共同実施者とする。

（実施事務従事者）

第○条　実施者の指示のもと、ストレスチェックの実施事務従事者として、衛生管理者及び職員に、ストレスチェックの実施日程の調整・連絡、調査票の配布、回収、データ入力等の各種事務処理を担当させる。

2　衛生管理者または職員であっても、職員の人事に関して権限を有する者（施設長、部長、課長、管理者等）は、これらのストレスチェックに関する

265

個人情報を取り扱う業務に従事しない。

（面接指導の実施者）
第○条　ストレスチェックの結果に基づく面接指導は、施設の産業医が実施する。

第3章　ストレスチェック制度の実施方法
第1節　ストレスチェック

（実施時期）
第○条　ストレスチェックは、毎年○月から○月の間のいずれかの1週間の期間を設定し、実施する。

（対象者）
第○条　ストレスチェックは、第○条（適用範囲）で規定した職員を対象に実施する。ただし、派遣職員のストレスチェック結果は、集団ごとの集計・分析の目的のみに使用する。
2　ストレスチェック実施期間中に、出張等の業務上の都合によりストレスチェックを受けることができなかった職員に対しては、別途期間を設定して、ストレスチェックを実施する。
3　ストレスチェック実施期間に休職していた職員のうち、休職期間が1カ月以上の職員については、ストレスチェックの対象外とする。

（受検の方法等）
第○条　職員は、専門医療機関に通院中などの特別な事情がない限り、施設が設定した期間中にストレスチェックを受けるよう努めなければならない。
2　ストレスチェックは、職員の健康管理を適切に行い、メンタルヘルス不調を予防する目的で行うものであることから、ストレスチェックにおいて職員は自身のストレスの状況をありのままに回答すること。
3　施設は、なるべく全ての職員がストレスチェックを受けるよう、実施期間の開始日後に職員の受検の状況を把握し、受けていない職員に対して、実施事務従事者または各職場の管理者（所属長など）を通じて受検の勧奨を行う。

（調査票及び方法）
第○条　ストレスチェックは、別紙1の調査票（職業性ストレス簡易調査票）

第7章 健康診断、ストレスチェックで留意すべき規程

モデル規程

（P. 246参照）を用いて行う。

2 ストレスチェックは、施設内LANを用いて、オンラインで行う。ただし、施設内LANが利用できない場合は、紙媒体で行う。

（ストレスの程度の評価方法・高ストレス者の選定方法）

第○条 ストレスチェックの個人結果の評価は、「労働安全衛生法に基づくストレスチェック制度実施マニュアル」（平成27年5月 厚生労働省労働基準局安全衛生部労働衛生課産業保健支援室）（以下「マニュアル」という。）に示されている素点換算表を用いて換算し、その結果をレーダーチャートに示すことにより行う。

2 高ストレス者の選定は、マニュアルに示されている「評価基準の例（その1）」に準拠し、以下のいずれかを満たす者を高ストレス者とする。

① 「心身のストレス反応」（29項目）の合計点数が77点以上である者

② 「仕事のストレス要因」（17項目）及び「周囲のサポート」（9項目）を合算した合計点数が76点以上であって、かつ「心身のストレス反応」（29項目）の合計点数が63点以上の者

（ストレスチェック結果の通知方法）

第○条 ストレスチェックの個人結果の通知は、実施者の指示により、実施事務従事者が、実施者名で、各職員に行う。通知方法は封筒に封入し、紙媒体で配布する。

（セルフケア）

第○条 職員は、ストレスチェックの結果及び結果に記載された実施者による助言・指導に基づいて、適切にストレスを軽減するためのセルフケアを行うように努めなければならない。

（施設への結果提供に関する同意の取得方法）

第○条 ストレスチェックの結果を電子メールまたは封筒により各職員に通知する際に、結果を施設に提供することについて同意するかどうかの意思確認を行う。施設への結果提供に同意する場合は、職員は結果通知の電子メールに添付または封筒に同封された別紙2（略）の同意書に入力または記入し、発信者あてに送付しなければならない。

2 同意書により、施設への結果通知に同意した職員については、実施者の指示により、実施事務従事者が、施設の人事総務部門に、職員に通知された結

果の写しを提供する。

（ストレスチェックを受けるのに要する時間の賃金の取扱い）
第○条　ストレスチェックを受けるのに要する時間は、業務時間として取り扱う。
2　職員は、業務時間中にストレスチェックを受けるものとし、管理者は、職員が業務時間中にストレスチェックを受けることができるよう配慮しなければならない。

第2節　医師による面接指導

（面接指導の申出の方法）
第○条　ストレスチェックの結果、医師の面接指導を受ける必要があると判定された職員が、医師の面接指導を希望する場合は、結果通知に添付された別紙3（略）の面接指導申出書に記入し、結果通知を受け取ってから30日以内に、実施事務従事者宛てに送付しなければならない。
2　医師の面接指導を受ける必要があると判定された職員から、結果通知後一定期日以内に面接指導申出書の提出がなされない場合は、実施者の指示により、実施事務従事者が、実施者名で、該当する職員に申出の勧奨を行う。また、結果通知から30日を経過する前日（当該日が休業日である場合は、それ以前の最後の営業日）に、実施者の指示により、実施事務従事者が、実施者名で、該当する職員に申出に関する最終的な意思確認を行う。なお、実施事務従事者は、該当する職員に申出の勧奨または最終的な意思確認を行う場合は、第三者に、その職員が面接指導の対象者であることが知られることがないよう配慮しなければならない。

（面接指導の実施方法）
第○条　面接指導の実施日時及び場所は、面接指導を実施する産業医の指示により、実施事務従事者が、該当する職員及び管理者に電子メール又は電話により通知する。面接指導の実施日時は、面接指導申出書が提出されてから、30日以内に設定する。なお、実施事務従事者は、電話で該当する職員に実施日時及び場所を通知する場合は、第三者にその職員が面接指導の対象者であることが知られることがないよう配慮しなければならない。
2　通知を受けた職員は、指定された日時に面接指導を受けるものとし、管理者は、職員が指定された日時に面接指導を受けることができるよう配慮しな

第7章　健康診断、ストレスチェックで留意すべき規程

モデル規程

ければならない。

3　面接指導を行う場所は、施設内応接室とする。

（面接指導結果に基づく医師の意見聴取方法）

第○条　施設は、産業医に対して、面接指導が終了してから遅くとも30日以内に、別紙4（略）の面接指導結果報告書兼意見書により、結果の報告及び意見の提出を求める。

（面接指導結果を踏まえた措置の実施方法）

第○条　面接指導の結果、就業上の措置が必要との意見書が産業医から提出され、人事異動を含めた就業上の措置を実施する場合は、人事労務部門の担当者が、産業医同席の上で、該当する職員に対して、就業上の措置の内容及びその理由等について説明を行う。

2　職員は、正当な理由がない限り、施設が指示する就業上の措置に従わなければならない。

（面接指導を受けるのに要する時間の賃金の取扱い）

第○条　面接指導を受けるのに要する時間は、業務時間として取り扱う。

第3節　集団ごとの集計・分析

（集計・分析の対象集団）

第○条　ストレスチェック結果の集団ごとの集計・分析は、原則として、課ごとの単位で行う。ただし、10人未満の課については、同じ部門に属する他の課と合算して集計・分析を行う。

（集計・分析の方法）

第○条　集団ごとの集計・分析は、マニュアルに示されている仕事のストレス判定図を用いて行う。

（集計・分析結果の利用方法）

第○条　実施者の指示により、実施事務従事者が、施設の人事総務部門に、職場ごとに集計・分析したストレスチェック結果（個人のストレスチェック結果が特定されないもの）を提供する。

2　施設は、職場ごとに集計・分析された結果に基づき、必要に応じて、職場
　環境の改善のための措置を実施するとともに、必要に応じて集計・分析され
　た結果に基づいて管理者に対して研修を行う。職員は、施設が行う職場環境
　の改善のための措置の実施に協力しなければならない。

第4節　記録の保存

（ストレスチェック結果の記録の保存担当者）
第○条　ストレスチェック結果の記録の保存担当者は、第○条（実施事務従事
　者）で実施事務従事者として規定されている衛生管理者とする。

（ストレスチェック結果の記録の保存期間・保存場所）
第○条　ストレスチェック結果の記録は、施設のサーバー内に5年間保存する。

（ストレスチェック結果の記録の保存に関するセキュリティの確保）
第○条　保存担当者は、施設のサーバー内に保管されているストレスチェック
　結果が第三者に閲覧されることがないよう、責任をもって閲覧できるための
　パスワードの管理をしなければならない。

（事業者に提供されたストレスチェック結果・面接指導結果の保存方法）
第○条　施設の人事総務部門は、職員の同意を得て施設に提供されたストレス
　チェック結果の写し、実施者から提供された集団ごとの集計・分析結果、面
　接指導を実施した医師から提供された面接指導結果報告書兼意見書（面接指
　導結果の記録）を、施設内で5年間保存する。
2　人事総務部門は、第三者に施設内に保管されているこれらの資料が閲覧さ
　れることがないよう、責任をもって鍵の管理をしなければならない。

第5節　ストレスチェック制度に関する情報管理

（ストレスチェック結果の共有範囲）
第○条　職員の同意を得て施設に提供されたストレスチェックの結果の写し
　は、人事総務部門内のみで保有し、他の部署の職員には提供しない。

第7章　健康診断、ストレスチェックで留意すべき規程

モデル規程

（面接指導結果の共有範囲）
第○条　面接指導を実施した医師から提供された面接指導結果報告書兼意見書（面接指導結果の記録）は、人事総務部門内のみで保有し、そのうち就業上の措置の内容など、職務遂行上必要な情報に限定して、該当する職員の管理者及び上司に提供する。

（集団ごとの集計・分析結果の共有範囲）
第○条　実施者から提供された集計・分析結果は、人事総務部門で保有するとともに、職場ごとの集計・分析結果については、当該職場の管理者に提供する。
2　職場ごとの集計・分析結果とその結果に基づいて実施した措置の内容は、衛生委員会に報告する。

（健康情報の取扱いの範囲）
第○条　ストレスチェック制度に関して取り扱われる職員の健康情報のうち、診断名、検査値、具体的な愁訴の内容等の生データや詳細な医学的情報は、産業医又は保健師が取り扱わなければならず、人事総務部門に関連情報を提供する際には、適切に加工しなければならない。

第6節　情報開示、訂正、追加及び削除と苦情処理

（情報開示等の手続き）
第○条　職員は、ストレスチェック制度に関して情報の開示等を求める際には、所定の様式を、電子メールにより担当部課に提出しなければならない。

（苦情申し立ての手続き）
第○条　職員は、ストレスチェック制度に関する情報の開示等について苦情の申し立てを行う際には、所定の様式を、電子メールにより人事総務部門に提出しなければならない。

（守秘義務）
第○条　職員からの情報開示等や苦情申し立てに対応する課の職員は、それらの職務を通じて知り得た職員の秘密（ストレスチェックの結果その他の職員の健康情報）を、他人に漏らしてはならない。

271

第7節　不利益な取扱いの防止

（施設が行わない行為）

第○条　施設は、部内掲示板に次の内容を掲示するほか、本規程を職員に配布することにより、ストレスチェック制度に関して、施設が次の行為を行わないことを職員に周知する。

1　ストレスチェック結果に基づき、医師による面接指導の申出を行った職員に対して、申出を行ったことを理由として、その職員に不利益となる取扱いを行うこと。

2　職員の同意を得て施設に提供されたストレスチェック結果に基づき、ストレスチェック結果を理由として、その職員に不利益となる取扱いを行うこと。

3　ストレスチェックを受けない職員に対して、受けないことを理由として、その職員に不利益となる取扱いを行うこと。

4　ストレスチェック結果を施設に提供することに同意しない職員に対して、同意しないことを理由として、その職員に不利益となる取扱いを行うこと。

5　医師による面接指導が必要とされたにもかかわらず、面接指導の申出を行わない職員に対して、申出を行わないことを理由として、その職員に不利益となる取扱いを行うこと。

6　就業上の措置を行うに当たって、医師による面接指導を実施する、面接指導を実施した産業医から意見を聴取するなど、労働安全衛生法及び労働安全衛生規則に定められた手順を踏まずに、その職員に不利益となる取扱いを行うこと。

7　面接指導の結果に基づいて、就業上の措置を行うに当たって、面接指導を実施した産業医の意見とはその内容・程度が著しく異なる等、医師の意見を勘案し必要と認められる範囲内となっていないものや、職員の実情が考慮されていないものなど、労働安全衛生法その他の法令に定められた要件を満たさない内容で、その職員に不利益となる取扱いを行うこと。

8　面接指導の結果に基づいて、就業上の措置として、次に掲げる措置を行うこと。

（1）解雇すること。

（2）期間を定めて雇用される職員について契約の更新をしないこと。

（3）退職勧奨を行うこと。

第 7 章　健康診断、ストレスチェックで留意すべき規程

モデル規程

（4）不当な動機・目的をもってなされたと判断されるような配置転換または職位（役職）の変更を命じること。
（5）その他の労働契約法等の労働関係法令に違反する措置を講じること。

　　　附　則
（施行期日）
　この規則は、＿＿＿＿年＿＿＿＿月＿＿＿＿日から施行する。

Q1 医療介護現場での労災について、既往症として、腰椎椎間板ヘルニアがある職員の場合は、業務遂行中に業務が起因となって、症状が悪化したことが明白であっても、労災の適用になることはない。

A 　業務遂行中に業務が起因となって、症状が悪化したことが明らかな場合、その悪化した部分については、労災が適用されます。したがって、このケースでの対応は×です。

Q2 施設職員がノロウイルスに感染した。施設内に該当する入所者がおり、濃厚接触もあったことなどから、労災認定されるケースが極めて高いと思われる。

A 　×です。たとえ事業所内感染の可能性が強く疑われても、潜伏期間中、自宅にも帰らず事業所に寝泊まりしているなど、他の感染ルートが否定できなければ労災認定は難しいと考えられます。

Q&A ○×どっち？

Q3 施設勤務の看護師が疥癬に感染した。病棟に該当する利用者がおり、濃厚接触もあったこと、家庭など周囲には疥癬利用者がいなかったことなどから、労災認定された。その後、この看護師の夫が、看護師から疥癬が感染したことが明らかになった。この場合、夫の治療費等に関しても労災が適用される。

A ×です。労災給付の対象は、あくまで労働保険の適用事業場に勤務する職員に限られます。

Q4 健康診断の費用を本人負担に、その受診時間を無給とすることは問題ない。

A 職員に対する定期健康診断の実施費用は、原則として事業所が負担しなければなりませんので、このケースでの対応は×です。受診時間については、労働時間として取り扱う義務はありませんが、取り扱うことが「望ましい」（努力義務）とされています。ただし、

職員本人の都合により、事業所が指定の医療機関で行なう定期健康診断を受けず、別の医療機関で受ける場合は、各自の自己負担として構いません。

Q5 ストレスチェックや面接指導の費用は、事業者が負担すべきものだが、規則等で定めれば職員に負担させてよい。

　ストレスチェックおよび面接指導の費用については、労働安全衛生法で事業所にストレスチェックおよび、面接指導の実施の義務を課している以上、当然、事業所が負担すべきものなので、規定等に定めたとしても、職員に負担させることは好ましくありません。したがって×です。
　その他の禁止行為としては、ストレスチェックを受検しないこと、結果を事業所に提供することに同意しないこと、面接指導の要件を満たしているにもかかわらず、面接指導の申し出を行わないこと等を理由として、職員に不利益な取り扱いを行ってはいけない等があります。

Q&A ○×どっち？

Q6 職員が、事業所の指定した実施者でない「かかりつけ医」等で受検したいという場合、健診とは異なるのでストレスチェックを受けたことにはならない。

○です。一般定期健康診断等とは異なり、ストレスチェックについては、事業所が指定した実施者以外で受けるという手続きは規定されていません。このため、事業所が指定した実施者以外で受けた場合、ストレスチェックを受けたことにはなりません。

Q7 個々の職員の、ストレスチェックの受検の有無の情報について、受検勧奨に使用する途中段階のものではなく、最終的な情報（誰が最終的に受けなかったのかという情報）は、事業所に提供してもよい（事業所からすれば情報提供を求めてもよい）。

ストレスチェックの受検の有無の情報については、個人情報という取扱いにはなりませんので、事業所に提供することは可能です。したがって○です。ただし、どのような目的で最終的な受検の有無の状況を事業所に提供するのか、不利益な取扱いにつながら

ないようにすることなどについては、衛生委員会等で調査審議を行い、事業所内のルールとして決めておくことが望ましいです。

Q8 常時使用している職員が、100名の介護施設の場合、ストレスチェック実施の報告を所轄労働基準監督署行うことが義務付けられているが、報告を行わなかったとしても罰則はない。

　労働基準監督署への報告は、労働安全衛生法第100条に基づくものであり、違反の場合には罰則があります。したがってこのケースは×です。50人未満の事業所については、報告義務はありません。派遣労働者や、義務対象外のパート・アルバイトについては、報告する人数に含める必要はありません。また、ストレスチェックを実施しなかった場合も、労働基準監督署長への提出義務があります。提出しなかった場合は、労働安全衛生法第120条第5号の規定に基づき、罰則の対象となります。

第8章

パート、ホームヘルパー職員管理で留意すべき規程

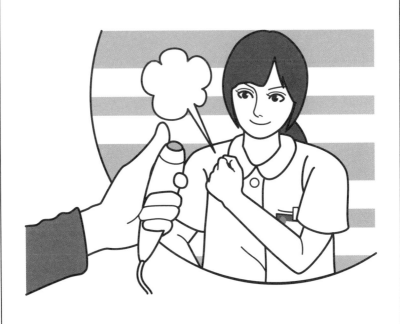

1.法律改正に伴う雇用契約書の見直しを

　介護業界の中で特有の雇用形態は、訪問介護事業のホームヘルパーです。

　ホームヘルパーには正規職員もいますが、その多くは「登録型」と呼ばれるパートタイマー等の非正規職員です。

　登録型とはいえ、事業所の指揮命令下にあることから、請負ではなく雇用であると考えられ、労働者として労働時間の管理や有給休暇の付与が必要で、さらには労働保険や社会保険の適用対象ともなります。

　しかし、直行直帰で家庭を訪問し、サービスを提供するため管理が難しい面があったり、契約形態が利用者のサービス利用状況に応じて、不規則にシフトで勤務する場合が多かったりするなど、一般の事業所で勤務する場合と異なる実態があって、賃金や労働時間などに関する労働トラブルが発生しがちです。

　とくに雇用契約書（労働条件の明示）について、いま一度点検をしてみましょう。

　介護福祉施設の中には、パートタイマーに対して労働条件の明示を行っていないところも数多く見受けられます。労働基準法では、雇用契約の際、労働条件を明示することを義務付けています。特に賃金に関する事項については、書面により明示することとされ、パートタイム労働法では、賃金以外の仕事の内容や休暇等の条件を記載した雇入

280

通知書の交付を、義務として事業所に課しています。

　ただし、労働契約の締結を書面で行ったり、追加労働条件が記載された就業規則を交付するような場合には、この通知書の交付は必要ありません。

　また、パートタイマーの雇用契約書を一度は交わしただけで、更新していない例が大変多く見受けられますが、「雇い入れたとき」とは、初めて雇い入れたときだけでなく、労働契約更新のときも含みます。労働契約は自動更新できませんので、契約を結び直す必要があります。

　平成27年4月1日以降の法律改正により、パートタイマーの雇用管理の改善等に関する相談窓口を設置して、誰が担当するのか、役職、部署、氏名を雇用契約書等に明示することが必要となりましたので、既存の雇用契約書の見直しが必要です。

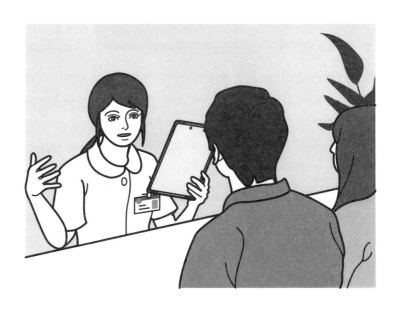

2.ホームヘルパーの労働時間及び移動と休憩

　一般にホームヘルパーは、それぞれが家庭事情や希望する曜日や時間帯等により様々な勤務形態をとっており、一律に管理しづらく、あいまいな部分を残しながら勤務している場合が多く、基本的な雇用管理の部分で、無用なトラブルを避けるためにも、しっかりとしたホームヘルパー用の就業規則（勤務予定表の作成や直行直帰の際の取り扱い方法など）を整備する必要があります。

　現場では、ホームヘルパーと事業所や利用者間のトラブルが多発しています。

　一概には言い切れませんが、家庭の主婦や高齢者がアルバイト感覚で行っているケースがあり、事業所への帰属意識の低さやプロ意識の欠如が原因と考えられます。

　ホームヘルパーに対する教育も、その必要性が事業所の間では高まってきていますが、一方で、ホームヘルパーの研修参加率は低く、強制をすれば退職してしまうという実態もあります。ホームヘルパーの中にはプロ意識、向上心、利用者満足度向上ということに問題意識を持っていない職員も多く、今後の訪問介護事業の課題になっています。

　こうした課題を内包しているなかでの「労働時間」について、その留意点を挙げておきましょう。

　ホームヘルパーの労働時間には、以下の時間が含まれます。

282

第8章　パート、ホームヘルパー職員管理で留意すべき規程

　雇用保険の適用に係る所定労働時間の算定に当たっては、この点について留意してください。

(1)移動時間

　移動時間は、介護サービス利用者の自宅間の移動を使用者が命じ、当該時間の自由利用が、労働者に保障されていないと認められる場合には労働時間に該当します。

　したがって、事業所や集合場所から利用者宅への移動時間や、はじめの利用者宅から次の利用者宅への移動時間であって、その時間が、通常の移動に要する時間程度である場合は、労働時間と考えられます。

対応方法	
1	訪問先と次の訪問先に向かうまでの空き時間に関しては、職員の自由利用を保証する（就業規則等に明記する）。
2	移動に要する時間がどの程度必要か、ケースに応じて合理的な基準を作成する。
3	訪問宅での作業時間　1,300円　移動時間　500円　とするなど、訪問宅での作業時間と移動時間とで賃金額を分ける（職員の同意が必要な場合もある）。

　しかし、空き時間すべてが移動時間であるとは限りません。

　空き時間中の移動に要する時間のみ、移動手当を支払えばよいのです。

　移動に要する時間がどの程度か、職員からの自己申告により把握するという方法もありますが、自己申告だと個々の判断で金額がまちまちになるなど、採用しにくい場合は、移動距離に応じて合理的な基準に基づいた金額を支払うという形式がよいでしょう。

労働時間の考え方　〜介護保険法と労働基準法の違い〜

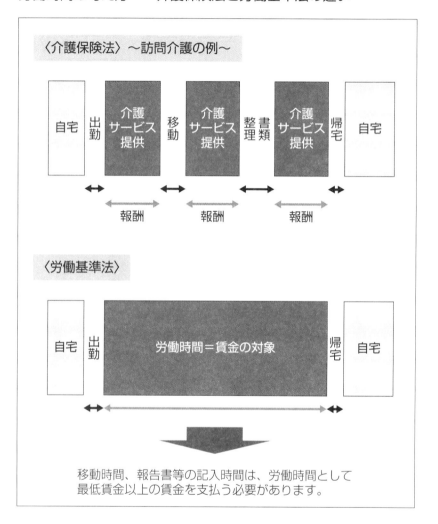

(2)業務報告書の作成時間

　業務報告書を作成する時間については、業務上義務付けられている場合には、労働時間に該当します。したがって、業務報告書の作成が契約上明示されている場合のみならず、その作成がまったくの任意ではなく、一定の様式によって一定期間ごとに、事業所に提出しなければならないとされている場合には、その作成に要する時間は労働時間と考えられます。

　したがって、業務時間内に報告書を作成できるような体制を作らなければいけません。

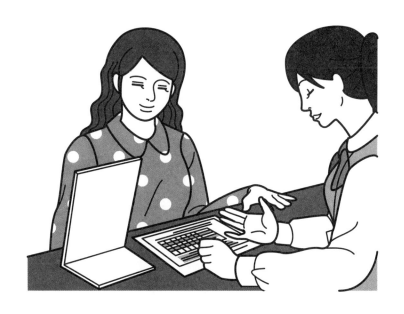

3.登録ヘルパーの有給休暇の取扱い

　登録ヘルパーや、一般的なパート職員のように勤務日数や労働時間数が少ない人には、正職員と比べて少ない日数の年次有給休暇を与えることになります。

　支給要件は、雇入れの日から起算して6カ月間継続勤務し、全労働日の8割以上を出勤した場合ということで正規職員と同様です。週所定労働時間が30時間未満であり、かつ、所定労働日数が週4日以下または年間216日以下の場合、後掲（P.310参照）のパートタイム規程（年次有給休暇）の表に基づく比例付与の対象になります。

　これに対し、週所定労働時間が30時間以上の場合、および所定労働日数が週5日以上または年間217日以上の場合は、通常の職員と同じ日数の年次有給休暇を付与しなければなりません。

　登録型ホームヘルパーの場合、1日8時間という就業形態ではなく、1～2時間ということも日常的にあります。現行の制度上、有給休暇は労働日でカウントされるため、1日1時間の労働日である登録型ホームヘルパーであっても、有休を付与しなければならないということになります。

　ただ実態として、訪問介護の現場では有休を使用させている事業所は少ないようです。

　ここにも業態の特殊性があるのですが、訪問介護の業界では、ある

利用者Aさんの訪問介護サービスを、毎回異なるホームヘルパーが行うということはなく、やはりAさんと相性の良いホームヘルパーが担当することになります。

したがって、労働日に使用しなければならないという有休の特性上、事業者としては、代替のホームヘルパーが「上手くカバーしてくれるか」というリスクを考えると使用させづらいのです。

また人件費の問題もあります。

正規職員より少ないとはいえ、有休を使用させるということは、代わりのホームヘルパーの賃金も発生します。薄利多売のビジネスモデルである訪問介護の業態では、現実問題として厳しい状況で、現場では有休使用を恐れ、雇用契約書や就業規則に記載しないというケースが非常に目立っています。

しかし、最近では首都圏・都心部を中心に、優秀なヘルパーの確保やコンプライアンス強化のため、登録ヘルパーに有休付与を周知し、雇用契約書への明示、有休付与に関わる具体的な運用規程を整備している事業所が増えてきています。

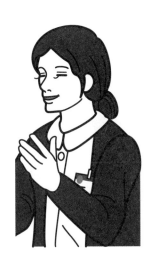

4.非正規職員の有給休暇付与に関わる問題点

問題点を整理すると3つあります。

①1日あたりの労働時間数は、登録ヘルパーのような働き方の場合、1日長時間というより、短時間で複数日という就業形態が多いにもかかわらず、仮に1日1時間の勤務であっても1日労働したとカウントされます。

②有休付与のタイミングは、もとより有給休暇は労働日に使用するものであるため、通常シフトに入っていない日に有休を使用することはできず、本来の労働日に有休を使用させると、代替のヘルパーの手配が必要となります。

③費用負担ですが、非正規職員の有休日額は正規職員に比べると低額となりますが、その費用については介護保険等から支払われるものではないため、複数のヘルパーが有休を使用していくと、人件費が高騰し経営を圧迫することになります。

登録ヘルパーに対する、有休付与運用のポイントは別表のとおりですが、既に登録ヘルパーの有休に関して整備されている事業所は、問題ありません。しかし、今後、整備していく事業所については、運用にあたり様々なルールを整備していく必要があります。

別表　登録ヘルパーの有休付与運用のポイント

検討項目	具体的な内容
有休付与日数	遡及して付与する場合、どのような計算で付与日数を算出するか
有休付与日	個別で定めるか付与日を統一するか
管理台帳	既存の台帳に追記するか管理台帳を新設するか
有休の日額	算出方法をどのようにするか
取得の申出	有休取得の申出について締切日を設けるか否か
申出の方法	メール、FAXなどの申出方法について
時季変更権	申出について時季を変更する場合を事前に定めておくか否か
半日付与	半日付与を認めるか否か
有休の使用用途	有休の使用目的を限定するか（欠勤を有休に充当する等）
使用限度	同月の有休日数に限度を設けるか否か
就業日外の取得	原則、有休は労働日のみ使用可能だが、雇用契約書に本来は週1～3日程度の就業と明示しているところを、週2～4日程度等と明示し、労働日として有休を使用することも可能なため、そのような運用を行うか否か ※所轄労働基準監督署の見解により運用方法が異なる場合がありますので、事前確認をしてください。
代替ヘルパー	有休を取得することで必要になる代替ヘルパーの確保の方法について（上記運用時を除く）
利用者への説明	諸事情等により、統一した説明内容を定めておくか否か
残有休の確認	給与明細に印字するか電話等での確認とするか

5.ホームヘルパーの賃金支払い に関する留意点

　ホームヘルパーの賃金は一般のパートタイマー同様、時給制ですが、身体介護や生活援助等のサービスにより、時間給が設定されています。

　ホームヘルパーの雇用契約書には、この時間給の記載は明記されていても、時間外・深夜・休日に関する記載がみられない場合があります。

　確かに、一般の登録型ホームヘルパーはほぼ該当しないため不要と思われがちですが、24時間巡回型訪問介護を行っている事業所などでは、深夜時間の考え方が考慮されていない場合もあるので注意が必要です。

　また、入職して間もないホームヘルパーに対しては、最初から利用者宅へ１人でサービスに向かわせることはできませんので、ベテランヘルパーと同行して訪問することになります。その際、たとえ２名で利用者宅へ訪問したとしても、介護保険で通常の倍額（２名分）を請求することはできません。

　つまり事業所の持ち出しということになります。

　ですから、入職間もないホームヘルパーへの同行については、賃金を不支給としてよいか、という質問も多く寄せられます。ここで問題になるのは、この「同行」がどのような性格のものかということです。

　先輩ヘルパーの指揮命令下で業務を行わない、いわゆる職場見学であれば、当然ながら賃金の支払いは不要になりますが、多少でも労働

290

第8章　パート、ホームヘルパー職員管理で留意すべき規程

とみなされることを行うのであれば、賃金の支払いは必要となります。通常の賃金ということまでは必要ありませんので、見習い期間として、最低賃金以上の賃金を支払う旨の規定が必要となります。

　移動時間に関わる賃金については、サービスにより時間給が設定されている関係上、移動時間の時間給も設定しておく必要があります。
　移動に要する手当として支給される場合が多いのですが、この部分は介護保険法では請求できないために事業所の持ち出しになります。
　移動手当○○円（○○分当たり）として支給しているケースや、賃金額（時給額）に、移動に要する手当分も含む方法もあります。
　この場合、時間給1,300円の中で、移動に要する手当額はいくらか、何分に相当する移動手当額が含まれているか等、内訳を説明できるようにしておかなければいけません。移動手当額を含んだ結果、一時間当たりの最低賃金額を下まわらないような注意も必要です。
　就業規則や雇用契約書に、移動に関する手当の支払いについて、上記のような対策を明記し、支払いのルールを最低限守った上で、不要な労務コストを避ける対策が重要です。

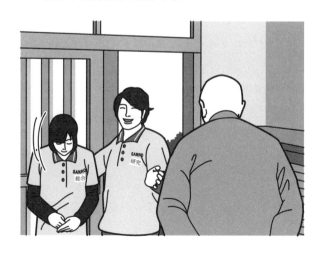

6.キャンセルによる 登録ヘルパーの臨時休業

　訪問介護事業において、利用者からのキャンセル等を理由として、労働者を休業させるケースがよく見受けられます。

　この場合、利用者からのキャンセル、利用時間帯の変更要請について、当該登録ヘルパーに対し、就業規則の規定に基づく始業・終業時刻の繰上げ、繰下げによる勤務時間帯の変更や、休日の振替による労働日の変更を行い、他の利用者宅で勤務させる等、代替業務の提供が求められます。

　しかし、そのような対応をとらずに、当該登録ヘルパーの労働日及びその勤務時間帯が、月ごと等の勤務表等により示され、特定された後に、登録ヘルパーが労働の意思を持っているにもかかわらず、労働日の全部または一部を休業させた場合、これが事業所の責に帰すべき事由によるものである場合には、原則として事業所は休業手当としてその平均賃金の100分の60以上の手当を支払わなければなりません。

　この場合、利用者に対する訪問介護サービスに、直接従事する時間以外の労働時間として考えられる移動時間等についても、考慮する必要があります（※移動に要する費用については、事業の必要経費と考えられるため含まれません）。

　なお、1日の労働日の一部のみ、事業所の責に帰すべき事由により休業させた場合についても、現実に就労した時間に対して支払われる

第8章　パート、ホームヘルパー職員管理で留意すべき規程

賃金が、1日分の平均賃金の100分の60に満たないときは、その差額を支払わなければなりません。

　また、上記以外のケースでも、契約内容により異なりますが、たとえば、最初に登録するとき、あるいは更新するときに「だいたい15日程度」とか「平均で30時間程度」等の条件提示を事業所がした場合、実際の勤務が10日や20時間だと、事業所の責めに帰すべき理由による休業ということで、休業手当の支払いが必要となる可能性があります。

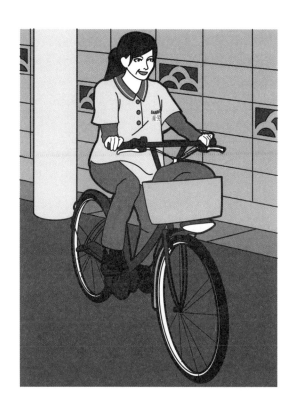

293

7.最低賃金の文言明記と 時間外手当の扱い

　移動手当や待機手当等の単価が、それ自体では最低賃金を下回っている場合であっても、身体介護や、生活支援業務に対する賃金等との合算した金額を、その日の全所要労働時間で割った金額が最低賃金を上回っていれば、最低賃金を満たしたことになります。

　したがって、就業規則や雇用契約書に、「賃金は全一日の賃金を合算したものとする。最低賃金との比較は、全一日の賃金÷当日の全労働時間とする。」との文言を明記しておくことをお勧めします。

　また登録ヘルパーを採用している事業所では、時間帯別賃金を採用しているケースが多く見受けられます。

　たとえば、①9時〜20時までは1,000円、②22時〜5時が1,300円、③5時〜9時、20時〜22時が1,100円といった場合です。

　②の深夜割増率は、25％です。労働基準法第37条4項では、使用者が、午後10時から午前5時までの間で労働させた場合、その時間の労働について、通常の労働時間の賃金の計算額の2割5分以上の率で計算した割増賃金を支払わなければならない、と定められています。

　「通常」とは、時間帯によって異なる時給が定められている場合の算定基礎となる賃金です。

　たとえば、上記の時間帯別賃金額でみると、②は1,300円とされていますから、1,300円の25％である325円を、元の時給に加えて支払う必

294

第8章　パート、ホームヘルパー職員管理で留意すべき規程

要があります。

　深夜勤務が、時間外や休日労働にあたる場合は、その割増賃金も加える必要がありますし、②の1,300円に深夜割増分の25％が含まれている場合は、基本時給と深夜割増分がいくらないのかを、それぞれ明示しておく必要があります。

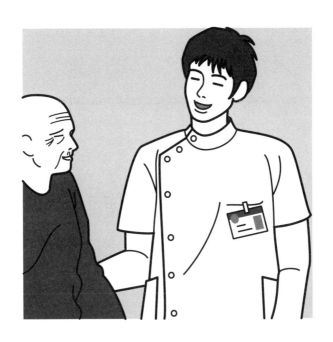

8.退職、雇止め及び解雇に関する扱い

　パートタイマー等の有期労働契約（期間の定めのある労働契約）者については、その締結時や期間の満了時における紛争を未然に防止するため、事業所が講ずるべき措置について、「有期労働契約の締結、更新及び雇止めに関する基準」が定められています。

　「有期労働契約の締結、更新及び雇止めに関する基準」の主な内容は、次のとおりです。

❶　事業所は、有期労働契約の締結に際し、更新の有無や更新の判断基準を明示しなければなりません。

❷　有期労働契約が3回以上更新されているか、1年を超えて継続勤務している有期契約労働者について、有期労働契約を更新しない場合には、少なくとも30日前までに雇い止めを予告をしなければなりません。

❸　雇い止めの予告後に、労働者が雇止めの理由について証明書を請求したときには、遅滞なく証明書を交付しなければなりません。

❹　有期労働契約が1回以上更新され、かつ、1年を超えて継続勤務している有期契約労働者について、有期労働契約を更新しようとする場合には、契約の実態および労働者の希望に応じて、契約期間をできる限り長くするよう努めなければなりません。

モデル就業規則

パートタイム就業規則

第1章　総則

（目的）
第○条　この規則は、就業規則第○○条第○項に基づき、パートタイム職員の
　労働条件、服務規律その他の就業に関することを定めるものである。
2　この規則に定めないことについては、労働基準法その他の関係法令の定め
　るところによる。

（定義）
第○条　この規則において「パートタイム職員」とは、第○章（採用および労
　働契約）の定めにより採用された者で所定労働時間が1日○時間以内、1週
　○○時間以内または1カ月○○時間以内の契約内容で採用された者をいう。

（規則の遵守）
第○条　施設及びパートタイム職員は、この規則を守り、互いに協力して業務
　の運営に当たらなければならない。

第2章　採用および労働契約

（採用選考）
第○条　入職を希望する者は、次の各号に掲げる書類を提出しなければならな
　い。ただし、施設が特に提出不要と認めた場合は、その一部を省略すること
　がある。
　（1）履歴書（提出日前3カ月以内に撮影した写真を添付すること。自筆可能
　　な者については自筆）
　（2）職務経歴書
　（3）健康診断書（提出前3カ月以内に作成されたもの）
　（4）最終学歴の成績証明書（新卒採用の場合のみ）
　（5）最終学歴の卒業証書または卒業見込証明書（新卒採用の場合のみ）
　（6）各種資格証明書

第8章　パート、ホームヘルパー職員管理で留意すべき規程

モデル規程

（7）その他施設の指定する書類

（採用手続）

第○条　施設は、入職を希望する者の中から選考試験を行い、これに合格した者を採用する。

（採用時の提出書類）

第○条　パートタイム職員として採用された者は、採用された日から○週間以内に次の書類を提出しなければならない。

　　ただし、施設が特に提出不要と認めた場合は、その一部を省略することができる。

　（1）入職時の誓約書
　（2）身元保証書または緊急時連絡書
　（3）個人番号（マイナンバー）の通知カードの写し
　（4）通勤費支給内容届出書
　（5）賃金・賞与振込口座指定書
　（6）扶養家族申請書
　（7）賃金所得者の扶養控除等（異動）申告書
　（8）源泉徴収票（前職のある者のみ）
　（9）雇用保険被保険者証（前職のある者のみ）
　（10）年金手帳または基礎年金番号が分かるもの
　（11）その他施設が必要とする書類

2　所定の書類を期日までに提出しない場合には、採用を辞退したものとみなすことがある。

3　前項の定めにより提出した書類の記載事項に変更を生じたときは、速やかに書面で施設に変更事項を届け出なければならない。

（個人番号の利用目的）

第○条　前条第1項第3号において取得したパートタイム職員またはパートタイム職員の扶養親族の個人番号（マイナンバー）は、以下の目的で利用する。

　（1）雇用保険届出事務
　（2）健康保険・厚生年金保険届出事務
　（3）国民年金第3号被保険者届出事務
　（4）職員災害補償保険法に基づく請求に関する事務
　（5）賃金所得・退職所得の源泉徴収票作成事務

299

2 パートタイム職員の扶養親族の追加により、その扶養親族の個人番号（マイナンバー）の提供を求める場合の利用目的も前項に準じる。
3 施設は前々項に定める利用目的に変更がある場合は、速やかに利用者に通知する。

（労働契約の期間等）
第○条 施設は、労働契約の締結に当たって期間の定めをする場合には、3年（満60歳以上のパートタイム職員との契約については5年）の範囲内で、契約時に利用者の希望を考慮の上各人別に決定し、別紙の労働条件通知書で示す。
2 前項の場合において、当該労働契約の期間の満了後における当該契約に係る更新の有無を別紙の労働条件通知書で示す。
3 当該契約について更新する場合またはしない場合の判断の基準は、以下の事項とする。
　（1）契約期間満了時の業務量により判断する
　（2）当該パートタイム職員の勤務成績、態度により判断する
　（3）当該パートタイム職員の能力により判断する
　（4）施設の経営状況により判断する
　（5）従事している業務の進捗状況により判断する

（労働条件の明示）
第○条 施設は、パートタイム職員の採用に際しては、別紙の労働条件通知書及びこの規則の写しを交付して労働条件を明示する。

第3章　服務規律

（服務の基本原則）
第○条 パートタイム職員は、施設の一員としての自覚と責任に徹し、業務に精励し、就労時間中は自己の業務に専念しなければならない。
2 職務遂行にあたっては、業務上の指揮命令に従うとともに、同僚とも相互に協力して、作業能率の向上に努めつつ、施設の発展に貢献するよう努めなければならない。
3 パートタイム職員は、本規則および本規則に付随する諸規程等に定める事項を誠実に遵守するほか、職場規律および施設内秩序の維持、健全な職場環

第8章　パート、ホームヘルパー職員管理で留意すべき規程

モデル規程

境の保持のために施設が行う施策に積極的に協力しなければならない。

4　職員は、第○条（研修）に規定する研修の他、施設が実施する就業規則や各種法令遵守等の研修に参加しなければならない。

第○条　服務心得

パートタイム職員は常に次の事項を遵守し、服務に精励しなければならない。

（1）パートタイム職員は、施設の規則および業務上の指示、命令を遵守し、職場の風紀・秩序の維持ならびに能率の向上に努め、互いに人格を尊重し、誠実に自己の職務に専念しなければならない

（2）業務上の都合により、担当業務の変更または他の部署への応援を命じられた場合は、正当な理由なくこれを拒まないこと

（3）勤務時間中は職務に専念し、所属長の許可なく職場を離れ、または、他の職員の業務を妨げるなどの行為をしないこと

（4）職場を常に整理整頓し、清潔を保ち、盗難・火災の防止に努めること

（5）勤務時の装い（衣服・髪型・化粧・アクセサリー・爪等）は、常に清潔を保ち、過度に華美な印象を与えるものは避けること

（6）職務に関し、不当な金品の借用または贈与の利益を受けないこと

（7）職務に関連し、自己または第三者のために施設の取引先等から金品、飲食等不正な利益供与を受けないこと

（8）自己または第三者のために、職務上の地位を不正に利用しないこと

（9）所定の届出事項に異動が生じたときは、すみやかに届け出ること

（10）正当な理由がなく、業務上または規律保持上の必要により実施する所持品検査を拒んではならない

（11）業務上必要な場合に施設が行う、調査事項について協力しなければならない

（12）パートタイム職員は、職場において性的言動を行い、それに対する職員の対応により、当該職員に対し、その労働条件に不利益を与えたり、または当該職員の職場環境を害してはならない

（13）前号の性的言動ないし、類似の形態の行為により、職員の有する具体的職務遂行能力の発揮を阻害ないしその恐れを発生させてはならない

（14）パートタイム職員は、職場において、職権等の立場または職場内の優位性を背景にして、個々の職員の人格や尊厳を侵害する言動を行うことにより、その職員や他の職員に身体的・精神的苦痛を与え、職員の健康や就業環境を悪化させてはならない

（15）パートタイム職員が、故意または過失により施設に損害を与えたとき

301

は、その損害を賠償させる。ただし、過失の場合はその事情により損害賠償を減免することもある

(16)施設の車両、器具、その他の備品を大切にし、消耗品は節約し、書類は丁重に取り扱うとともに、その保管にも十分注意すること

(17)施設の許可なく、業務以外の目的で、施設の施設、機械器具、金銭、その他の物品を他人に貸与し、または、持ち出さないこと

(18)施設の許可なく、施設内で組合活動、政治活動、宗教活動等、業務に関係のない活動は行わないこと。また、施設外においても職員の地位を利用して、施設で働いている者に対して同様の行為を行わないこと

(19)施設の許可なく、施設内で演説、集会、文書配布、募金、署名活動等業務に関係のない行為を行わないこと

(20)職務上知り得た施設の秘密または重要な機密に関する事項、利用者、入所者等の顧客情報、職員等の個人情報および施設の不利益となる事項を他に漏らさないこと（退職後においても同様とする）

(21)施設の文書類または物品を施設外の者に交付、提示する場合は、施設の許可を受けなければならない

(22)施設の許可または命令なく、在籍のまま他の施設等の業務に従事し、または個人的な事業を営んではならない

(23)施設の許可なく、自ら施設の業務と競争になる競業行為を行ってはならない。退職後においても施設の営業秘密その他の施設の利益を害する不当な競業行為を行ってはならない

(24)施設の内外を問わず、施設の名誉・信用を傷つけ、または施設の利益を害する行為をしてはならない

(25)施設内においては、定められた場所以外では喫煙しないこと

(26)勤務中に飲酒、放歌、私語、私用電話等をしないこと

(27)職員間の金銭貸借をしないこと

（セクシュアルハラスメントの定義）
第○条　セクシュアルハラスメントとは、職場における性的な言動に対するパートタイム職員の対応等により当該職員の労働条件に関して不利益を与えること、または性的な言動により他の職員の就業環境を害することをいう。

2　前項の職場とは、勤務先のみならず、パートタイム職員が業務を遂行するすべての場所をいい、また就業時間内に限らず、実質的に職場の延長と見なされる就業時間外の時間を含むものとする。

3　第1項の「他の職員」とは、直接的に性的な言動の相手方となった被害者

第8章　パート、ホームヘルパー職員管理で留意すべき規程

モデル規程

に限らず、性的な言動により就業環境を害されたすべての施設職員を含むも
のとする。

（セクシュアルハラスメントの禁止）
第○条　すべてのパートタイム職員は、他の職員を業務遂行上の対等なパート
　　ナーと認め、職場における健全な秩序ならびに協力関係を保持する義務を負
　　うとともに、職場内において次の各号に掲げる行為をしてはならない。
　　（1）不必要な身体への接触
　　（2）容姿および身体上の特徴に関する不必要な発言
　　（3）性的および身体上の事柄に関する不必要な質問
　　（4）プライバシーの侵害
　　（5）うわさの流布
　　（6）交際・性的関係の強要
　　（7）わいせつ図画の閲覧、配布、掲示
　　（8）性的な言動への抗議または拒否等を行った職員に対して、解雇、不当な
　　　　人事考課、配置転換等の不利益を与える行為
　　（9）性的な言動により他の職員の就業意欲を低下せしめ、能力の発揮を阻害
　　　　する行為
　　（10）その他、相手方および他の職員に不快感を与える性的な言動
2　所属長は、部下であるパートタイム職員がセクシュアルハラスメントを受
　　けている事実を認めながら、これを黙認する行為をしてはならない。

（セクシュアルハラスメントの相談窓口の設置と対応）
第○条　施設は、セクシュアルハラスメントに関する相談および苦情処理の相
　　談窓口を設ける。その責任者は□□とする。
2　セクシュアルハラスメントの被害者に限らず、すべてのパートタイム職員
　　はセクシュアルハラスメントが発生するおそれがある場合、相談および苦情
　　を□□に申し出ることができる。
3　相談者からの事実確認の後、相談者の人権に配慮した上で、必要に応じて
　　行為者、被害者ならびに他の職員等に事実関係を聴取する。
4　前項の聴取を求められたパートタイム職員は、正当な理由なくこれを拒む
　　ことはできない。
5　セクシュアルハラスメント行為が認められた場合、施設は、問題解決のた
　　めの措置として、懲戒処分の他、行為者の異動等被害者の労働条件および就
　　業環境を改善するために必要な措置を講じる。

303

6　施設は、相談および苦情への対応に当たっては、関係者のプライバシーは保護されると共に、相談をしたこと、または事実関係の確認に協力したこと等を理由として不利益な取扱いは行わない。

7　施設は、セクシュアルハラスメントの事案が生じた時は、周知の再徹底および研修の実施、事案発生の原因と再発防止等、適切な再発防止策を講じることとする。

（パワーハラスメントの定義）

第○条　パワーハラスメントとは、原則として、職場において、職権等の立場または職場内の優位性を背景にして、個々のパートタイム職員の人格や尊厳を侵害する言動を行うことにより、そのパートタイム職員や他の職員に身体的・精神的苦痛を与え、職員の健康や就業環境を悪化させることをいう。

2　前項の職場とは、勤務先のみならず、パートタイム職員が業務を遂行するすべての場所をいい、また就業時間内に限らず、実質的に職場の延長と見なされる就業時間外の時間を含むものとする。

3　第1項の「職権等の立場または職場内の優位性」とは、上司から部下への関係に限るものではなく、部下から上司、同僚同士等、様々な関係が該当する。

4　第1項に規定する「他の職員」とは、施設内の職員に限らず、施設外の職員も含むものとする。

（職場のパワーハラスメントの禁止）

第○条　パートタイム職員は、同僚・後輩等に対して次の各号に掲げるパワーハラスメント行為をしてはならない。

（1）人格を傷つけるような暴言や身体的暴力行為を行うこと

（2）仕事上のミスについて、一方的にしつこくまたは大勢の職員が見ている前で責め続けること

（3）大声で怒鳴る。机を激しく叩くこと

（4）仕事を故意に与えない。無視をすること

（5）法令違反の行為を強要すること

（6）不当な異動や退職を強要すること。解雇をちらつかせること

（7）明らかに達成が不可能な職務を一方的に与えること

（8）故意に必要な情報や連絡事項を与えないこと

（9）業務に必要がないこと（プライベートな用事等）を強制的に行わせること

第8章　パート、ホームヘルパー職員管理で留意すべき規程

モデル規程

（10）その他前各号に準ずる言動を行うこと

（パワーハラスメントの相談窓口の設置と対応）

第○条　施設は、パワーハラスメントに関する相談および苦情処理の相談窓口を設ける。その責任者は□□とする。

2　パワーハラスメントの被害者に限らず、すべてのパートタイム職員はパワーハラスメントが発生するおそれがある場合、相談および苦情を□□に申し出ることができる。

3　相談者からの事実確認の後、相談者の人権に配慮した上で、必要に応じて行為者、被害者ならびに他の職員等に事実関係を聴取する。

4　前項の聴取を求められたパートタイム職員は、正当な理由なくこれを拒むことはできない。

5　パワーハラスメント行為が認められた場合、施設は、問題解決のための措置として、懲戒処分の他、行為者の異動等被害者の労働条件および就業環境を改善するために必要な措置を講じる。

6　施設は、相談および苦情への対応に当たっては、関係者のプライバシーを保護すると共に、相談をしたこと、または事実関係の確認に協力したこと等を理由として不利益な取扱いは行わない。

7　施設は、パワーハラスメントの事案が生じた時は、周知の再徹底および研修の実施、事案発生の原因と再発防止等、適切な再発防止策を講じることとする。

（機密情報等の保護）

第○条　パートタイム職員は、業務上または業務外で知り得た施設および利用者、入所者等の顧客に関する情報、その他業務に関する一切の情報の管理に十分な注意を払うものとし、当該情報を他に漏洩し、または個人的に使用する等してはならない。また、自らの業務に関係のない施設および顧客の情報を不当に取得してはならない。

2　パートタイム職員は、職場または職種の異動あるいは退職（解雇の場合を含む）時に、自ら管理していた施設および利用者、入所者等の顧客に関する情報、その他業務に関する一切の情報帳簿類をすみやかに返却しなければならない。

3　前1項に掲げる情報については、施設に雇用されている期間はもとより、退職後または解雇された後においても、他に漏洩し、または個人的に使用する等してはならない。

305

（パソコン通信等の管理）

第○条　施設は、施設内機密、業務方針、利用者、入所者等の顧客情報、職員
の個人情報などの漏洩を防止するため、または施設内のパソコン環境を良好
に保つため、必要に応じてサーバー上のデータ等を調査することができる。

第4章　時間外労働、休日、遅刻・早退

（出退勤）

第○条　職員は、出退勤に当たっては、出退勤時刻をタイムカードへの打刻、
その他所定の方法によって記録しなければならない（第2項に定めるホームヘ
ルパーは除く）。

2　訪問介護サービスに従事するホームヘルパーで、自宅から利用者宅に直接
出向き、サービス終了後自宅へ直帰する者については、施設指示に基づく所要
の業務連絡を行わなければならない。

（労働時間及び休憩）

第○条　第2項から第5項に定める者を除き、労働時間は、1週間については
　40時間、1日については8時間とし、始業・終業の時刻及び休憩時間は、
　次のとおり（略）とする。ただし、業務の都合その他やむを得ない事情によ
　り、これらを繰り上げ、または繰り下げることがある。

2　デイサービス部門の介護職員については、毎月○日を起算日とする1カ月
　単位の変形労働時間制を採用し、労働時間は1カ月を平均して1週40時間
　以内とする。始業・終業の時刻及び休憩時間は前項のとおり（略）とし、勤
　務日は、当該勤務月の開始前に示す月単位の勤務表によるものとする。ただ
　し、業務の都合その他やむを得ない事情により、これらを繰り上げ、または
　繰り下げることがある。

3　入居施設部門の介護職員については、毎月○日を起算日とする1カ月単位
　の変形労働時間制を採用して、1カ月を平均し1週40時間以内とする。始業・
　終業の時刻及び休憩時間は、次のとおり（略）とし、具体的な勤務について
　は、当該勤務月の開始前に示す月単位の勤務表によることとする。ただし、
　業務の都合その他やむを得ない事情により、これらを繰り上げ、または繰り
　下げることがある。

4　登録型ホームヘルパーの労働時間は、登録条件の範囲内で、かつ、1週
　40時間及び1日8時間以内とし、始業・終業の時刻及び休憩時間は、当該

第8章　パート、ホームヘルパー職員管理で留意すべき規程

モデル規程

勤務月の開始前に示す月単位の勤務表によることとする。ただし、業務の都合その他やむを得ない事情により、これらを繰り上げ、または繰り下げることがある。

5　業務報告書を作成する時間、施設が命じた研修に参加した時間、ホームヘルパーが事業所、施設の指定する集合場所、利用者宅間を移動するために通常要する時間等は労働時間とする。なお、利用者宅におけるサービス提供とサービス提供の間の時間であって、当該利用者宅間の「通常の移動に要する時間」を○分以上超え、かつ、自由利用ができる時間については、その超過時間は労働時間としない。

（休日）
第○条　職員の休日は、次のとおりとする。

パートタイマーの休日は、毎月、前月の○日までに作成するシフト表により定める。ただし、休日は4週間を通じ○日を下回らないものとする。

（休日の振替）
第○条　前条の休日については、業務の都合上やむを得ない場合は、あらかじめ他の日と振り替えることがある。ただし、休日は4週間を通じ○日を下回らないものとする。

（臨時の休業）
第○条　使用者の責に帰すべき事由または天災事変等やむを得ない事由によって通常の業務ができないときは、パートタイマーの全部または一部について臨時に休業させることがある。

2　前項の場合、その休業の事由が施設の責めによるときには、平均賃金の60％以上の休業手当を支払う。

3　訪問介護事業における使用者の責に帰すべき事由とは勤務表が出来上がり、ヘルパーに示され、勤務日（勤務時間）が特定され、ヘルパーはその勤務日（勤務時間）に働くべく、労働の用意をなし、労働の意思を持っているにもかかわらず、次に掲げる理由などによって働くことができなくなり、休業を余儀なくされる状態をいう。

　・利用者からの利用申込みの撤回（キャンセル）
　・利用者からの利用時間帯の変更
　・その他使用者の責に帰すべき事由

4　前項について、以下に該当する場合は「使用者の責に帰すべき事由」に該

307

当しない。

・就業規則の規定に基づき、事前に休日の振替による労働日の変更を行った場合
・就業規則の規定に基づき、事前に始業・終業時刻の繰上げ、繰下げによる勤務時間帯の変更を行った場合
・当該勤務日（勤務時間）に、他の利用者宅で勤務させる等代替業務の提供を行った場合
・代替業務を行わせる可能性等を含めて判断し、使用者が行うべき最善の努力を尽くしたと認められる場合

（時間外及び休日労働）

第○条　施設は、第○条（労働時間及び休憩）第1項で定める労働時間を超えて労働させ、また第○条（休日）で定める休日に労働させないものとする。

2　前項の規定にかかわらず、業務の都合上やむを得ない場合は、第○条（労働時間及び休憩）第1項に定める職員の所定労働時間を超えない範囲内で労働させることができる。

（出退勤手続）

第○条　パートタイム職員は、出退勤に当たって、各自のタイムカードに、出退勤の時刻を記録しなければならない。

2　タイムカードは自ら打刻し、他人にこれを依頼してはならない。

（出勤および退勤）

第○条　パートタイム職員は出勤および退勤にあたり、次の事項を守らなければならない。

（1）始業時刻までに出勤し、勤務に適した作業服装に整えること
（2）退勤は什器、備品、書類などを整理格納した後に行うこと

2　次の各号のいずれかに該当する職員に対しては、施設（施設）への入場を禁止し、または退場を命ずることがある。

（1）風紀秩序を乱し、または衛生上有害と認められる者
（2）火気、凶器その他業務に必要でない危険物を携行する者
（3）業務を妨害し、もしくは施設の秩序を乱し、またはそのおそれのある者
（4）その他施設（施設）が必要と認めた者

（遅刻、早退、欠勤等）

第○条　パートタイム職員は遅刻、早退もしくは欠勤をし、又は勤務時間中に

第8章　パート、ホームヘルパー職員管理で留意すべき規程

モデル規程

私用で施設から外出する際は、事前に□□に対し申し出るとともに、承認を受けなければならない。ただし、やむを得ない理由で事前に申し出ることができなかった場合は、事後に速やかに届出をし、承認を得なければならない。

2　前項の場合は、原則として不就労分に対応する賃金は控除する。

3　傷病のため継続して〇日以上欠勤するときは、医師の診断書を提出しなければならない。

（遅刻、早退および欠勤の例外）

第〇条　パートタイム職員が遅刻、早退または欠勤をした場合にも、その事由が次のいずれかに該当するときには、賃金を控除しない。

① 交通事情その他やむを得ない事情があると認められる場合

② 地震、火災、風水害等天災事変のため、やむを得ないと認められる場合

③ その他やむを得ない事情があると認められる場合

（年少者及び妊産婦の就業制限）

第〇条　満18歳未満の者に対しては、原則として第〇条（時間外勤務）に定める法定労働時間を超える勤務、第〇条（休日勤務）に定める法定休日の勤務、第〇条（深夜勤務）に定める深夜勤務を命じることはない。ただし、本規則の「災害時の勤務」の規定による場合は、この限りではない。

2　妊娠中または産後1年を経過していない者が請求した場合は、第〇条（時間外勤務）に定める法定労働時間を超える勤務、第〇条（休日勤務）に定める法定休日の勤務、第〇条（深夜勤務）に定める深夜勤務を命じることはない。

（公民権の保障）

第〇条　施設は、パートタイム職員が公民としての権利を行使するため必要とする場合には、必要な時間を与える。

2　前項の申し出があった場合は権利の行使を妨げない程度においてその時季を変更することがある。

3　本条に定める公民権行使の時間は、無給とする。

（入退場の統制）

第〇条　入退場の統制

次の各号のいずれかに該当するパートタイム職員に対して、施設への入場を禁止し、または退場命じることがある。

（1）酒気を帯びている者

（2）衛生管理上有害であると認められる者
（3）火気、凶器その他業務に必要でない危険物を携帯する者
（4）業務を妨害し、もしくは施設の風紀、秩序を乱し、またはその恐れのある者
（5）その他施設が必要と認めた者

（私用外出・私用面会・私用電話）
第○条　パートタイム職員は、私用外出、私用面会、私用電話する場合には休憩時間を利用するものとする。なお、休憩時間中であっても、外出する場合および施設内で私用面会する場合には所属長の許可を得なければならない。

2　前項にかかわらず、特別の事情があると施設が認めた場合、就業時間中の私用外出、私用面会、私用電話を許可することがある。この場合、パートタイム職員は、事前に施設に申し出るものとする。

3　施設は、パートタイム職員が事前に申し出をせず就業時間中に私用外出、私用面会、私用電話した場合、事前に申し出をしなかったことについて、やむを得ない事由であると認められない場合は、無断で行ったものとみなす。

4　就業時間中の私用外出、私用面会、私用電話（無断で行ったものも含む）により、就労しなかった時間については無給とする。

第5章　休暇等

（年次有給休暇）
第○条　6カ月以上継続して勤務し、施設の定める所定労働日数の8割以上を出勤したときは、次表のとおり年次有給休暇を与える。

週所定労働日数	1年間の所定労働日数	雇入れの日から起算した継続勤務期間						
		6カ月	1年6カ月	2年6カ月	3年6カ月	4年6カ月	5年6カ月	6年6カ月以上
5日	217日以上	10日	11日	12日	14日	16日	18日	20日
4日	169～216日	7日	8日	9日	10日	12日	12日	15日
3日	121～168日	5日	6日	6日	8日	9日	10日	11日
2日	73～120日	3日	4日	4日	5日	6日	6日	7日
1日	48～72日	1日	2日	2日	2日	3日	3日	3日

第8章　パート、ホームヘルパー職員管理で留意すべき規程

モデル規程

（年次有給休暇の時間単位での付与）※義務ではありません。

第○条　労使協定に基づき、前条の年次有給休暇の日数のうち、１年について
　　５日の範囲内で、次により時間単位の年次有給休暇（以下「時間単位年休」
　　という）を付与する。
　　（１）時間単位年休付与の対象者は、すべてのパートタイム職員とする。
　　（２）時間単位年休を取得する場合の、１日の年次有給休暇に相当する時間数
　　　　は、以下のとおりとする。
　　（ア）所定労働時間が５時間を超え６時間以下の者　　　　　６時間
　　（イ）所定労働時間が６時間を超え７時間以下の者　　　　　７時間
　　（ウ）所定労働時間が７時間を超え８時間以下の者　　　　　８時間
　　（３）時間単位年休は１時間単位で付与する。
　　（４）本条の時間単位年休に支払われる賃金額は、所定労働時間労働した場合
　　　　に支払われる通常の賃金の１時間当たりの額に、取得した時間単位年休の
　　　　時間数を乗じた額とする。
　　（５）上記以外の事項については、前条の年次有給休暇と同様とする。

（年次有給休暇の付与）※有給休暇の付与日を１月１日に統一する場合の規程例

第○条　年次有給休暇は、毎年１月１日から当年12月31日までを１計算年度
　　として、勤続年数に応じ、下表の日数を毎年１月１日に付与する。
２　前項の勤続年数１年目の年次有給休暇については、下表の入職日に応じて、
　　付与するものとする。

週所定労働時間	週所定労働日数	１年間の所定労働日数（週以外の期間によって労働日数が定められている場合）	雇入れの日から起算した継続勤務期間の区分に応ずる年次有給休暇の日数						
			採用初年度の採用月						
			１月～６月	７月	８月	９月	10月	11月	12月
30時間以上			10日	９日	７日	５日	４日	３日	２日
30時間未満	５日以上	217日以上							
	４日	169日～216日	７日		５日		３日		２日
	３日	121日～168日	５日		３日		２日		１日
	２日	73日～120日	３日		２日				１日
	１日	48日～72日	１日				０日		

（産前産後の休業）

第○条　６週間（多胎妊娠の場合は14週間）以内に出産する予定のパートタ

イム職員は、請求によって休業することができる。

2 産後8週間を経過しないパートタイム職員は就業させない。ただし、産後 6週間を経過したパートタイム職員から請求があった場合には、医師が支障 ないと認めた業務に就かせることができる。

（育児時間等）

第○条 生後1年未満の子を育てるパートタイム職員から請求があったとき は、休憩時間のほか1日について2回、1回について30分の育児時間を与 える。

2 生理日の就業が著しく困難なパートタイム職員から請求があったときは、 必要な期間休暇を与える。

（妊娠中及び出産後の健康管理に関する措置）

第○条 妊娠中または出産後1年以内のパートタイム職員が母子保健法の規定 による健康診査等のために勤務時間内に通院する必要がある場合は、請求に より次の範囲で通院のための休暇を認める。ただし、医師または助産師（以 下「医師等」という。）の指示がある場合は、その指示による回数を認める。
（1）妊娠23週まで4週間に1回
（2）妊娠24週から35週まで2週間に1回
（3）妊娠36週以降1週間に1回

2 妊娠中のパートタイム職員に対し、通勤時の混雑が母体の負担になると認 められる場合は、始業時間を30分繰下げ、終業時間を30分繰上げることを 認める。ただし、合計1日1時間以内を限度として繰下げまたは繰上げ時間 の調整を認める。

3 妊娠中のパートタイム職員が業務を長時間継続することが身体に負担にな る場合、所定の休憩以外に適宜休憩をとることを認める。

4 妊娠中及び出産後1年以内のパートタイム職員が、健康診査等を受け医師 等から指導を受けた場合は、その指導事項を守ることができるようにするた めに次のことを認める。
（1）作業の軽減
（2）勤務時間の短縮
（3）休業

（育児休業）

第○条 育児のために休業することを希望するパートタイム職員（日雇パート

第8章　パート、ホームヘルパー職員管理で留意すべき規程

モデル規程

タイム職員を除く）であって、１歳に満たない子と同居し、養育する者は、申出により、育児休業をすることができる。

2　配偶者がパートタイム職員と同じ日からまたはパートタイム職員より先に育児休業をしている場合、パートタイム職員は、子が１歳２カ月に達するまでの間で、出生日以後の産前・産後休業期間と育児休業期間との合計が１年を限度として、育児休業をすることができる。

3　次のいずれにも該当するパートタイム職員は、子の１歳の誕生日から１歳６カ月に達するまでの間で必要な日数について育児休業をすることができる（平成29年10月からさらに６カ月延長することが出来る）。なお、休業を開始しようとする日は、原則として子の１歳の誕生日に限るものとする。

（1）パートタイム職員または配偶者が原則として子の１歳誕生日の前日に育児休業をしていること

（2）次のいずれかの事情があること

（ア）保育所に入所を希望しているが、入所できない場合

（イ）パートタイム職員の配偶者であって育児休業の対象となる子の親であり、１歳以後育児に当たる予定であった者が、死亡、負傷、疾病等の事情により子を養育することが困難になった場合

4　育児休業をすることを希望するパートタイム職員は、原則として、育児休業を開始しようとする日の１カ月前（前項に基づく休業の場合は、２週間前）までに、育児休業申出書を人事担当者に提出することにより申出るものとする。

5　育児休業申出書が提出されたときは、施設は速やかに当該育児休業申出書を提出した者に対し、育児休業取扱通知書を交付する。

（介護休業）

第○条　要介護状態にある家族を介護するパートタイム職員（日雇パートタイム職員を除く）は、申出により、介護を必要とする家族１人につき、のべ93日間までの範囲内で３回を上限として介護休業をすることができる。

2　要介護状態にある家族とは、負傷、疾病または身体上若しくは精神上の障害により、２週間以上の期間にわたり常時介護を必要とする状態にある次の者をいう。

（1）配偶者、父母、子、配偶者の父母

（2）同居し、かつ扶養している祖父母、兄弟姉妹、孫

3　介護休業をすることを希望するパートタイム職員は、原則として、介護休業を開始しようとする日の２週間前までに、介護休業申出書を人事担当者に提出することにより申し出るものとする。

313

4　介護休業申出書が提出されたときは、施設は速やかに当該介護休業申出書を提出した者に対し、介護休業取扱通知書を交付する。

（子の看護休暇）
第〇条小学校就学の始期に達するまでの子を養育するパートタイム職員は、負傷し、または疾病にかかった当該子の世話をするために、または当該子に予防接種や健康診断を受けさせるために、就業規則第〇条（年次有給休暇）に規定する年次有給休暇とは別に、当該子が1人の場合は1年間につき5日、2人以上の場合は1年間につき10日を限度として、子の看護休暇を取得することができる。

（介護休暇）
第〇条　要介護状態にある家族の介護その他の世話をするパートタイム職員は、就業規則第〇条（年次有給休暇）に規定する年次有給休暇とは別に、当該家族が1人の場合は1年間につき5日、2人以上の場合は1年間につき10日を限度として、介護休暇を取得することができる。

（所定外労働の免除）
第〇条　3歳に満たない子を養育するパートタイム職員が当該子を養育するために申し出た場合には、事業の正常な運営に支障がある場合を除き、所定労働時間を超えて労働をさせることはない。

（時間外労働及び深夜業の制限）
第〇条　小学校就学の始期に達するまでの子を養育するパートタイム職員が当該子を養育するためまたは要介護状態にある家族を介護するパートタイム職員が当該家族を介護するために申し出た場合には、事業の正常な運営に支障がある場合を除き、1カ月について24時間、1年について150時間を超えて時間外労働をさせることまたは深夜に労働させることはない。

（育児・介護のための短時間勤務）
第〇条　3歳に満たない子を養育するパートタイム職員または第〇条第2項（介護休業）に定める要介護状態にある家族を介護するパートタイム職員は、申し出ることにより、1日の所定労働時間を6時間まで短縮する短時間勤務をすることができる。
2　育児のための短時間勤務をしようとする者は、1回につき1年以内（ただ

第8章　パート、ホームヘルパー職員管理で留意すべき規程

モデル規程

し、子が3歳に達するまで）の期間について、短縮を開始しようとする日（短縮開始予定日）および短縮を終了しようとする日（短縮終了予定日）を明らかにして、原則として、短縮開始予定日の1か月前までに、短時間勤務申出書により人事担当者に申出なければならない。

3　介護のための短時間勤務をしようとする者は、1回につき93日（その対象家族について介護休業をした場合または異なる要介護状態について短時間勤務の適用を受けた場合は、93日からその日数を控除した日数）以内の期間について、短縮開始予定日及び短縮終了予定日を明らかにして、原則として、短縮開始予定日の2週間前までに、人事担当者に申し出なければならない。

（育児・介護休業、子の看護休暇、介護休暇）

第○条　育児のための所定外労働の免除、育児・介護のための時間外労働及び深夜業の制限、育児短時間勤務並びに介護短時間勤務に関して、この規則に定めのないことについては、育児・介護休業法その他の法令の定めるところによる。

第6章　賃金

（賃金）

第○条　賃金は、次のとおりとする。

2　基本給　時間給とし、職務内容、成果、能力、経験等を考慮して各人別に決定する。

3　諸手当

・通勤手当　通勤に要する実費を支給する。ただし、自転車や自動車などの交通用具を使用しているパートタイム職員については、別に定めるところによる。

・所定時間外労働手当　第○条第1項（労働時間及び休憩）の所定労働時間を超えて労働させたときは、次の算式により計算して支給する。

（1）1カ月60時間以下の時間外労働について

　　基本給×1.25×時間外労働時間数

（2）1カ月60時間を超える時間外労働について

　　※本規定は中小企業に該当する施設は、当面猶予されます。

　　基本給×1.50×時間外労働時間数

・休日労働手当　法定休日に労働させたときは、次の算式により計算して支

315

給する。
　　基本給×1.35×休日労働時間数
　・深夜労働手当　午後10時から午前5時までの間に労働させたときは、次の算式により計算して支給する。
　　基本給×0.25×深夜労働時間数
4　賃金は全一日の賃金を合算したものとする。最低賃金との比較は、全一日の賃金÷当日の全労働時間とする。

（休暇等の賃金）
第○条　第○条第1項で定める年次有給休暇については、所定労働時間労働したときに支払われる通常の賃金を支給する。
2　第○条で定める産前産後の休業期間については、有給（無給）とする。
3　第○条第1項で定める育児時間については、有給（無給）とする。
4　第○条第2項で定める生理日の休暇については、有給（無給）とする。
5　第○条第1項で定める時間内通院の時間については、有給（無給）とする。
6　第○条第2項で定める遅出、早退により就業しない時間については、有給（無給）とする。
7　第○条第3項で定める勤務中の休憩時間については、有給（無給）とする。
8　第○条第4項で定める勤務時間の短縮により就業しない時間及び休業の期間については、有給（無給）とする。
9　第○条で定める育児休業の期間については、有給（無給）とする。
10　第○条で定める介護休業の期間については、有給（無給）とする。
11　第○条で定める看護休暇の期間については、有給（無給）とする。
12　第○条で定める介護休暇の期間については、有給（無給）とする。
13　第○条で定める深夜業の免除により就業しない時間については、有給（無給）とする。
14　第○条で定める短時間勤務により就業しない時間については、有給（無給）とする。

（欠勤等の扱い）
第○条　欠勤、遅刻、早退、及び私用外出の時間数に対する賃金は支払わないものとする。この場合の時間数の計算は、分単位とする。

（賃金の支払い）
第○条　賃金は、前月○○日から当月○○日までの分について、当月○○日（支

第8章　パート、ホームヘルパー職員管理で留意すべき規程

モデル規程

払日が休日に当たる場合はその前日）に通貨で直接その金額を利用者に支払う。

2　次に掲げるものは賃金から控除するものとする。

（1）源泉所得税

（2）住民税

（3）雇用保険及び社会保険の被保険者については、その保険料の被保険者の負担分

（4）その他、職員の過半数を代表する者との書面による協定により控除することとしたもの

（昇給）

第○条　1年以上勤続し、成績の優秀なパートタイム職員については、その勤務成績、職務遂行能力等を考慮し昇給を行う。

2　昇給は、原則として年1回とし、○月に実施する。

（賞与）※パートタイム職員に対し賞与を支給する場合

第○条　毎年○月○日及び○月○日に在籍し、○カ月以上勤続したパートタイム職員に対しては、その勤務成績、職務内容等を考慮し賞与を支給する。

2　賞与は、原則として年2回、○月○日及び○月○日（支払日が休日に当たる場合はその前日）に支給する。

3　支給額及び支給基準は、その期の施設の業績を考慮してその都度定める。

（退職金）

第○条　勤続○年以上のパートタイム職員が退職し、または解雇されたときは、退職金を支給する。ただし第○条第2項（懲戒の種類）により懲戒解雇された場合は、退職金の全部または一部を支給しないことがある。

（退職金額等）

第○条　退職金は、退職または解雇時の基本給に勤続年数に応じて定めた別表（略）の支給率を乗じて計算した金額とする。

2　退職金は、支給事由の生じた日から○カ月以内に退職したパートタイム職員（死亡した場合はその遺族）に支払う。

第7章　退職、雇止め及び解雇

（退職）
第○条　パートタイム職員が次のいずれかに該当するときは、退職とする。
　（1）労働契約に期間の定めがあり、かつ、労働条件通知書にその契約の更新
　　　がない旨あらかじめ示されている場合は、その期間が満了したとき
　（2）パートタイム職員の都合により退職を申し出て施設が認めた時、または
　　　退職の申し出をしてから14日を経過したとき
　（3）パートタイム職員が死亡したとき
2　パートタイム職員が、退職の場合において、使用期間、業務の種類、その
　事業における地位、賃金または退職の事由（退職の事由が解雇の場合はその
　理由を含む）について証明書を請求した場合は、遅滞なくこれを交付する。

（雇止め）
第○条　労働契約に期間の定めがあり、労働条件通知書にその契約を更新する
　場合がある旨をあらかじめ明示していたパートタイム職員の労働契約を更新
　しない場合には、少なくとも契約が満了する日の30日前までに予告する。
2　前項の場合において、当該パートタイム職員が、雇止めの予告後に雇止め
　の理由について証明書を請求した場合には、遅滞なくこれを交付する。雇止
　めの後においても同様とする。

（解雇）
第○条　パートタイム職員が、次のいずれかに該当するときは解雇する。この
　場合において、少なくとも30日前に予告をするかまたは予告に代えて平均
　賃金の30日分以上の解雇予告手当を支払う。
　（1）勤務成績または業務能率が著しく不良で、向上の見込みがなく、他の職
　　　務にも転換できない等、就業に適さないと認められたとき
　（2）業務上の負傷または疾病による療養の開始後3年を経過しても当該負傷
　　　または疾病が治らない場合であって、パートタイム職員が傷病補償年金を
　　　受けているときまたは受けることとなったとき（施設が打切り補償を支
　　　払ったときを含む）
　（3）身体または精神に障害がある場合で、適正な雇用管理を行い、雇用の継
　　　続に配慮してもなお業務に耐えられないと認められたとき
　（4）事業の運営上やむを得ない事情または天災事変その他これに準ずるやむ

第8章　パート、ホームヘルパー職員管理で留意すべき規程

モデル規程

を得ない事情により、事業の継続が困難となったときまたは事業の縮小・
転換または部門の閉鎖等を行う必要が生じ、他の職務に転換させることが
困難なとき

（5）その他前各号に準ずるやむを得ない事由があるとき

2　前項の予告の日数は、平均賃金を支払った日数だけ短縮する。

3　パートタイム職員が、解雇の予告がされた日から退職の日までの間に当該
解雇の理由について証明書を請求した場合は、遅滞なくこれを交付する。

第8章　福利厚生等

（福利厚生）

第○条　施設は、福利厚生施設の利用等福利厚生については、職員と同様の取
扱いをする。

（雇用保険等）

第○条　施設は、雇用保険、健康保険および厚生年金保険の被保険者に該当す
るパートタイム職員については、必要な手続きをとる。

（教育訓練の実施）

第○条　施設は、職員に実施する教育訓練で当該職員が従事する職務の遂行に
必要な能力を付与するものについては、職務内容が同一のパートタイム職員
に対して、職員と同様に実施する。

2　施設は、前項のほか、パートタイム職員の職務内容、成果、能力、経験等
に応じ教育訓練を実施する。

第9章　安全衛生及び災害補償

（安全衛生の確保）

第○条　施設は、パートタイム職員の作業環境の改善を図り安全衛生教育、健
康診断の実施その他必要な措置を講ずる。

2　パートタイム職員は、安全衛生に関する法令、規則並びに施設の指示を守
り、施設と協力して労働災害の防止に努めなければならない。

（健康診断）
第○条　引き続き１年以上（労働安全衛生規則第13条第１項第２号に掲げる
　　　業務に従事する者については６カ月以上）使用され、または使用することが
　　　予定されているパートタイム職員に対しては、採用の際及び毎年定期に健康
　　　診断を行う。
２　有害な業務に従事するパートタイム職員に対しては、特殊健康診断を行う。

（安全衛生教育）
第○条　パートタイム職員に対し、採用の際及び配置換え等により作業内容を
　　　変更した際には、必要な安全衛生教育を行う。

（災害補償）
第○条　パートタイム職員が業務上の事由もしくは通勤により負傷し、疾病に
　　　かかりまたは死亡した場合は、職員災害補償保険法に定める保険給付を受け
　　　るものとする。
２　パートタイム職員が業務上負傷しまたは疾病にかかり療養のため休業する
　　　場合の最初の３日間については、施設は平均賃金の60％の休業補償を行う。

第10章　職員への転換

（職員への転換）
第○条　１年以上勤続し、正規職員への転換を希望するパートタイム職員につ
　　　いては、次の要件を満たす場合、職員として採用し、労働契約を締結するも
　　　のとする。
　　　（１）１日８時間、１週40時間の勤務ができること
　　　（２）所属長の推薦があること
　　　（３）面接試験に合格したこと
２　前項の場合において、施設は当該パートタイム職員に対して必要な教育訓
　　　練を行う。
３　年次有給休暇の付与日数の算定及び退職金の算定において、パートタイム
　　　職員としての勤続年数を通算する。
４　転換時期は原則毎年４月１日とする。

第8章　パート、ホームヘルパー職員管理で留意すべき規程

モデル規程

第11章　表彰及び懲戒

（表彰）
第○条　パートタイム職員が次の各号のいずれかに該当するときは表彰をする。
　（1）永年勤続し、勤務成績が優れているとき（永年勤続は○年、○年、○年とする）
　（2）勤務成績が優れ、業務に関連して有益な改良、改善、提案等を行い、業績の向上に貢献したとき
　（3）重大な事故、災害を未然に防止し、または事故災害等の非常の際に適切な行動により災害の拡大を防ぐ等特別の功労があったとき
　（4）人命救助その他社会的に功績があり、施設の名誉を高めたとき
　（5）その他前各号に準ずる行為で、他の職員の模範となり、または施設の名誉信用を高めたとき

（表彰の種類）
第○条　表彰は、表彰状を授与し、あわせて表彰の内容により賞品もしくは賞金の授与、特別昇給または特別休暇を付与する。

（懲戒の種類）
第○条　施設は、職員が次条のいずれかに該当する場合は、その情状に応じ、次の区分により懲戒を行う。
　（1）けん責
　　　始末書を提出させて将来を戒める
　（2）減給
　　　始末書を提出させて減給する。ただし、減給は1回の額が平均賃金の1日分の5割を超えることはなく、また、総額が1賃金支払期における賃金総額の1割を超えることはない
　（3）出勤停止
　　　始末書を提出させるほか、○日間を限度として出勤を停止し、その間の賃金は支給しない
　（4）懲戒解雇
　　　予告期間を設けることなく即時に解雇する。この場合において、所轄の労働基準監督署長の認定を受けたときは、解雇予告手当（平均賃金の30日分）を支給しない

321

（懲戒の事由）

第○条　パートタイム職員が次のいずれかに該当するときは、情状に応じ、けん責、減給または出勤停止とする。

（1）正当な理由なく無断欠勤が○日以上に及ぶとき

（2）正当な理由なくしばしば欠勤、遅刻、早退をしたとき

（3）過失により施設に損害を与えたとき

（4）素行不良で施設の秩序および風紀を乱したとき

（5）性的な言動により、他の職員に不快な思いをさせ、または職場の環境を悪くしたとき

（6）性的な関心を示し、または性的な行為をしかけることにより、他の職員の業務に支障を与えたとき

（7）第○条（服務の基本原則）、第○条（セクシュアルハラスメントの禁止）、第○条（パワーハラスメントの禁止）に違反したとき

（8）その他この規則に違反しまたは前各号に準ずる不都合な行為があったとき

2　パートタイム職員が次のいずれかに該当するときは、懲戒解雇とする。ただし、平素の服務態度その他情状によっては、第○条に定める普通解雇、前条に定める減給または出勤停止とすることがある。

（1）重要な経歴を詐称して雇用されたとき

（2）正当な理由なく無断欠勤が○日以上に及び、出勤の督促に応じなかったとき

（3）正当な理由なく無断でしばしば遅刻、早退または欠勤を繰り返し、○回にわたって注意を受けても改めなかったとき

（4）正当な理由なく、しばしば業務上の指示・命令に従わなかったとき

（5）故意または重大な過失により施設に重大な損害を与えたとき

（6）施設内において刑法その他刑罰法規の各規定に違反する行為を行い、その犯罪事実が明らかとなったとき（当該行為が軽微な違反である場合を除く）

（7）素行不良で著しく社内の秩序または風紀を乱したとき

（8）数回にわたり懲戒を受けたにもかかわらず、なお、勤務態度等に関し、改善の見込みがないとき

（9）職責を利用して交際を強要し、または性的な関係を強要したとき

（10）第○条（パワーハラスメントの禁止）に違反し、その情状が悪質と認められるとき

（11）許可なく職務以外の目的で施設の施設、物品等を使用したとき

（12）職務上の地位を利用して私利を図り、または取引先等より不当な金品

第8章　パート、ホームヘルパー職員管理で留意すべき規程

モデル規程

を受け、もしくは求め若しくは供応を受けたとき

(13)私生活上の非違行為や施設に対する正当な理由のない誹謗中傷等で
あって、施設の名誉信用を損ない、業務に重大な悪影響を及ぼす行為をし
たとき

(14)正当な理由なく施設の業務上重要な秘密を外部に漏洩して施設に損害
を与え、または業務の正常な運営を阻害したとき

(15)その他前各号に準ずる不適切な行為があったとき

(合意退職の承認取消し)

第○条　施設は、既に合意退職の承認を受けているパートタイム職員が、退職
するまでの間に、懲戒事由に該当することが判明した場合には、その承認を
取り消し、懲戒に処することがある。

(退職金の返還)

第○条　施設は、パートタイム職員が退職後、在職中における懲戒解雇事由が
判明した場合には、退職金の一部を支給しない。

(告発)

第○条　施設は、職員に刑法その他の法令の規定に違反する行為があったこと
を知った場合には、関係機関に告発する。

(教唆および幇助)

第○条　施設は、パートタイム職員が他の職員を教唆し、または幇助して本規
則に定める懲戒事由に掲げる行為を行わせたと認められる場合には、その行
為者に準じて懲戒に処す。

(加重)

第○条　施設は、懲戒処分を受けたパートタイム職員が、その後1年以内にさ
らに懲戒処分に該当する行為をしたとき、または同時に2つ以上の懲戒該当
行為をしたときは、その懲戒を加重する。

(損害賠償)

第○条　施設は、パートタイム職員が故意または過失によって施設に損害を与
えたときは、当該パートタイム職員に対して、その全部または一部の賠償を
求めることがある。ただし、当該パートタイム職員が賠償することによって、

323

本規則の懲戒処分を免れるものではない。

　　　附　則
（施行期日）
　この規則は、＿＿＿＿年＿＿＿＿月＿＿＿＿日から施行する。

Q1 ホームヘルパーの労働時間を算定するにあたっては、ホームヘルパーの自宅から利用者宅に移動する時間は、通勤時間と考えられるため賃金の支払いは必要ない。

A ホームヘルパーの自宅から利用者宅に移動する時間は、通勤時間となりますので、賃金の支払いは不要になります。したがってこの対応は○です。

移動時間は、介護サービスの利用者宅間の移動を事業所が命じ、当該時間の自由利用がホームヘルパーに保障されていないと認められる場合には、労働時間に該当します。したがって、事業所から利用者宅への移動時間やはじめの利用者宅から次の利用者宅への移動時間であって、その時間が通常の移動に要する時間程度である場合は労働時間と考えられ、賃金の支払いが必要となります。

Q2 入職して間もないホームヘルパーを先輩ヘルパーと職場見学ということで利用者宅を同行させた。その際、教育の一環として先輩ヘルパーの指導の下、少しだけ業務に就かせたが、あくまで職場見学なので賃金の支払いは必要ない。

Q&A ○×どっち？

職場見学とは、事業所側の指揮命令を受けた作業を一切行わずに、今後、自分が就業する環境を確認することであり、少しの時間であっても、指揮命令下のもとに行った作業は、労働とみなされ賃金の支払いが必要になります。したがってこのケースでの対応は×となります。

Q3 雇用契約書に週3日勤務と明記した上で、月・水・金の週3日勤務している介護ヘルパーから有休申請があり使用させる場合、月・水・金に有休を使用させると、他のヘルパーを手配する必要があるため、火・木などに使用してもらうのが望ましい。

有給休暇は、労働契約上労働の義務のある日について、その労働の義務を免除する制度のため、本来、労働義務のない日に有休を付与することはできません。したがってこのケースでの対応は×です。
　登録ヘルパーについては、利用者の利用状況に応じて勤務に就くため、そもそも所定労働時間の確定が困難であり、比例付与への適用自体が難しいという現実があります。また、有休の付与ということに関しても、労働日に使用させると、代替ヘルパーの確

保という問題も生じますので、事業所側が有休使用を認めないケースも多々あります。

この場合、雇用契約書の労働日に幅を設け、労働日としてサービスがない日に有休を使用させる等の工夫が求められます。

登録ヘルパーの労働時間の一部について、利用者のサービス利用がキャンセルになった場合、キャンセルになった部分の６割を、ヘルパーに支払わなければならない。

休業とは、丸１日の休業だけではなく、１日の所定労働時間の一部のみを休業した場合も対象となります。したがってこの対応は○です。

また、１日の一部を休業した日の所定労働時間が、たまたま短く設定されていたとしても、その日の休業手当は平均賃金の100分の60以上の額を支払わなければならないとされています。利用者からの利用申込みの撤回（キャンセル）、利用時間帯の変更要請に対し、事業所が当該登録ヘルパーに、他の利用者宅で勤務させる等代替業務の提供を行った場合、就業規則の規定に基づく始業・終業時刻の繰上げ、繰下げによる勤務時間帯の変更や休日の振替による労働日の変更を行い、他の利用者宅で勤務させる等を行った場合には、休業手当の支払は必要ありません。

モデル就業規則（付帯）

福利厚生規程

（目的）
1．本規則は、職員の福利厚生規程に関する事項を定める。

（適用範囲）
1．本規程は、役員及び就業規則に定める職員に適用する。

（不正受給）
1．職員が虚偽の届出により本規程に定める給付金を不正に受給した場合は、給付金を即時返還しなければならない。
2．不正受給が発覚した場合、懲戒の対象となる場合がある。

（貸与）
1．入職時に以下のものを貸与する。
（1）○○○○○
（2）○○○○○
（3）○○○○○
（4）○○○○○
2．前項の貸与物については退職時に施設へ返却しなければならない。

（慶弔金）
1．職員が次のいずれかに該当し、本人または家族から申請があった場合は、次の慶弔金を支給する。
・結婚祝金
・出産祝金
・負傷疾病見舞金
・香典
・災害見舞金
2．慶弔見舞金の金額は、次の通りとする。
■結婚祝金
職員の在職中に結婚した時に支給する。職員同士が結婚した場合は各々に支給する。

モデル就業規則（付帯）

モデル規程

勤続○年未満	○万円
勤続○年以上	○万円

・既に結婚祝金を受けたことがある者については、前項の掲げる金額の半額を支給する。

■出産祝金

職員またはその配偶者が出産した場合に支給する。職員及び職員の配偶者のいずれもが当施設の職員の場合は、本人に対してのみ支給する。

一子につき　○万円

■香典

職員またはその家族が死亡した場合に支給する。ただし同一世帯2名以上が勤務している場合、重複支給はしない。

1．本人	○万円・弔電
2．本人喪主	○万円・弔電
3．配偶者、父母及び子	○万円・弔電
4．配偶者の父母及び実祖父母	○万円・弔電
5．兄弟姉妹、その他の親族（3親等以内）	弔電

■負傷疾病見舞金

職員が負傷または疾患に罹り、医師の診断により14日以上休業療養する場合に支給する。

勤続○年未満	○万円
勤続○年以上	○万円

■災害見舞金

職員の住居が災害ににより被害を被った場合に支給する。

1．住居の全壊または全焼	○万円
2．住居の半壊または半焼	○万円
3．床上浸水	○万円

3．慶弔金については、各種社会保険による給付に関わらず支給する。

（施設内懇親費）

1．施設内懇親費は、職員同士の親睦及び慰安を目的とした以下に掲げる施設内イベントに充てるものとする。

忘年会、納涼会、懇親・慰労をふまえた会食、その他、施設内での飲食物。

2．施設内懇親費は月額上限〇万円までとし、上限を超えることが見込まれる場合はあらかじめ施設の承認を得なければならない。

3．施設は、イベントの内容及び施設の業績等により、補助を認めないことがある。

4．第1項の目的以外のもの、上限を超えた懇親費については、現物支給として賃金扱いになることがある。

（研修費用）

1．研修費用は、職員教育、採用活動及び事業活動の一環として、施設外での研修、会合、有志での勉強会等を主催または参加するための費用を補助するものである。

2．研修費用の補助を希望する職員は、施設に事前申請し承認を得なければならない。

3．施設は、参加する研修等の内容および施設の業績等により、補助を認めないことがある。

4．勤務地の近隣で開催される研修等へ参加する場合の補助対象費用は、次の通りとする。

　・参加費

　・交通費

　・会場設備費

　・その他、施設が補助することが妥当であると判断した費用

5．補助額は、施設が指示をした場合を除き原則として半額を上限とする。但し、採用活動および事業活動に貢献することが見込まれると施設が判断した場合は、この上限額を超えて補助することがある。

6．公休日に施設が指示した研修等に参加した場合は、同月内に休日を振替て処理をする。

7．自己啓発の一環で研修等に参加した場合は、振替休日は与えない。

　　附　則

（施行期日）

　この規則は、＿＿＿＿年＿＿＿＿月＿＿＿＿日から施行する。

モデル就業規則（付帯）

モデル規程

育児介護休業規程

第1章　目的

（目的）
第○条　本規程は職員の育児・介護休業、子の看護休暇、介護休暇、育児のための所定外労働の免除、育児・介護のための時間外労働および深夜業の制限ならびに育児・介護短時間勤務に関する事項について定めることを目的とする。

第2章　育児休業制度

（育児休業の対象者と育児休業の申出の手続等）
第○条　育児のために休業することを希望する職員であって、1歳に満たない子と同居し、養育する者は、申出により、育児休業をすることができる。ただし、有期契約職員にあっては、申出時点において、次のいずれにも該当する者に限り、育児休業をすることができる。
　（1）入職1年以上であること
　（2）子が1歳6カ月になるまでに労働契約期間が満了し、更新されないことが明らかでないこと
2　配偶者が職員と同じ日からまたは職員より先に育児休業をしている場合、職員は、子が1歳2カ月に達するまでの間で、出生日以後の産前・産後休業期間と育児休業期間との合計が1年を限度として、育児休業をすることができる。
3　次のいずれにも該当する職員は、子が1歳6カ月に達するまでの間で必要な日数について育児休業をすることができる（平成29年10月からさらに6カ月延長することができる）。なお、育児休業を開始しようとする日は、原則として子の1歳の誕生日に限るものとする。
　（1）職員または配偶者が原則として子の1歳の誕生日の前日に育児休業をしていること
　（2）次のいずれかの事情があること
　　（ア）　保育所等に入所を希望しているが、入所できない場合
　　（イ）　職員の配偶者であって育児休業の対象となる子の親であり、1歳以

333

降育児に当たる予定であった者が、死亡、負傷、疾病等の事情により
　　　子を養育することが困難になった場合

（育児休業の申出の手続等）
第○条　育児休業を希望する者は、原則として育児休業を開始しようとする日
　　（以下「育児休業開始予定日」という）の１カ月前（第○条第５項（育児休
　　業の対象者）に基づく１歳を超える休業の場合は、２週間前）までに、育児
　　休業申出書を施設に提出することにより申し出るものとする。
　　　なお、育児休業中の有期契約職員が労働契約を更新するに当たり、引き続
　　き休業を希望する場合には、更新された労働契約期間の初日を育児休業開始
　　予定日として、育児休業申出書により再度の申出を行うものとする。
２　申し出は、次のいずれかに該当する場合を除き、一子につき１回限りとし、
　　双子以上の場合もこれを一子とみなす。ただし、産後休業をしていない職員
　　が、子の出生日または出産予定日のいずれか遅い方から８週間以内に取得し
　　た最初の育児休業については、これを１回の申し出としては数えない。
　　（1）第○条第１項（育児休業の対象者）に基づく休業をした者が、同条第５
　　　　項に基づく休業の申し出をしようとする場合または本条第１項後段の申し
　　　　出をしようとする場合
　　（2）配偶者の死亡等特別の事情がある場合
３　施設は、育児休業申出書を受け取るにあたり、必要最小限度の各種証明書
　　の提出を求めることがある。
４　育児休業申出書が提出されたときは、施設はすみやかに当該育児休業申出
　　書を提出した者（以下この章において「申出者」という）に対し、育児休業
　　取扱通知書を交付する。
５　申出の日後に申出にかかる子が出生したときは、申出者は、出生後すみや
　　かに施設に育児休業対象児出生届を提出しなければならない。

（育児休業の期間等）
第○条　育児休業の期間は、原則として、子が１歳に達するまでを限度として
　　育児休業申出書に記載された期間とする。なお、第○条第４項および第５項
　　（育児休業の対象者）に基づく休業の場合は、それぞれ定められた時期まで
　　を限度として職員の申し出た期間とする。
２　前項にかかわらず、施設は育児・介護休業法の定めるところにより育児休
　　業開始予定日の指定を行うことができる。
３　職員は、育児休業期間変更申出書により施設に対して、育児休業開始予定

モデル就業規則（付帯）

> ## モデル規程
>
> 日の１週間前までに申出ることにより、育児休業開始予定日の繰上げ変更を、また、育児休業を終了しようとする日（以下「育児休業終了予定日」という）の１カ月前（第〇条第５項（育児休業の対象者）に基づく１歳を超える休業の場合は２週間前）までに申し出ることにより、育児休業終了予定日の繰下げ変更を行うことができる。
>
> 　育児休業開始予定日の繰上げ変更および育児休業終了予定日の繰下げ変更とも、原則として１回に限り行うことができるが、第〇条第５項（育児休業の対象者）に基づく休業の場合には、第〇条第１項に基づく休業とは別に、子が１歳から１歳６カ月に達するまでの期間内で１回、育児休業終了予定日の繰下げ変更を行うことができる（平成29年10月からさらに６カ月延長することができる）。
>
> 4　育児休業期間変更申出書が提出されたときは、施設はすみやかに当該育児休業期間変更申出書を提出した者に対し、育児休業取扱通知書を交付する。
>
> 5　次の各号に掲げるいずれかの事由が生じた場合には、育児休業は終了するものとし、当該育児休業の終了日は当該各号に掲げる日とする。
>
> （１）子の死亡等育児休業にかかる子を養育しないこととなった場合、当該事由が生じた日
>
> （２）育児休業にかかる子が１歳に達した場合、子が１歳に達した日（第〇条第４項（育児休業の対象者）に基づく休業の場合を除く。第〇条第５項（育児休業の対象者）に基づく休業の場合は、子が１歳６か月に達した日（平成29年10月からは２歳）
>
> （３）申出者について、産前産後休業、介護休業または新たな育児休業期間が始まった場合、当該休業開始日の前日
>
> （４）第〇条第４項（育児休業の対象者）に基づく休業において、出生日以後の産前・産後休業期間と育児休業期間との合計が１年に達した場合、当該１年に達した日
>
> 6　前項（１）の事由が生じた場合には、申出者は原則として当該事由が生じた日に施設にその旨を通知しなければならない。

第３章　介護休業制度

（介護休業の対象者）

第〇条　要介護状態にある家族を介護する職員は、申し出により、介護を必要とする家族１人につき、のべ93日間までの範囲内で３回を上限として介護

休業をすることができる。ただし、有期契約職員にあっては、申出時点において、次のいずれにも該当する者に限り、介護休業をすることができる。
（1）入職1年以上であること
（2）介護休業開始予定日から93日を経過する日から6カ月を経過する日までに労働契約期間が満了し、更新されないことが明らかでないこと

（介護対象となる家族）
第○条　この要介護状態にある家族とは、負傷、疾病または身体上もしくは精神上の障害により、2週間以上の期間にわたり常時介護を必要とする状態にある次の者をいう。
（1）配偶者
（2）父母
（3）子
（4）配偶者の父母
（5）祖父母、兄弟姉妹または孫であって職員が同居し、かつ扶養している者
（6）上記以外の家族で施設が認めた者

（介護休業の申出の手続等）
第○条　介護休業をすることを希望する職員は、原則として介護休業開始予定日の2週間前までに、介護休業申出書を提出することにより申出るものとする。なお、介護休業中の期間契約職員が労働契約を更新するにあたり、引き続き休業を希望する場合には、更新された労働契約期間の初日を介護休業開始予定日として、介護休業申出書により再度の申出を行うものとする。
2．申し出は、特別の事情がない限り、対象家族1人につき1要介護状態ごとに1回とする。
　　ただし、前項後段の申出をしようとする場合にあっては、この限りでない。
3．施設は介護休業申出書を受け取るにあたり、必要最小限度の各種証明書の提出を求めることがある。
4．介護休業申出書が提出されたときは、施設は速やかに当該介護休業申出書を提出した者（以下「申出者」という）に対し、介護休業取扱通知書を交付する。

（介護休業の期間等）
第○条　介護休業の期間は、対象家族1人につき、原則として通算93日間の範囲（介護休業開始予定日から起算して93日を経過する日までをいう）内

モデル就業規則（付帯）

モデル規程

で、介護休業申出書に記載された期間とする。ただし、同一家族について、異なる要介護状態について介護休業をしたことがある場合または介護短時間勤務の適用を受けた場合は、その日数も通算して93日間までを原則とする。

2．介護休業を開始しようとする日の2週間前までに申出がなされなかった場合には、前項にかかわらず、施設は育児・介護休業法の定めるところにより休業開始予定日の指定を行うことができる。なお、指定することができる日は申出者が休業を開始しようとする日以後、申し出の日の翌日から起算して2週間を経過する日までの間のいずれかの日とする。

3．職員は介護休業期間変更申出書により、介護休業を終了しようとする日（以下「介護休業終了予定日」という）の2週間前までに申し出ることにより、介護休業終了予定日の繰り下げ変更を行うことができる。この場合において、介護休業開始予定日から変更後の介護休業終了予定日までの期間は通算93日（異なる要介護状態について介護休業をしたことがある場合または介護短時間勤務の適用を受けた場合には、93日からその日数を控除した日数）の範囲を超えないことを原則とする。

4．介護休業期間変更申出書が提出されたときは、施設は速やかに申出者に対し、介護休業取扱通知書を交付する。

5．次の各号のいずれかに該当する事由が生じた場合には、介護休業は終了するものとし、当該介護休業の終了日は当該各号に掲げる日とする。

（1）家族の死亡等介護休業に係る家族を介護しないこととなった場合
　　当該事由が発生した日（この場合において利用者が出勤する日は事由発生の日から2週間以内であって、施設と利用者が話し合いの上決定した日とする）

（2）申出者について、産前産後休業、育児休業または新たな介護休業が始まった場合
　　産前産後休業、育児休業または新たな介護休業の開始日の前日

6．前項第1号の事由が生じた場合には、申出者は原則として当該事由が生じた日にその旨を通知しなければならない。

第4章　所定外労働の免除

（育児のための所定外労働の免除）
第○条　3歳に満たない子を養育する職員が当該子を養育するために申し出た場合には、事業の正常な運営に支障がある場合を除き、所定労働時間を超え

337

て労働させることはない。

2．前項にかかわらず、労使協定により適用除外とされた次の各号に該当する職員についてはこの限りでない。

（1）入職1年未満の者

（2）1週間の所定労働日数が2日以下の者

3．申出をしようとする者は、1回につき1カ月以上1年以内の期間（以下「免除期間」という）について、免除を開始しようとする日（以下「免除開始予定日」という）および免除を終了しようとする日を明らかにして、原則として免除開始予定日の1カ月前までに、育児のための所定外労働免除申出書を提出しなければならない。この場合において、免除期間は次条第3項に規定する制限期間と重複しないようにしなければならない。

4．施設は、所定外労働免除申出書を受け取るにあたり、必要最小限度の各種証明書の提出を求めることがある。

5．申出の日後に申し出に係る子が出生したときは、所定外労働免除申出書を提出した者（以下「申出者」という）は、出生後2週間以内に所定外労働免除対象児出生届を提出しなければならない。

6．免除開始予定日の前日までに、申出に係る子の死亡等により申出者が子を養育しないこととなった場合には、申出はされなかったものとみなす。この場合において、申出者は原則として当該事由が生じた日にその旨を通知しなければならない。

7．次の各号のいずれかに該当する事由が生じた場合には、免除期間は終了するものとし、当該免除期間の終了日は当該各号に掲げる日とする。

（1）子の死亡等免除に係る子を養育しないこととなった場合
　　当該事由が発生した日

（2）免除に係る子が3歳に達した場合
　　当該3歳に達した日

（3）申出者について、産前産後休業、育児休業または介護休業が始まった場合
　　産前産後休業、育児休業または介護休業の開始日の前日

8．前項第1号の事由が生じた場合には、申出者は原則として当該事由が生じた日にその旨を通知しなければならない。

モデル就業規則（付帯）

> モデル規程

第5章　時間外労働の制限

（育児・介護のための時間外労働の制限）

第○条　小学校就学の始期に達するまでの子を養育する職員が当該子を養育するため、または要介護状態にある家族を介護する職員が当該家族を介護するために申し出た場合には、就業規則の規定および時間外労働に関する協定にかかわらず、事業の正常な運営に支障がある場合を除き、１カ月について24時間、１年について150時間を超えて時間外労働をさせることはない。

2．前項にかかわらず、次の各号のいずれかに該当する職員は育児・介護のための時間外労働の制限を申し出ることはできない。

（1）日々雇用される者

（2）入職１年未満の者

（3）１週間の所定労働日数が２日以下の者

3．申出をしようとする者は、１回につき１カ月以上１年以内の期間（以下「制限期間」という）について、制限を開始しようとする日（以下「制限開始予定日」という）および制限を終了しようとする日を明らかにして、原則として制限開始予定日の１カ月前までに、育児・介護のための時間外労働制限申出書を提出しなければならない。この場合において、制限期間は前条第３項に規定する免除期間と重複しないようにしなければならない。

4．施設は時間外労働制限申出書を受け取るにあたり、必要最小限度の各種証明書の提出を求めることがある。

5．申出の日後に申出に係る子が出生したときは、時間外労働制限申出書を提出した者（以下「申出者」という）は、出生後２週間以内に時間外労働制限対象児出生届を提出しなければならない。

6．制限開始予定日の前日までに、申出に係る家族の死亡等により申出者が子を養育または家族を介護しないこととなった場合には、申出はされなかったものとみなす。この場合において、申出者は原則として当該事由が生じた日にその旨を通知しなければならない。

7．次の各号のいずれかに該当する事由が生じた場合には、制限期間は終了するものとし、当該制限期間の終了日は当該各号に掲げる日とする。

（1）家族の死亡等制限に係る子を養育または家族を介護しないこととなった場合

　　当該事由が発生した日

（2）制限に係る子が小学校就学の始期に達した場合

339

子が６歳に達する日の属する年度の３月31日
（３）申出者について産前産後休業、育児休業または介護休業が始まった場合
産前産後休業、育児休業または介護休業の開始日の前日
8．前項第１号の事由が生じた場合には、申出者は原則として当該事由が生じ
た日にその旨を通知しなければならない。

第６章　深夜業の制限

（育児・介護のための深夜業の制限）
第○条　小学校就学の始期に達するまでの子を養育する職員が当該子を養育す
るため、または要介護状態にある家族を介護する職員が当該家族を介護する
ために申し出た場合には、就業規則の規定にかかわらず、事業の正常な運営
に支障がある場合を除き、午後10時から午前５時までの間（以下「深夜」
という）に労働させることはない。
2．前項にかかわらず、次の各号のいずれかに該当する職員は深夜業の制限を
申し出ることができない。
（１）日々雇用される者
（２）入職１年未満の者
（３）申出に係る家族の16歳以上の同居の家族が次のいずれにも該当する者
（ア）深夜において就業していない者（１カ月について深夜における就業が
３日以下の者を含む）であること
（イ）心身の状況が申出に係る子の養育または家族の介護をすることができ
る者であること
（ウ）６週間（多胎妊娠の場合にあっては14週間）以内に出産予定でなく、
かつ産後８週間以内でない者であること
（４）１週間の所定労働日数が２日以下の者
（５）所定労働時間の全部が深夜にある者
3．申出をしようとする者は、１回につき１カ月以上６カ月以内の期間（以下
「制限期間」という）について、制限を開始しようとする日（以下「制限開
始予定日」という）および制限を終了しようとする日を明らかにして、原則
として制限開始予定日の１カ月前までに、育児・介護のための深夜業制限申
出書を提出しなければならない。
4．施設は深夜業制限申出書を受け取るにあたり、必要最小限度の各種証明書
の提出を求めることがある。

モデル就業規則（付帯）

モデル規程

5．申出の日後に申し出に係る子が出生したときは、深夜業制限申出書を提出した者（以下「申出者」という）は、出生後2週間以内に深夜業制限対象児出生届を提出しなければならない。

6．制限開始予定日の前日までに、申出に係る家族の死亡等により申出者が子を養育または家族を介護しないこととなった場合には、申し出はされなかったものとみなす。この場合において、申出者は原則として当該事由が生じた日にその旨を通知しなければならない。

7．次の各号のいずれかに該当する事由が生じた場合には、制限期間は終了するものとし、当該制限期間の終了日は当該各号に掲げる日とする。

（1）家族の死亡等制限に係る子を養育または家族を介護しないこととなった場合

　　当該事由が発生した日

（2）制限に係る子が小学校就学の始期に達した場合

　　子が6歳に達する日の属する年度の3月31日

（3）申出者について産前産後休業、育児休業または介護休業が始まった場合

　　産前産後休業、育児休業または介護休業の開始日の前日

8．前項第1号の事由が生じた場合には、申出者は原則として当該事由が生じた日にその旨を通知しなければならない。

9．深夜業の制限を受ける職員に対して、施設は必要に応じて昼間勤務へ転換させることがある。

第7章　勤務時間の短縮措置

（育児短時間勤務）

第○条　3歳に達するまでの子と同居し養育する職員は、申し出ることによって、1日の所定労働時間を6時間とする勤務（うち休憩時間は正午から午後1時までの1時間とする）に変更することができる。また、1歳に満たない子を養育する女性職員は、更に別途30分ずつ2回の育児時間を請求することができる。

2．前項にかかわらず、次のいずれかに該当する職員は育児短時間勤務をすることができない。

（1）日々雇用される者

（2）1日の所定労働時間が6時間以下である者

（3）労使協定によって適用除外とされた次の者

（ア）入職１年未満の者

（イ）１週間の所定労働日数が２日以下の者

（ウ）業務の性質または業務の実施体制に照らして所定労働時間の短縮措置を講ずることが困難と認められる業務として別に定める業務に従事する者

３．申出をしようとする者は、１回につき、１カ月以上１年以内の期間について、短縮を開始しようとする日および短縮を終了しようとする日を明らかにして、原則として短縮開始予定日の１カ月前までに、育児短時間勤務申出書を提出しなければならない。

４．申出書が提出されたときは、施設は速やかに申出者に対し、育児短時間勤務取扱通知書を交付する。

５．本制度の適用を受ける間の賃金については、別途定める賃金規程に基づき、時間給換算した額を基礎とした実労働時間分の基本給と諸手当を支給する。

６．賞与については、その算定対象期間に本制度の適用を受ける場合においては、短縮した時間に応じて減額を行うものとする。

７．賃金の改定および退職金の算定にあたっては、本制度の適用を受ける期間は通常の勤務をしているものとみなす。

（育児短時間勤務の代替措置）

第○条の２　前条第２項第３号（ウ）に該当する職員は、申し出ることにより、就業規則の規定にかかわらず、職員の過半数を代表する者との間で締結された労使協定に基づき、始業および終業の時刻を職員の自主的決定に委ねることとして、フレックスタイム制により勤務することができる。

（介護短時間勤務）

第○条　要介護状態にある家族を介護する職員は申し出ることによって、対象家族１人あたり通算して93日の範囲内で、１日の所定労働時間を６時間とする勤務（うち休憩時間は正午から午後１時までの１時間とする）に変更することができる。ただし、同一家族について既に介護休業をした場合または異なる要介護状態について介護短時間勤務の適用を受けた場合は、その日数も通算して93日までを原則とする。

２．前項にかかわらず、次のいずれかに該当する職員は介護短時間勤務をすることができない。

（１）日々雇用される者

（２）１日の所定労働時間が６時間以下である者

（３）労使協定によって適用除外とされた次の者

モデル就業規則（付帯）

モデル規程

（ア）入職1年未満の者

（イ）1週間の所定労働日数が2日以下の者

3．申出をしようとする者は、1回につき、93日（介護休業をした場合または異なる要介護状態について介護短時間勤務の適用を受けた場合は、93日からその日数を控除した日数）以内の期間について、短縮を開始しようとする日および短縮を終了しようとする日を明らかにして、原則として短縮開始予定日の2週間前までに、介護短時間勤務申出書を提出しなければならない。

4．申出書が提出されたときは、施設は速やかに申出者に対し、介護短時間勤務取扱通知書を交付する。その他適用のための手続等については、第8条から第10条までの規定を準用する。

5．本制度の適用を受ける間の賃金については、別途定める賃金規程に基づき、時間給換算した額を基礎とした実労働時間分の基本給と諸手当を支給する。

6．賞与については、その算定対象期間に本制度の適用を受ける場合においては、短縮した時間に応じて減額を行うものとする。

7．賃金の改定および退職金の算定にあたっては、本制度の適用を受ける期間は通常の勤務をしているものとみなす。

第8章　子の看護休暇

（子の看護休暇）

第○条　小学校就学の始期に達するまでの子を養育する職員は、負傷し、または疾病にかかった当該子の世話をするために、または当該子に予防接種や健康診断を受けさせるために、就業規則第○条（年次有給休暇）に規定する年次有給休暇とは別に、当該子が1人の場合は1年間につき5日、2人以上の場合は1年間につき10日を限度として、子の看護休暇を取得することができる。この場合の1年間とは、4月1日から翌年3月31日までの期間とする。

2　子の看護休暇は、半日単位で取得することができる。

第9章　介護休暇

（介護休暇）

第○条　要介護状態にある家族の介護その他の世話をする職員は、就業規則第○条（年次有給休暇）に規定する年次有給休暇とは別に、当該家族が1人の

343

場合は１年間につき５日、２人以上の場合は１年間につき10日を限度として、介護休暇を取得することができる。この場合の１年間とは、４月１日から翌年３月31日までの期間とする。

2　介護休暇は、半日単位で取得することができる。

第10章　その他の事項

（賃金等の取扱い）

第○条　育児・介護休業の期間については、基本給その他の月毎に支払われる賃金は支給しない。

2．子の看護休暇取得日及び介護休暇取得日については、所定の計算によって算出した不就労分を各月の賃金から控除する。

3．賃金の改定は育児・介護休業の期間中は行わないものとし、育児・介護休業期間中に賃金改定日が到来した者については、復職後に改定するものとする。

4．退職金の算定にあたっては、育児・介護休業をした期間を勤務したものとして勤続年数を計算するものとする。

（介護休業期間中の社会保険料の取扱い）

第○条　介護休業により賃金が支払われない月における社会保険料の被保険者負担分は、各月に施設が納付した額を○日までに職員に請求するものとし、職員は施設が指定する日までに支払うものとする。

（復職後の勤務）

第○条　育児・介護休業後の勤務は、原則として休業直前の部署及び職務とする。

2．前項にかかわらず、職員の希望がある場合及び組織の変更等やむを得ない事情がある場合には、部署および職務の変更を行うことがある。

（年次有給休暇）

第○条　年次有給休暇の権利発生のための出勤率の算定にあたっては、育児・介護休業をした日ならびに子の看護休暇及び介護休暇を取得した日は出勤したものとみなす。

モデル就業規則（付帯）

（法令との関係）

第○条　育児・介護休業、子の看護休暇、介護休暇、育児のための所定外労働の免除、育児・介護のための時間外労働及び深夜業の制限、育児・介護短時間勤務に関して、本規程に定めのないことについては、育児・介護休業法その他の法令の定めるところによる。

附　則

（施行期日）

この規則は、＿＿＿＿年＿＿＿＿月＿＿＿＿日から施行する。

車両管理規程

（目的）

第○条　この規程は、業務に使用する車両の運用管理に関する事項を定めたものであり、車両の効率的運用と運転者の安全を図ることを目的とする。

（車両の定義）

第○条　この規程で車両とは、道路交通法で定める自動車および原動機付自転車で、施設所有及び施設外から借り上げたものをいう。

２．施設外から借り上げた車両には、所定の手続きにより施設の許可を得た個人所有の車両も含むものとする。

（安全運転管理者）

第○条　道路交通法第74条の２の定めにより、施設に安全運転管理者をおく。

（車両台帳）

第○条　施設には、車両の車種、登録番号、事故の記録、自賠責保険等保険に関する事項及び保管場所など車両管理上必要な事項が記載された車両台帳を常備する。

（運転者台帳）

第○条　施設職員であって第○条（使用手続き）に規定する使用手続きを経て車両の運転に当たるものについては、運転者台帳を施設に常備する。

345

（運転者心得）
第○条　車両を運転する者は、道路交通法その他の交通関係法規を遵守し、人命尊重の精神で安全運転を心がけ、施設の名誉体面を傷つけることのないよう努めなければならない。

（車両の修理等）
第○条　車両の修理、検査及び整備などについては、施設へ連絡し、施設の指示によって行うものとする。ただし、事故その他緊急を要する場合にはこの限りではない。
２．運転の不注意または粗暴な運転に起因する故障の場合は、修理費の全部または一部を使用者に負担させるものである。

（使用手続き）
第○条　車両を使用しようとする者は、あらかじめ運転者として運転者台帳に登録し、所属長の許可を受けなければならない。

（運用報告）
第○条　施設車両を使用する者は、定期的に車両の使用状況を施設に報告しなければならない。
２．車両使用者は、車両の使用状況及び車両管理上必要と考えられる意見を施設に具申しなければならない。

（車両およびキーの保管）
第○条　車両は、常に施設の定める所定の場所に保管し、道路上など所定場所以外に放置してはならない。
２．車両のキーは、業務につくときには所属長の許可を得て持ち出し、業務が終了したときは車両に施錠したかどうかを確認し、所定の場所に返却し、所属長の確認を得なければならない。

（損害賠償）
第○条　車両を所定の場所に保管せず、違法に放置したり、また施錠しなかったことにより盗難または損傷を受けた場合には、車両使用者はその損害の賠償を免れない。

モデル就業規則（付帯）

モデル規程

（車両の私的使用）
第○条　施設車両を私的に使用することは、絶対に認めない。
　1．休日の私的使用の禁止
　2．施設車両の使用を認められた者は、他に運転させてはならない

（個人所有車両の業務使用）
第○条　個人使用の車両を業務に使用することは原則として認めない。ただし、やむを得ない事由により施設の許可を得た場合は、この限りではない。

（個人所有車両の業務使用の届出）
第○条　前条の許可基準を満たす者が、個人所有の車両を業務に使用する場合には、損害保険の加入状況など施設で定めた必要事項及び運転免許証ならびに車検証の写しを、所属長を通じて施設に届け出なければならない。

（事故報告および事故処理）
第○条　業務遂行中に事故を起こし、または起こされた場合は、所属長を通じて施設に報告しなければならない。
　2．事故が発生した場合には、その処理は施設が行う。また事故発生に際しては、施設を通すことなく個人で勝手に示談をしてはならない。

（事故による賠償責任）
第○条　業務運行中に車両使用者が起こした事故による損害賠償の責任は、施設が負うものとする。ただし、事故当事者である車両使用者が、故意または重大な過失により事故を発生させた場合には、車両使用者はその損害賠償の責を免れない。

（罰金、科料の負担）
第○条　車両使用者の故意または過失による法令違反に対する罰金、科料については、車両使用者の負担とする。

　　　附　則
（施行期日）
　この規則は、＿＿＿＿年＿＿＿＿月＿＿＿＿日から施行する。

能力開発規程

（目的）
第○条　この規程は、就業規則第○条（能力開発）の規定に基づき、職員の能力開発に関する事項を定めたものである。
2　当施設は、職員の能力開発を図ることによって職員の資質向上ならびに職務能力の増進を図り、よって当施設の経営を効率良く推進しようとするものである。

（教育訓練計画）
第○条　施設は経営方針に照らして、職員の能力開発について中長期あるいは短期的に課題を把握し、いかなる教育訓練が必要であるかを勘案して、教育訓練計画を策定する。

（能力開発推進委員会）
第○条　能力開発の効果的推進を図るため、能力開発推進委員会（以下、「委員会」という）を置く。
2　委員会は、次に掲げる事項を協議し推進する。
　（1）教育訓練の推進計画に関すること
　（2）教育訓練の総合調整に関すること
　（3）教育訓練の調査及び研究に関すること
　（4）その他教育訓練に関する必要な事項
3　委員会の総括責任者は、□□をもって充てる。
4　委員会の組織及び運営に関し必要な事項は、別に定めるところによる。

（施設長の責務）
第○条　施設長は、職員の能力開発を支援するとともに、職員が積極的に研修して参加できる機会を与え、研修に参加した者が研修期間中、研修に専念できるよう努めなければならない。

（職員の義務）
第○条　職員は、日常的に能力の開発を図り、当施設内外の研修に積極的に参加するとともに、常に自己研鑽に努めなければならない。

モデル就業規則（付帯）

モデル規程

（教育訓練の実施基準）

第○条　教育訓練は、職員に対し職務の遂行に必要な知識及び技術ならびに職員としての一般教養を向上させるため、合理的な基準に基づき、かつ、すべての職員にその機会を与えるよう計画し、実施しなければならない。

（教育訓練の種類）

第○条　教育訓練は、次の種類に分けて実施する。

（1）職場内教育訓練（OJT）

　　業務目標を達成するために、実務能力の向上に必要な教育を、日常業務を通して実施する

（2）職場外教育訓練（OFF・JT）

　（ア）階層別教育訓練

　　　管理職・中堅職員・新入職員等の階層別に、その役割向上に必要な教育を実施する

　（イ）職能別教育訓練

　　　介護・看護・事務等の担当する職能別に、その知識・技能の向上に必要な教育を実施する

　（ウ）テーマ別教育訓練

　　　問題解決手法·有効な時間活用法等業務推進のための各種手法修得と、その知識・技能の向上に必要な教育を実施する

　（エ）年齢別教育訓練

　　　35歳・45歳・55歳研修、生涯学習をベースに、意義ある人生設計について、その知識・技能の向上に必要な教育を実施する

　（オ）自己啓発教育訓練

　　　通信教育・公的資格取得の奨励制度を導入し、自己啓発の努力による知識・能力の向上に援助を与える

（教育訓練の実施通知）

第○条　年度教育訓練（能力開発）計画書（自己啓発教育訓練を含む）に基づく教育訓練の実施にあたっては、年度初めに所属長および受講者利用者に施設長が通知する。

（教育訓練結果の報告）

第○条　教育訓練を受講した者は、事後速やかに教育訓練レポートを所属長経由で施設長宛に提出するものとする。

349

（教育訓練結果の効果測定と運営）

第○条　教育訓練の結果は、職員の訓練後における日常業務への活用度、業務への反映度を評価・分析・記録し、その結果を測定する。

2　実施された教育訓練の効果測定は、委員会において計画的・継続的に検討し、次期の教育訓練計画に反映させるものとする。

3　教育訓練の評価は、昇格その他の人事管理に活用する。

（教育訓練に要する費用）

第○条　教育訓練に要する費用については、次のように取り扱う。

（1）教育訓練の受講料、教材等は当施設の負担とする。

（2）教育訓練を受けるために要する交通費、日当、宿泊料は、出張旅費規程を適用し、その実費を支給する。

（3）教育訓練が時間外に及ぶ場合であっても時間外手当は支給しない。

（4）自己啓発については公的助成制度を活用する。

（表彰）

第○条　第○条（教育訓練の種類）における教育訓練修了者もしくは資格取得者、通信教育修了者を表彰する。

　　　附　則

（施行期日）

　この規則は、＿＿＿＿年＿＿＿＿月＿＿＿＿日から施行する。

正職員転換制度規程

（目 的）

第○条　この規程は、契約職員就業規則第○条の定めにより、契約職員の正職員転換制度（以下、転換制度という）について定めたものである。

（転換制度への応募資格）

第○条　契約職員が次の各号に規定する内容を全て満たした場合に限り、転換制度に応募することができる。

（1）正職員と同様の労働時間で勤務できること

（2）心身ともに健康であり、意欲があること

モデル就業規則（付帯）

モデル規程

（3）勤続年数が3年以上であること
（4）異動に応じることができること
（5）所属長の推薦があること

（転換制度への応募期間）
第○条　契約職員が、正職員転換制度へ応募しようとするときは、所属長の推薦を得て、所定の書式により応募するものとする。

（選抜の方法）
第○条　契約職員が正職員に転換できるかどうかは、次の方法により試験を行い決定する。
（1）適性試験
（2）面接試験
2　前項の試験の結果については、○週間以内に本人へ書面により通知する。

（転換の時期）
第○条　第○条（選抜の方法）の転換試験に合格した者は、通知を受けた日の属する月の翌月1から、辞令を交付して正職員に転換する。

（年次有給休暇）
第○条　契約職員から正職員に転換した者については、契約職員の時の勤続年数を通算する。

附則この規程は＿＿＿年＿＿＿月＿＿＿日から施行する。

351

知っておきたい基礎知識

労基法に関する
運用Q&A

●労働基準法とはどんな法律？どんな時に必要？

　労務管理を学ぶ上で、いくら法律を学んだとしても、現実は法律どおりにはいきません。「労働基準法及び関連諸法を守っていては、事業所経営が成りたちません」、という言葉がよく聞かれます。

　しかし、法律は、社会生活を送る上での行動規範です。

　社会秩序を保つために、杓子定規に書かれていますが、日常生活が法律で規律されている法治国家においては、守るべき基準となるものです。労働法は、人を雇用して事業を行う経営者、生活の糧を得るために仕事に励む労働者が、共に、社会（職場）秩序を保つための行動規範となるもので、知らなければ力を主張できませんし、いざという時には喧嘩（固有の権利行使）もできません。

　いくら現実は法律どおりに行かないとしても、知っておかなければ不要なところで、経営リスクを高める結果になりかねません。

　よりよい事業所経営を行っていくには、知る必要がある要素です。とかく職員の法律に関する知識が高まっている現在において、「これまでは何事もなかった」は、通用しません。法律と実務の双方を併せて学ぶことで、はじめて労務管理を理解し、実践できるのです。

　労働基準法は、賃金、労働時間、休暇といった労働条件の最低基準を定め、また労働者を保護するための法律です。労働者の労働条件の

352

基準を定め不当に労働を強要されないよう、労働者と使用者が対等の立場にたって、労働協約、就業規則および労働契約を決定し、労働者、使用者とも誠実に義務を履行しなければならないことを規定しています。

労働基準法は労働者にとっても、使用者にとっても切っても切れない法律といわれるほど、様々な場面で必要になります。

●定期的な改正法の確認を !!

時代は変革しています。それとともに実態に合っていない法律に関しては見直しが行われ、改正法として日々情報発信されています。事業所に伺うと、改正法に対応できていない就業規則を目にすることが多々ありますが、現場管理者レベルにおいては、その旧態の就業規則の情報すら周知されていない現状も多く見受けられます。

介護現場においては、人員不足や日々の業務に忙殺され、管理者的立場である管理者とはいえ、労務管理を集中して行う時間は確保できていないと思います。しかし、冒頭でも述べたとおり、知らないでは済まされない状況になっています。

休暇日数を間違えたくらいならまだよいでしょう。

例えば、労働契約法の「雇止め法理」を理解しないままに、雇止めを行ってしまい、その労働者から訴えられたらどうでしょうか?

今までは何も起こらずに済んだかもしれません。しかし、これからは何が起こるか分かりません。

自ら各省庁のホームページで確認するには時間もありませんし、難解な言い回しに苦慮しますので、情報誌等で是非、定期的に労働法関連の改正法の確認を継続していく必要があります。

結果として、皆様の労務管理に関する知識は、飛躍的に上昇するはずです。

（以下の解説は、MICメディカ出版：Nursing BUSINESS第9巻3号に著者が執筆掲載したものを、同社のご好意により加筆修正をして紹介したものです）

総　　則

1．給与水準が高いので今後の事を考えて下げてもよいか？

　事業所の都合で給料を引き下げたり、各種手当てを減らすなど、職員にとって都合の悪い変更、つまり、不利益変更を行う事は原則として法律上禁止されています。

　しかし、どのような場合にも給料の引き下げが不可能というわけではありません。たとえば、事業所が存続の危機にあるような状況で、無理をして給料を支払っていたら、事業所は倒産してしまうかもしれません。そうなれば当然、労働者も困るわけです。

　ですから、客観的に見て止むを得ないような場合に限り、正式な手続きを踏んでいれば、賃金の引き下げなどの不利益変更を行っても違法とはなりません。

　また、職員が合意した上で、事業所と職員の労働契約が変更されれば、給料の引き下げも可能です。就業規則によって規定されている手当などについては、これを変更することで引き下げることができます。

2．外国人労働者に対して、日本人より低額な賃金に設定しても問題ないか？

　労働基準法（第3条）は、「使用者は労働者の国籍、信条または社会的身分を理由として、賃金・労働時間その他の労働条件について差別的取扱いをしてはならない。」と厳しく定めています。つまり、日本で外国人を雇用するときには、同じ職種・同じような雇用形態（正社員・パート等の区別）で働いている他の日本人労働者とまったく同じ労働条件（給与・労働時間など）の下、雇用しなければなりません。

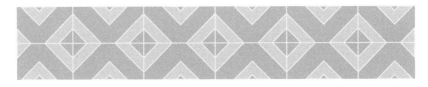

労基法に関する運用Q&A

労働契約

３．長期雇用していた契約職員を契約満了で退職させてよいか？

　有期労働契約（期間を定めて締結された労働契約）については、契約更新の繰り返しにより、一定期間雇用を継続したにもかかわらず、突然、契約更新をせずに期間満了をもって退職させる等の、いわゆる「雇い止め」をめぐるトラブルが大きな問題となっています。

　事業所は、有期労働契約（有期労働契約が３回以上更新されているか、１年を超えて継続して雇用されている職員に限ります。なお、あらかじめ当該契約を更新しない旨、明示されているものを除きます）を更新しない場合には、少なくとも契約の期間が満了する日の30日前までに、その予告をしなければなりません。

４．雇用条件は口頭で明示してもよいか？

　労働基準法は、労働者の雇い入れに際し、使用者は労働条件を書面により明示すべきことを義務付けています。（労働基準法第15条）（具体的には、下表の（１）～（５）、ただし（４）の＊を除く。その他は口頭で可）この規定は、労働者を雇い入れる際の義務規定であるので、雇い入れ後の労働条件の変更については該当しません。ただし、有期契約の場合で契約を更新する際には、新たな契約となりますのでこの規定が適用になります。

労働条件の明示事項

絶対的明示事項	
（１）	労働契約の期間に関する事項
（２）	就労の場所、従事すべき業務に関する事項
（３）	始業・終業時刻、所定労働時間を超える労働の有無、休憩時間、休日、休暇、交替制の就業時転換方法に関する事項
（４）	賃金の決定、計算と支払の方法、賃金の締切り及び支払の時期〈＊昇給に関する事項〉
（５）	退職に関する事項
相対的明示事項（定めがあれば明示が必要）	
（６）	退職手当の定めが適用される労働者の範囲、退職手当の決定、計算及び支払の方法、支払の時期に関する事項
（７）	臨時に支払われる賃金、賞与等、最低賃金額に関する事項

355

(8)	労働者に負担させる食費、作業用品に関する事項
(9)	安全・衛生に関する事項
(10)	職業訓練に関する事項
(11)	災害補償、業務外の傷病扶助に関する事項
(12)	表彰、制裁に関する事項
(13)	休職に関する事項

※平成20年4月より、改正パートタイム労働法（短時間労働者の雇用管理の改善等に関する法律）が施行され、事業主は、パートタイム労働者を雇い入れる際「昇給の有無」、「退職手当の有無」、「賞与の有無」を文書等で明示することが義務化されました。また、雇い入れ後、パート労働者から求められたとき、事業主は、そのパートタイム労働者の待遇を決定するに当たって考慮した事項を説明することが義務化されました。

　また、平成27年4月より、文書などの交付により相談窓口（担当者の部署・役職・氏名など）を明示することが義務化されました。

賃　金

5．1日で退職した職員に賃金は支払わなくてもよいか？

　労働基準法では、賃金支払いの5原則がありますので、その考え方からも、たとえ半日であっても、既往の労働に対する賃金支払いの必要があります。
〈賃金支払いの5原則〉労働基準法第24条
1．通貨払いの原則
　原則として賃金は通貨で支払わなければならない。
　また労働者本人の同意を得た場合、労働者が指定する本人名義の金融機関に振り込むことができる。
2．全額払いの原則
　賃金は、定めがあるものを除き一部を控除することなく、その全額を支払わなければならない。
3．毎月1回以上の原則
　賃金払いの期の間隔が開きすぎるのは、労働者の生活上の不安を招くことになるため毎月1回以上支払わなくてはならない（月2回、週1回ずつでもよい）。
4．一定期日払いの原則
　支払日が不安定で間隔が一定しないと、労働者の計画的な生活が困難になるため期日を決めて支払わなくてはならない。

労基法に関する運用Q&A

5．直接払いの原則

　賃金は、原則として代理人等ではなく直接労働者本人に支払わなければならない。

賃　金

6．時間外手当の単価の基礎額に手当を含めなくてもよいか？

　各種手当を含めずに、基本給だけを時間外手当の基礎額に含めているケースが見受けられますが、労働基準法では、役職手当や皆勤手当、資格手当、処遇改善加算金等、以下に記載する手当以外は時間外手当の単価の基礎額に含めなければなりません。（労働基準法施行規則第21条）

●家族手当

　扶養家族数に関係なく一律に支払われるものは、ここでいう家族手当に該当しません。

●通勤手当

　通勤距離や通勤の実費に応じて支給される手当のことで、実際の距離や費用に関係なく一律に支給される場合は、ここでいう通勤手当に該当しません。

●別居手当

　業務の都合で、扶養家族と別居を余儀なくされた職員に対して、別居することで生活費が増える部分を補うために支給するものです。単身赴任手当などがこれにあたります。

●子女教育手当

　職員の子ども（子弟）の教育費を補うために支給されるものがこれにあたります。

●住宅手当

　家賃やローンの一定比率を支給するものや、家賃やローンの金額ごとに「家賃が4万から5万なら住宅手当1万円」という様に、いくつかの区分に分けて支給するものがこれにあたります。住宅の種類ごとに一律に定額で支給する場合は、ここでいう住宅手当に該当しません。

●臨時に支払われた賃金

　退職金や私傷病見舞金など、臨時的に支払われるものがこれにあたります。

●1カ月を超える期間ごとに支払われる賃金

　賞与や1カ月を超える期間の出勤成績によって支給される精勤手当、1カ月を超える一定期間の継続勤務に対して支給される、勤続手当などがこれにあたります。

357

労働時間

7．時間外労働を自己申告制で管理しているが、注意すべき点は？

　最近では、就業規則上の"始業・終業時刻"と実際の"出社・退社時刻"との乖離時間について、自己申告により乖離事由の記録を残すという対応が求められてきています。

　残業時間を申請するのはもちろんのこと、残業時間ではない時間についても積極的に「残業時間ではない」という申告を、職員自ら行ってもらうというものです。

　たとえば、朝の通勤ラッシュを避けるために、始業時刻の1時間も前に出社する職員がいたとします。事業所は残業（早出）の指示を出しているわけではない場合、その1時間を労働時間とは認めないでしょう。このようなときには、本人が、日々始業前に出社する理由を確認した上で、「始業前の1時間は残業（早出）ではありません」という申告をしてもらい、記録に残すことが必要です。

　タイムカードや勤怠管理簿に、手書きで自己申告する方法もありますが、あらかじめシステムで始業・終業時刻との乖離が発生した場合に、エラーメッセージを表示させ、乖離の理由を本人が入力をしないとメッセージが消えないなどの運用とすることが望ましいです。終業時刻と打刻時刻の乖離についても、同様の考え方で、事業所に合った乖離理由を定め、自己申告してもらいます。

8．強制参加の研修や委員会活動を労働時間とせず、賃金を支払っていないが？

　その研修や委員会が強制参加である場合には、業務後や休日に実施されても、「事業所が職員を命令に従わせている時間」ということになるので、労働時間になります。

　また、強制参加であるということが通知されていなくても、その研修や委員会に参加しなかったことによって、懲戒処分を受けたり不利な査定・評価を受けるような場合は、実質的には強制していることと同じとなり、労働時間であると判断されます。

　逆に、自由参加の形式をとっている資格取得研修のような場合、「参加は自由で、資格を取っておくと仕事上有利」な程度であれば、労働時間とカウントせず賃金を支払わなくても問題ないといえます。

9．労働時間は何分刻みで計算するのか？

　1分単位での賃金計算を原則とします。

　「1カ月の勤務時間を合計した時に1時間未満の端数が出た場合は、それが30分未満の場合は切り捨てて、30分以上の場合は繰り上げる」ことは可能としています。その理由として、「常に労働者の不利となるものではなく、事務処理の簡便を目的」としています。気をつけるところは、「1日単位での切り上げ切り下げを認めていない」という点です。

労基法に関する運用Q&A

	休憩・休日	

10. 代休と振替はどう違うのか？

「休日の振替え」とは、あらかじめ休日と定められていた日を労働日とし、そのかわりに他の労働日を休日とすることをいいます。これにより、あらかじめ休日と定められた日が「労働日」となり、そのかわりとして振り替えられた日が「休日」となります。したがって、もともとの休日に労働させた日については「休日労働」とはならず、休日労働に対する割増賃金の支払義務も発生しません。

一方、いわゆる「代休」とは、休日労働が行われた場合に、その代償として以後の特定の労働日を休みとするものであって、前もって休日を振り替えたことにはなりません。したがって、休日労働分の割増賃金を支払う必要があります。

	振休（振替休日）	代　休
意味	・あらかじめ公休日等と出勤日を交換すること →休日労働にはなりません。	・公休日等に出勤してもらい、事後に代わりの休日を与えること →休日労働となるので、休みを与えても、休日労働の事実は変わりません。
要件	・就業規則等に規定すること ・事前に休日（振休）を決めること ・前日までに通知すること （原則、４週の範囲内で振替えてください）	・就業規則等に規定すること
賃金	<u>労働基準法の休日労働としての割増賃金（35％）の支払いは不要です。</u> ただし、週をまたいで振り替えた場合、週の法定労働時間を超えた分は割増賃金（25％）の支払いが必要です。	代休の取得にかかわらず、労働基準法の休日労働としての割増賃金（35％）の支払いが必要です。

11. 管理職の定義と労働時間とは？

「管理監督者」は、労働条件の決定その他労務管理について経営者と一体的な立場にある者をいい、労働基準法で定められた労働時間、休憩、休日の制限を受けません（労働基準法41条）。

「管理監督者」に当てはまるかどうかは、役職名ではなく、その職務内容、責任と権限、勤務態様等の実態によって判断します。

事業所内で管理職とされていても、次に掲げる判断基準に基づき総合的に判断した結果、労働基準法上の「管理監督者」に該当しない場合には、労働基準法で定める労働時間等の規制を受け、時間外割増賃金や休日割増賃金の支払が必要となります。

〈管理職に該当するための基準〉

・労働時間、休憩、休日等に関する規制の枠を超えて活動せざるを得ない重要な職務内容を有していること
・労働時間、休憩、休日等に関する規制の枠を超えて活動せざるを得ない重要な責任と権限を有していること
・現実の勤務態様も、労働時間等の規制になじまないようなものであること
・賃金等について、その地位にふさわしい待遇がなされていること

有給休暇

12. 退職時に有休の買い取りを求められているが？

有給休暇の買い取りは、「有給休暇の取得を妨げるもの」として取り扱われ禁止されています。ただし、時効により消滅してしまった分や、退職により消化できなくなってしまったものについては、「買い取り→違法」という取扱いは受けません。

ただ、時効消滅時に買い取ってもらえるので、有給休暇を残しておこうという意識が働くとすれば、本来の趣旨に反するものなので採用する際は慎重に議論する必要があります。

また、有給休暇の買い取り単価の決定も、事前に事業所が決める必要があります。

通常の有給休暇に対し支払うべき賃金額については、次の3種類による計算方法を選ぶことができます。

（1）平均賃金
（2）所定労働時間労働した場合に支払われる通常の賃金
（3）健保法第3条の標準報酬日額（ただし、過半数労組または過半数代表者との書面協定が必要）

有給休暇の買い取り単価については、必ずしも上記である必要はありません。具体例としては、

・買い上げ額を1日当たり5,000円というように一定額にする（買い取り金額に上限を設定する方法）
・平均賃金の8割で買い取る
・通常勤務と同じ給与で買い取る

360

労基法に関する運用Q&A

・5日を限度として買い取る（買い取り日数に上限を設定する方法）
　等があります。

13. パート職員に有給休暇を与えていないが大丈夫か？

　事業所によっては、パートタイマーには有給休暇を付与しない、と明言しているところもありますが、パートタイム労働者など、所定労働日数が少ない労働者についても有休は付与されますので、申請があれば原則付与しなければなりません。（第39条）
　ただし、正職員の場合よりも少なく比例的に付与されます。

解　雇

14. 退職勧奨をする場合の注意点は？

　退職勧奨とは、使用者が職員に「退職しませんか」という働きかけを行い、職員に動機付けをする行為です。職員からの退職の意思表示・退職の申込みを受けて、使用者が承諾するという合意退職をめざしたものです。職員が応じるかどうかは、職員の自由です。
　これは、職員退職の意思表示・退職を誘引する行為であり、退職を強要するものではありません。そのために、使用者が自由に実施することができます。
　退職勧奨をする際の1つ目のポイントは、違法な退職勧奨とならないように、
①勧奨の回数、時間、期間は、多数回に及んでいないか
②退職を求める事情の説明を行っているか
③勧奨者の名誉感情を害することのないように配慮して退職勧奨を行っているか
④言動、対応等について、十分に配慮して退職条件交渉を行っているか
　という点です。
　さらに、2つ目のポイントとして、退職勧奨の結果、退職の意思や条件（退職日、離職理由、秘密条項等その他条件）がまとまった場合には、必ず、その旨についての合意書を書面で作成しましょう。

15. 正しい解雇の方法とは？

　まずはじめに、解雇に値する「正当な理由」があるか否かです。
　解雇自体は自由です。しかし、平成20年に施行された労働契約法では、解雇権の濫用を防ぐために、「解雇ルール」というものが規定されています。「解雇は、客観的に合理的な理由を欠き、社会通念上相当であると認められない場合は、その権利を濫用したものとして無効とする。」としています。
　また、労働基準法では、就業規則に解雇理由の具体的明記が義務付けられていますし、労働者には、解雇理由についての証明書の請求権が付与されており、使用者の労働者解雇に対する抑制が様々に規定されています。

361

したがって、正当な理由がない場合の解雇は、解雇権を濫用していることにつながるとして、むやみに職員を解雇することはできません。ただし、「労働者の責めに帰すべき事由に基づいて解雇する場合」は、所轄労働基準監督署の認定を受ければ解雇できるとされています。

　次に、「解雇予告」が適切になされたかどうかが重要です。労働基準法では、使用者が労働者を解雇する日の30日前までに、解雇日を特定して通知する必要があるとしています。また、解雇日までの日数が30日を切っている場合や、解雇予告をしない場合には、その不足する日数分の「解雇予告手当」を支払わなければなりません。

　たとえば、解雇予定日の10日前に解雇予告をした場合には、平均賃金の20日分以上の解雇予告手当の支払いが必要であるわけです（労働基準法20条）。

　また、原則として「労働者が業務上負傷し、または疾患にかかり、療養のために休業している期間およびその後30日間」と「女性の産前・産後の休業期間およびその後の30日間」は、解雇してはならないことになっていますので、注意が必要です（労働基準法19条）。

　いずれにしても「解雇」とは、労働者の生活不安につながることでもありますので、よくよく考えてから判断しなければなりません。なお、解雇予告手当の支払時期ですが、「法第20条の解雇予告に代わる30日分以上の平均賃金（解雇予告手当）は、解雇の申し渡しと同時に支払うべきものである。」とされています。

　ただし、解雇の予告を解雇予告手当と併用する場合は、解雇予告手当の現実の支払いは、解雇日までに行えばよいということになっています。

就業規則・制裁

16. 就業規則の周知方法とは？

　就業規則の周知義務は、労働基準法第106条で「使用者は、就業規則を、常時各作業場の見やすい場所へ掲示し、または備え付けること、書面を交付すること、その他の厚生労働省令で定める方法によって、労働者に周知させなければならない」と定められています。

　就業規則は、事業所の法律のようなものです。したがって、作成しただけでは十分でなく、それを全職員に公表して初めてその効力が発生します。周知する方法としては、休憩室、食堂等社員が見やすい場所に備え付けるか、または各職員に配布するなどで明示します。最近は、パソコンをとおしていつでもどこでも見られるようにしてあれば、それでもよいとされています。

17. 職員に不利益となる就業規則の変更はいかなる場合でも認められないのか？

　就業規則の変更により職員に不利益が生じる場合

労基法に関する運用Q&A

①労働者が被る不利益の程度
②使用者側の変更の必要性
③変更後の就業規則の内容の相当性
④代償措置や他の労働条件の改善状況
⑤過半数労働組合との交渉の経緯
⑥他の組合や組合員以外の従業員に対する対応
⑦同業他社の国内における一般的状況

　この1～7までの項目を"総合判断"するという内容になっています。とはいえ、この項目の中でも、どの部分を重視すべきかということになると、5と6の部分ということになってきます。就業規則の不利益変更の問題は、労使間の労働条件をどのあたりに落ち着ける（合意する）かという利益紛争であり、労使間の協議によって、解決することが望ましいという考え方があるからです。

　この合意に基づき就業規則を変更するときは、変更後の就業規則は労使間の利益調整があったものとして、合理性ありと推定されます。

18. 問題を起こした職員に対しどこまで規定上の制裁を行うことができるか？

　労働基準法では、就業規則で労働者に対して減給の制裁を定める場合の減給は、1回の額が平均賃金の1日分の半額を超え、総額が1賃金支払期における賃金の10分の1を超えてはならないとされています。したがって、これを超える制裁はできません（労働基準法91条）。

19. 問題を起こした職員に対しあらかじめ違約金を定めたり賠償額を予定することはできるか？

　「使用者は、労働者の不履行について違約金を定め、または損害賠償額を予定する契約をしてはならない」（労働基準法第16条）とされています。この条文は損害自体の証明が難しく、かつ必要以上に賠償額を労働者に請求してしまう可能性があるため、禁止しています。

　また、これは労働者本人のみならず、身元保証人に対しても違約金を定めたり、損害賠償額を予定する契約をしてはならないものとなっています。しかし、実際に発生した損害に対し、相応の賠償金を請求することは問題ありません。

職業安定法

20. 採用面談で何を聞いてもよいか？

　公正な採用選考を行うことは、家族状況や生活環境といった、応募者の適性・能力とは関係ない事柄で採否を決定しないということです。そのため、応募者の適性・能力に関係のない事柄について、応募用紙に記入させたり、面接で質問することなどによって把握しないようにすることが重要です。

これらの事項を採用基準としないつもりでも、把握すれば結果としてどうしても採否決定に影響を与えることになってしまい、就職差別につながるおそれがあります。

　「面接」を行う場合についても、職務遂行のために必要とする適性・能力を評価する観点から、あらかじめ質問項目や評価基準を決めておき、適性と能力に関係のない事項を尋ねないよう留意しましょう。また、応募者の基本的人権を尊重する姿勢、応募者の潜在的な可能性を見いだす姿勢で臨み、できるだけ客観的かつ公平な評価を行うようにしましょう。

※採用選考時に配慮すべき事項

〈a．本人に責任のない事項の把握〉
・本籍・出生地に関すること（注：「戸籍謄（抄）本」や本籍が記載された「住民票（写し）」を提出させることはこれに該当します）
・家族に関すること（職業、続柄、健康、地位、学歴、収入、資産など）（注：家族の仕事の有無・職種・勤務先などや家族構成はこれに該当します）
・住宅状況に関すること（間取り、部屋数、住宅の種類、近郊の施設など）
・生活環境・家庭環境などに関すること

〈b．本来、自由であるべき事項（思想・信条にかかわること）の把握〉
・宗教に関すること
・支持政党に関すること
・人生観、生活信条に関すること
・尊敬する人物に関すること
・思想に関すること
・労働組合・学生運動など社会運動に関すること
・購読新聞・雑誌・愛読書などに関すること

〈c．採用選考の方法〉
・身元調査などの実施（注：「現住所の略図」は生活環境などの把握や、身元調査につながる可能性があります）
・合理的・客観的に必要性が認められない採用選考時の健康診断の実施

21．採用内定の取り消しはできるか？

　採用内定者が入社誓約書や身元保証書を提出した後などは、その取り消しは解雇に該当し、合理的な理由がなければ認められません。単に採用予定であると告げた場合でも、損害賠償責任を負うことになります。

22．職員採用にあたって健康調査は認められるか？

　志望者が、職務に耐えられるかなどの判断に必要と一般的に考えられるので可能です。またその回答を拒否した場合、採用しなくても一般に問題は生じません。

労基法に関する運用Q&A

〈問い合わせ先〉都道府県労働局職業安定部

労働組合法

　労働組合法は労働三法の１つで、労働組合の結成の保証や使用者との団体交渉と、ストライキなど労働争議に対する刑事上・民事上の免責要件などを定めています。
　使用者に対抗する労働力の集団的取り引きを確保するため、労働組合の結成を妨害することは不当労働行為等の条文によって保護され、合法的に労働組合の結成を妨害することは不可能な構造となっています。

23.　労働組合とは？

　労働組合とは、労働者が、賃金、労働時間、有給休暇の取得等の労働条件の維持や改善を主たる目的として、自主的、民主的に運営する団体のことです。
　使用者と労働者が１対１で労働条件を取り決めることもできますが、使用者の方が力が強く、対等な交渉はほとんど不可能です。
　そこで、労働者が団結し、使用者と対等な立場で交渉することが求められます。
　労働組合が結成されることにより、従来は使用者が一方的に決めていた労働条件等が、労使の話合いによって決めることが可能になります。
　労働組合を結成し、交渉する権利は、憲法で保障されています。
　日本国憲法では、
①労働者が労働組合を結成する権利（団結権）
②労働者が使用者と団体交渉する権利（団体交渉権）
③労働者が要求実現のために団体で行動する権利（団体行動権（争議権））
　の労働三権を保障しています（日本国憲法第28条）。そして、この権利を具体的に保障するため、労働組合法が定められており、使用者は正当な理由がないのに、団体交渉を行うことを拒否してはならないとされています。
　また、労働組合法は、事業所が、労働組合に入らないことを雇用の条件としたり、労働組合の組合員であることなどを理由に、解雇や不利益な取扱い（給料の引き下げ、嫌がらせなど）をすることなどを、不当労働行為として禁止しています。このような不当労働行為を受けたときは、労働組合側は労働委員会に救済を求めることができます。

24.　労働組合は法律上、様々な特権を受けているが、どのような労働組合であればそのような特権を受けることができるのか？

　労働組合は、正当な争議行為や組合活動の際の刑事責任・民事責任の免除、組合所属などを理由とする不利益取扱いの禁止、不当労働行為救済手続の利用、税金の非課税などの特権を受けることができます。

365

労働組合法上の労働組合であるためには、労働者の（1）主体性、（2）自主性、（3）団体性、（4）経済的地位の向上を主な目的とすること、という要件を満たす必要があり、労働委員会の救済手続に参加したり法人格を得たりするためには、さらに、内部的な民主性の要件も満たす必要があります。

〈問い合わせ先〉 各都道府県の労働委員会

労働安全衛生法

　労働者の安全と健康を確保し、快適な職場環境の形成を促進することを目的として定められた法律で、労働災害を防止するため、危害防止基準を確立するとともに、安全管理者・衛生管理者などの設置や資格の取得、技能講習の実施など、総合的な対策を計画的に推進することを事業者に求めています。
　平成27年12月より労働者のストレスチェックが義務化されました。
1．従業員50人以上の事業所は、年1回、従業員に対してストレスチェックを実施することが義務付けられる（50人未満の施設については「努力義務」）
2．事業所はストレスチェックの結果を従業員に通知し、従業員が希望した場合には医師による面接指導を実施する

25．ストレスチェックの実施等の義務化について

　ストレスチェックの対象労働者は、一般健康診断の対象労働者と同じく、常時使用する労働者となります。
　具体的には、期間の定めのない契約により使用される者（期間の定めのある契約により使用される者の場合は、1年以上使用されることが予定されている者、および更新により1年以上使用されている者）であって、その者の1週間の労働時間数が、当該事業所において同種の業務に従事する通常の労働者の1週間の所定労働時間数の、4分の3以上であれば対象労働者となります。
　なお、派遣労働者については、一般定期健康診断と同じく、派遣元事業主においてストレスチェックを実施することになります。
　労働者には、ストレスチェックを受ける義務が課されていないため、これを受けなかった場合に法令に違反することはありませんが、メンタルヘルス不調を未然に防止するためにも、ストレスに気付くことが重要ですので、できる限り受けることが望ましいです。

26．具体的なストレスチェックの方法はどのように行うのか？

　労働者の心理的な負担の程度を把握するため、労働者自身が該当する項目を選択するチェックシート方式で行う検査を主として、その他、面談形式などでも可能です。

労基法に関する運用Q＆A

27. 現状行っている健康診断と同じタイミングでの実施は問題ないか？

　ストレスチェックと健康診断を、同じ機会に併せて実施することは問題ありません。ただし、ストレスチェックの結果については、労働者の同意なく事業所に提供してはならないこととされていますので、結果は、健康診断と異なる取扱いをする必要があります。

〈問い合わせ先〉労働基準監督署

男女雇用機会均等法

　職場における男女の差別を禁止し、募集・採用・昇給・昇進・教育訓練・定年・退職・解雇などの面で男女とも平等に扱うことを定めた法律です。平成9年に一部改正され、女性保護のために設けられていた時間外労働や休日労働、深夜業務などの規制を撤廃、さらにセクシュアル・ハラスメント防止のため、事業所に対して雇用上の管理を義務付けています。

28. 女性職員の採用面接で、「子どもが生まれたらどうするのか」を聞くのは性差別か？

　女性に対し、男性には聞かない質問をするなど、男女で異なる採用選考をすることは均等法に違反します。また、事務職を女性限定にすることも同様に違反となります。

29. セクハラを受けたので相談窓口に相談したところ、トラブルメーカーとして扱われ、事業所を辞めざるを得ない状況になっているが……。

　男女雇用機会均等法により、使用者は、セクハラについて相談した労働者が、事業所で不利益な取扱いを受けることがないよう留意するとともに、不利益な取扱いがあってはならないことを施設内に周知しなければなりません。事業所内のセクハラ防止対策が、不十分だと思われる場合は、労働局雇用均等室へ相談してください。

30. 職場結婚をする夫婦の妻の配転は問題ないか？

　職場結婚を理由に一方の性にのみ退職勧奨や配置転換を行うなど、配置等について男女で要件を異なるものとすることは、均等法に違反します。

31. 妊娠による体調不良での休業期間や産前・産後休業期間について、賞与支給額の算定対象外としているが問題ないか？

　賞与または退職金の支給額の算定に当たり、不就労期間や労働能率の低下を

考慮する場合において、現に妊娠・出産等により休業した期間や、労働能率が低下した割合を超えて、算定対象外とすることは均等法違反となります。

また、同じ期間休業した（同程度労働能率が低下した）私傷病休暇期間等と比較して、不利に取り扱うことも均等法違反ですので注意してください。

〈問い合わせ先〉都道府県労働局雇用均等室

育児介護休業法

育児休業、介護休業等育児または、家族介護を行う労働者の福祉に関する法律は、育児または家族の介護を行う労働者の職業生活と、家庭生活との両立が図られるよう支援することによって、その福祉を増進するとともに、併せてわが国の経済および社会の発展に資することを目的としています。

32. 育児休業はいつまでとることができるか？

労働契約の形式上、期間を定めて雇用されている者であっても、その契約が実質的に期間の定めのない契約と異ならない状態となっている場合には、一定の範囲に該当するか否かにかかわらず、育児休業の対象となります。

休業期間は、原則として1人の子につき1回であり、子が出生した日から子が1歳に達する日（誕生日の前日）までの間で労働者が申し出た期間です。

以下の場合は、子が1歳6カ月になるまで育児休業が取得できます。平成29年10月からはさらに2歳まで延長されます。
1. 保育所に入所を希望しているが、入所できない場合
2. 子の養育を行っている配偶者であって、1歳以降子を養育する予定であった者が、死亡、負傷、疾病等の事情により子を養育することが困難になった場合

育児休業中の労働者が継続して休業するほか、子が1歳になるまで育児休業をしていた配偶者に代わって子の1歳の誕生日から休業することもできます。

33. 介護休業はどのような場合にとることができるか？

介護休業ができる労働者は、要介護状態にある対象家族を介護する男女労働者です。日々雇用される者は対象になりません。「要介護状態」とは、負傷、疾病または身体上もしくは精神上の障害により、2週間以上の期間にわたり常時介護を必要とする状態をいい、「対象家族」とは配偶者、父母、子、配偶者の父母ならびに労働者が同居し、かつ扶養している祖父母、兄弟姉妹および孫をいいます。

休業の取得によって、雇用の継続が見込まれる一定の範囲の期間雇用者も、介護休業がとれます。対象家族1人につき、通算93日まで、3回を上限として

労働者が申し出た期間、介護休業ができます。
※育児介護休業法で上記以外のものとして下記のような制度があります。
・子の看護休暇制度
　小学校就学前の子を養育する労働者は、申し出ることにより、1年に5日まで、病気・けがをした子の看護のために、休暇を取得することができます。
・不利益取り扱いの禁止
　事業所は、育児休業、介護休業や子の看護休暇の申し出をしたことまたは取得したことを理由として、労働者に対して解雇、その他不利益な取り扱いをしてはなりません。
・勤務時間の短縮等の措置
　事業所は、3歳未満の子を養育し、または要介護状態にある対象家族の介護を行う労働者については、勤務時間の短縮等の措置を講じなければなりません。また、事業主は、3歳から小学校就学前の子を養育し、または家族を介護する労働者については、育児・介護休業の制度、または勤務時間の短縮等の措置に準じた措置を講ずるよう努めなければなりません。

〈問い合わせ先〉都道府県労働局雇用均等室

パートタイム労働法

34. パートタイム労働法の対象となる「パートタイム労働者」とは？

　法律上は、「1週間の所定労働時間が通常の労働者の1週間の所定労働時間に比べて短い労働者」と定められています。通常の労働者とは、多くの場合、正規職員をいいます。
　この条件に当てはまれば、「パートタイマー」、「アルバイト」、「契約職員」など、呼び方は問いません。たとえば、正規職員の週の所定労働時間が40時間の場合は、40時間未満の労働者が、パートタイム労働法の適用される「パートタイム労働者」になります。

35. 正職員と同じ仕事をしているのに、パートというだけで待遇が大きく違っている。パートタイム労働法上、問題はないのか？

　パートタイム労働法では、正規職員と「同じ仕事」（職務の内容が同じ）であるなど、一定の要件を満たすパートタイム労働者について、事業所が講じる措置を定めています。一定の要件を満たすかどうかについては、以下の手順で確認します。
1. 「職務の内容」（業務の内容と業務に伴う責任の程度）が同じかどうか
2. 1が同じである場合、「転勤や配置転換などの人材活用の仕組みや運用など」が同じかどうか

369

3．さらに契約期間に定めがないか、自動更新等によってそれと同じと考えられる状態かどうか

　事業所は、1～3のすべてに当てはまれば、パートタイム労働者であることを理由に、すべての待遇について差別をしてはなりません。1が同じであり、2が一定の期間同じであれば、その期間については通常の労働者と同じ方法（同じ賃金テーブルを適用、同じ基準を適用）で賃金を決めるよう努めなければなりません。なお、1について同じかどうかにかかわらず、パートタイム労働者の賃金については、通常の労働者とのバランスを考えて、パートタイム労働者の意欲、能力などを踏まえて決めるよう努めなければなりません。同じ仕事をしている場合、その仕事に必要な研修等はパートタイマーにも同じ内容のものをしなければなりません。なお、1が同じでない場合でも、パートにも研修等をするよう努めなければなりません。

36．パートタイム労働法の改正内容（平成27年4月1日施行）とは？

1．正規職員との差別的取扱いが禁止されるパートタイム労働者の対象範囲の拡大

　正規職員と差別的取扱いが禁止されるパートタイム労働者については、これまで、（1）職務内容が正規職員と同一、（2）人材活用の仕組み（人事異動等の有無や範囲）が正規職員と同一、（3）無期労働契約を締結しているパートタイム労働者であることとされていましたが、改正後は、（1）、（2）に該当すれば、有期労働契約を締結しているパートタイム労働者も、正規社員との差別的取扱いが禁止されました。

2．短時間労働者の待遇の原則の新設

　事業所が、雇用するパートタイム労働者の待遇と正規職員の待遇を相違させる場合は、その待遇の相違は、職務の内容、人材活用の仕組み、その他の事情を考慮して、不合理と認められるものであってはならないとする、広くすべての短時間労働者を対象とした待遇の原則の規定が創設されました。パートタイム労働者の待遇に関するこうした一般的な考え方も念頭に、パートタイム労働者の雇用管理の改善を図ることが重要です。

3．パートタイム労働者を雇い入れたときの事業所による説明義務の新設

　事業所は、パートタイム労働者を雇い入れたときは、実施する雇用管理の改善措置の内容について、説明しなければならないこととなります。

4．パートタイム労働者からの相談に対応するための、事業所による体制整備の義務の新設

　事業所は、パートタイム労働者からの相談に応じ、適切に対応するために必要な体制を整備しなければならないこととなります。

〈問い合わせ先〉都道府県労働局雇用均等室

労基法に関する運用Q＆A

労働者災害補償保険法

労働者災害補償保険法は、労働者の業務上の事由または通勤による労働者の負傷、疾病、障害、死亡等に必要な保険給付を行い、当該労働者の社会復帰の促進、その遺族の保護、適正な労働条件の確保等を目的とする法律です。

37. 業務中の災害であれば、すべて労災の認定になるのか？

労災保険の対象となる業務上の災害とは、業務と災害の間に相当因果関係がある災害、すなわち、業務起因性が認められる災害をいいます。したがって、業務中に発生した災害であっても、業務起因性が認められない場合には、労災保険の対象とはなりません。

38. 労災かどうかの判断がつかない場合はどうすればよいのか？

労災になるかどうかの判断は、労働基準監督署が行い、保険給付をするかどうかを決定しますので、まずは労働基準監督署に相談の上申請をするということになります。その際「負傷年月日」、「災害の原因および発生状況」などについて、事業所の証明を受ける必要があります。

事業所は、職員から証明を求められたときには、すみやかに証明しなければならないとされていますが、職員の言い分をすべて認めなさいというわけではありません。災害発生時に他の現認者がいない場合については、「現認者なし」として構いません。

職員は、事業所が証明を拒むようであれば、事業所の証明欄は空白のまま、労働基準監督署へ保険給付を請求することもできます。

39. 精神疾患は労災認定されるか？

近年、仕事によるストレス（業務による心理的負荷）が関係した精神障害についての労災請求が増え、その認定（発病した精神障害が、業務上のものと認められるかの判断）を迅速に行うことが求められています。

厚生労働省では、これまで平成11年に定めた「心理的負荷による精神障害等に係る業務上外の判断指針」に基づいて労災認定を行っていましたが、より迅速な判断ができるよう、また分かりやすい基準となるよう、平成23年12月に「心理的負荷による精神障害の認定基準」（以下「認定基準」）を新たに定め、これに基づいて労災認定を行うことにしました。

参考：精神障害の認定：厚生労働省（平成24年３月）

40. 業務中の交通事故の対応はどのようにすべきか？

自賠責保険と労災保険のどちらを先に使うべきか、という点については法律では定められていません。ただ、政府内（省庁間）で「交通事故の場合は、労

371

災保険より自賠責保険が優先」という行政通達が定められているようなので、労働基準監督署などの役所に行くと自賠責を勧められると思います。ただ役所間の通達内容に拘束される必要はないので、労災保険と自賠責保険のどちらを使うかは自由に決める権利があります。

　一般的には、交通事故で怪我をした場合、自賠責保険から使うことが多いようですが、以下の条件に当てはまる場合は自賠責保険は使わず労災保険を使用した方がよいかもしれません。
・自分の過失割合が大きい場合（自分が加害者の場合を含む）
・過失割合で相手と揉めている場合
・相手の車の所有者が運行供用者責任を認めない場合
・相手が無保険または自賠責保険のみの加入の場合

〈問い合わせ先〉労働基準監督署

最低賃金法

　一般水準より賃金が低い労働者の労働条件向上と、生活の安定を図るため業種や職業または地域に応じてその賃金の最低額を保障する法律です。最低賃金は、厚生労働大臣または地方労働基準局長が労働協約あるいは中央ならびに地方最低賃金審議会の調査および審議に基づいて決定します。

41．最低賃金の計算方法とは？

　支払われる賃金が最低賃金額以上となっているかどうかを調べるには、最低賃金の対象となる賃金額と適用される最低賃金額を以下の方法で比較します。
（1）時間給制の場合
　時間給≧最低賃金額（時間額）
（2）日給制の場合
　日給÷1日の所定労働時間≧最低賃金額（時間額）
　ただし、日額が定められている特定（産業別）最低賃金が適用される場合には、日給≧最低賃金額（日額）
（3）月給制の場合
　月給÷1カ月平均所定労働時間≧最低賃金額（時間額）
（4）出来高払制その他の請負制によって定められた賃金の場合
　出来高払制その他の請負制によって計算された賃金の総額を、当該賃金計算期間に、出来高払制その他の請負制によって労働した総労働時間数で除して、時間当たりの金額に換算し、最低賃金額（時間額）と比較します。
（5）上記（1）、（2）、（3）、（4）の組み合わせの場合
　たとえば、基本給が日給制で、各手当（職務手当など）が月給制などの場合

労基法に関する運用Q&A

は、それぞれ上記（2）、（3）の式により時間額に換算し、それを合計したものと最低賃金額（時間額）を比較します。

【例】

東京の会社で働くＡさんは、月給で、基本給が月150,000円、職務手当が月25,000円、通勤手当が月5,000円支給されています。また、この他、残業や休日出勤があれば時間外手当、休日手当が支給されます。Ｍ月は、時間外手当が35,000円支給され、合計が215,000円となりました。なお、Ａさんの会社は、年間所定労働日数は250日、1日の所定労働時間は7時間30分で、東京都の最低賃金は時間額932円（平成28年10月時点）です。

Ａさんの賃金が、最低賃金額以上となっているかどうかは次のように調べます。

1. Ａさんに支給された賃金から、最低賃金の対象とならない賃金を除きます。除外される賃金は通勤手当、時間外手当です（職務手当は除外されません）。

215,000円 －（5,000円＋35,000円）＝175,000円

2. この金額を時間額に換算し、最低賃金額と比較すると、

（175,000円×12カ月）÷（250日×7.5時間）＝1,120円＞932円

となり、最低賃金額以上となっていることが分かります。

〈問い合わせ先〉労働基準監督署

高年齢者等の雇用の安定に関する法律

42. 事業所が高年齢者雇用確保措置として継続雇用制度を導入する場合、希望者全員を対象としなければならないのか？

この場合には、希望者全員を対象としなければなりませんので、事業所が制度を運用する上で、労働者の意思を確認することになります。ただし、労使協定により、継続雇用制度の対象者を限定する基準を定めていた事業所については、経過措置として、老齢厚生年金の報酬比例部分の支給開始年齢以上の年齢の者について、継続雇用制度の対象者を限定する基準を定めることが認められています。なお、心身の故障のため業務に耐えられないと認められること、勤務状況が著しく不良で、引き続き職員としての職責を果たし得ないこと等、就業規則に定める解雇事由または退職事由（年齢に係るものを除く）に該当する場合には、継続雇用しないことができます。ただし、継続雇用しないことについては、客観的に合理的な理由があり、社会通念上相当であることが求められることに留意が必要です。

43. 継続雇用制度を導入していなければ、60歳定年による退職は無効となるのか？

高年齢者雇用安定法は、事業所に定年の引上げ、継続雇用制度の導入等の高

373

年齢者雇用確保措置を講じることを義務付けているものであり、個別の労働者の65歳までの雇用義務を課すものではありません。したがって、継続雇用制度を導入していない60歳定年制において、定年を理由として60歳で退職させたとしても、それが直ちに無効となるものではないと考えられますが、適切な継続雇用制度の導入等がなされていない事実を把握した場合には、高年齢者雇用安定法違反となりますので、公共職業安定所を通じて実態を調査され、必要に応じて、助言、指導、勧告、事業所名の公表が行なわれることとなります。

44. 本人と事業主の間で賃金と労働時間の条件が合意できず、継続雇用を拒否した場合でも違反になるのか？

　高年齢者雇用安定法は、継続雇用制度の導入であって、事業所に定年退職者の希望に合致した労働条件での雇用を義務付けるものではなく、事業所の合理的な裁量の範囲の条件を提示していれば、労働者と事業所との間で、労働条件等についての合意が得られず、結果的に労働者が継続雇用されることを拒否したとしても、高年齢者雇用安定法違反とはなりません。

〈問い合わせ先〉厚生労働省雇用開発部高齢者雇用対策課

公益通報者保護法

45. 公益通報者保護法ではすべて保護の対象になるのか？

　公益通報者保護法は、およそ内部告発といえればすべて保護するというのではなく、公益に資する告発、すなわち「公益通報」行為に限って保護するという枠組みで、いわゆる内部告発のうち、同法所定の要件を満たすものを保護します。

　基本的な枠組みは、（1）通報対象事実が発生し、または発生しようとしていることを、（2）職員が、不正の目的でなく通報した（公益通報を行った）場合、その公益通報を行ったことを理由に、解雇その他の不利益取扱い（懲戒処分、降格、減給など）をすることを禁止するものです。

　まず、（1）公益通報の対象となる「通報対象事実」ですが、これは、個人の生命や身体の保護、消費者の利益の擁護、環境の保全、公正な競争の確保などに加え、国民の生命・身体・財産その他の利益の保護にかかわる法律に規定する犯罪行為などです。ただし、刑法やその関連法規には膨大な犯罪類型が規定されているため、公益通報者保護法はどのような法律の違反行為が通報対象事実になるかを具体的に列挙しています。

　次に、（2）「公益通報」とは、通報対象事実が発生したこと、またはまさに発生しようとしていることを、職員が、不正の目的でなく通報することを意味しており、通報先によって保護の要件が異なることが大きな特徴で、通報先が外

労基法に関する運用Q&A

部になればなるほど、保護されるための要件が厳しくなります。

　a．事業所内部（当該労務提供先等）に対する通報は、通報対象事実が生じ、またはまさに生じようとしている場合は保護されます。したがって、通報が不正の目的でないことをもって足りると説明することもできます。

　b．所轄の行政機関に対する通報は、通報対象事実が生じ、または生じようとしていると信ずるに足りる相当の理由が必要で、aの場合より保護の用件が厳しいといえます。

　最後に、c．マスコミなどの報道機関を念頭に置いた「その者に対し当該通報対象事実を通報することがその発生またはこれによる被害の拡大を防止するために必要であると認められる者」に対する通報は、bに挙げた「信ずるに足りる相当の理由」に加え、aやbの通報では解雇その他の不利益取扱いを受けるおそれがあること、aの通報では事業所による証拠隠滅のおそれがあること、事業所からaやbの公益通報をしないことを正当な理由なく要求されたこと、aの通報を行ってから20日以内に調査を行う旨の通知が事業所からなされないこと、個人の生命または身体に危害が発生あるいは発生する急迫した危険があると信じるに足りる相当な理由があることのいずれかの要件を満たす必要があります。

〈問い合わせ先〉各省庁、消費者庁消費者制度課

■直近の主な労働法関連改正情報

労働契約法	●無期労働契約への転換 　有期契約が繰り返し更新され5年を超えたときは、労働者の申込みにより期間の定めのない労働契約に転換できる。 ●「雇止め法理」の法定化（以下の場合は雇止めが無効） ・過去に反復更新された有期労働契約で、その雇止めが無期労働契約の解雇と社会通念上同様に見られるものと認められるもの。 ・労働者において、有期労働契約の契約期間の満了時に当該有期労働契約が更新されるものと期待することについて合理的な理由があると認められるもの。 ●不合理な労働条件の禁止 　有期契約労働者と無期契約労働者との間で、期間の定めがあることによる不合理な労働条件の相違を設けることを禁止。
労働者派遣法	●30日以内の日雇い派遣の原則禁止 　例外として（ソフトウェア開発、通訳など18業務）と、「60歳以上の方」「主たる生計者以外の方」等の条件にあてはまる場合がある。 ●全ての業務に共通する派遣労働者個人単位の期間制限（3年）と派遣先の施設単位の期間制限（3年、一定の場合に延長可）を設ける。
労働安全 衛生法	●ストレスチェックの義務化
高年齢者 雇用安定法	●65歳未満の定年を定めている事業所が高年齢者雇用確保措置として、継続雇用制度を導入する場合、希望者全員を継続雇用制度の対象とするか。高年齢者雇用確保措置を実施していない施設に対して指導後も改善がみられない場合は勧告を行い、それでも法律違反が是正されない場合は施設名を公表することがある。
パートタイム 労働法	●正社員と差別的取扱いが禁止されるパートタイム労働者の対象範囲の拡大 ●「短時間労働者の待遇の原則」の新設 ●パートタイム労働者を雇い入れたときの事業主による説明義務の新設 ●パートタイム労働者からの相談に対応するための事業所による体制整備の義務の新設
育児介護 休業法	●従業員100人以下の事業主にも適用 ・短時間勤務制度（3歳に満たない子を養育する従業員対象） ・所定外労働の制限（3歳に満たない子を養育する従業員対象） ●介護休暇（対象家族1名につき年5日、2名以上は年10日） 　※平成29年1月より、対象家族1名につき上限を3回までとする分割取得、及び半日単位での取得が可能。 ●育児休業期間を最長2歳まで再延長
男女雇用 機会均等法	●間接差別となり得る措置の範囲の見直し 　すべての労働者の募集・採用、昇進、職種の変更に当たって、合理的な理由なく、転勤要件を設けることは、間接差別に該当することとする。 　※間接差別とは、性別以外の事由を要件とする措置で、他の性の構成員と比較して、一方の性の構成員に相当程度の不利益を与えるものとして省令で定めている措置を、合理的な理由がない場合に講じることをいう。 ●性別による差別事例の追加 　性別を理由とする差別に該当するものとして、結婚していることを理由に職種の変更や定年について男女で異なる取扱いをしている事例を追加。 ●セクシュアルハラスメントの予防・事後対応の徹底など
雇用保険法・労働保 険徴収法・高年齢者 雇用安定法関連	●65歳以降に新たに雇用される者を雇用保険の適用の対象とする。【平成29年1月施行】（ただし、保険料徴収は平成31年度分まで免除）

〈著者紹介〉
三塚　浩二（みつづか　こうじ）

1974年生まれ。

宮城県遠田郡出身。東北福祉大学社会福祉学部産業福祉学科卒業。大学卒業後、宮城県内の急性期医療を扱う民間病院に、医療事務として約8年間勤務。その間、診療報酬（レセプト）業務作成を中心に幅広い業務に従事するとともに、老健施設の設立起ち上げ業務にも従事。在職中に社会保険労務士の資格を取得する。

これを契機に、民間の人材派遣・コンサルティング会社に移り、法人営業、人材育成コンサルタントとして、企業の新規部門起ち上げ、社員研修の企画・講師や、企業の労務管理をはじめとする労働相談業務を多数経験。2009年に人材育成を行う株式会社コンクレティオ、三塚社労士事務所（東京都社会保険労務士会新宿支部所属）を設立。現在、同社代表取締役。

主な執筆・寄稿は「医療経営」「介護ビジョン」「介護人材Q&A」など多数。民間企業での豊富な指導経験を活かして指導し、「民間企業のよいところを医療機関や介護施設に採り入れていくことで、人と組織を強固なものにしていく」ことをミッションとしている。

介護事業所の就業規則運用と留意点

2017年9月13日　　　　　　　　　　　　　　　　　定価はカバーに表示してあります。

著　者　　三　塚　浩　二

発行者　　平　　盛　之

（株）産労総合研究所
発行所　出版部　経　営　書　院

〒112-0011
東京都文京区千石4-17-10産労文京ビル
電話 03(5319)3620　振替 00180-0-11361

落丁・乱丁はお取替えいたします。　　　　　印刷・製本　勝美印刷株式会社

ISBN978-4-86326-248-5